临床内科与急危重症医学

张洪清 等 主编

吉林科学技术出版社

图书在版编目（CIP）数据

临床内科与急危重症医学 / 张洪清等主编． -- 长春：
吉林科学技术出版社，2024.8． -- ISBN 978-7-5744
-1865-3

Ⅰ．R459.7

中国国家版本馆 CIP 数据核字第 20247UG684 号

临床内科与急危重症医学

主　　编　张洪清　等
出版人　宛　霞
责任编辑　练闽琼
封面设计　刘　雨
制　　版　刘　雨
幅面尺寸　185mm×260mm
开　　本　16
字　　数　313 千字
印　　张　14.5
印　　数　1~1500 册
版　　次　2024 年 8 月第 1 版
印　　次　2024 年 12 月第 1 次印刷

出　　版　吉林科学技术出版社
发　　行　吉林科学技术出版社
地　　址　长春市福祉大路5788 号出版大厦A 座
邮　　编　130118
发行部电话/传真　0431-81629529 81629530 81629531
　　　　　　　　　81629532 81629533 81629534
储运部电话　0431-86059116
编辑部电话　0431-81629510
印　　刷　廊坊市印艺阁数字科技有限公司

书　　号　ISBN 978-7-5744-1865-3
定　　价　78.00元

前　言

急危重症是指紧急、濒危的病症，这类病症需要尽早得到医学处理，否则可能对患者身体产生重度伤害，甚至导致患者死亡。现在，医院通常为此类患者设有专门的急救室或重症观察、治疗室，并配备有水平较高的医务人员和先进的医疗设备，对患者进行专门的抢救和治疗。因此，建立经验丰富、训练有素的急危重症专业医师团队和设备齐全、功能完善的科室，对救治急危重症患者、应对突发公共卫生事件尤为重要。但现代临床对于急危重症的整体救治水平有待进一步提高，只有着力解决好这个问题，才能有效地实现挽救更多急危重症患者生命的目标。

本书内容主要包括：神经内科疾病、心血管内科疾病、消化系统急危重症、呼吸系统急危重症、心血管急危重症的紧急处理、神经急危重症患者常见问题、呼吸重症监护病房。本书内容简洁明了，通俗易懂，具有参考价值。

限于编者写作水平及时间有限，书中难免有疏漏或不妥之处，敬请读者和同仁批评指正。

目 录

第一章　神经内科疾病

第一节　化脓性脑膜炎

细菌感染引起的脑膜化脓性炎症称之为化脓性脑膜炎，又称软脑膜炎。化脓性脑膜炎常合并化脓性脑炎或脑脓肿，为一种极为严重的颅内感染疾病。化脓性脑膜炎的病死率和病残率较高。好发于婴幼儿、儿童和老年人。常见的致病菌为脑膜炎双球菌、肺炎球菌和流感嗜血杆菌 B 型。

一、诊断

（一）临床表现

(1) 多呈暴发性或急性起病，致病菌种类不同其致病特点不同，脑膜炎双球菌所致的流行性脑膜炎好发于儿童；肺炎球菌脑膜炎好发于老年人；流感嗜血杆菌脑膜炎好发于 6 岁以下婴幼儿。

(2) 感染症状发热、畏寒、上呼吸道感染症状。

(3) 颅内压增高表现剧烈头痛、呕吐、抽搐。

(4) 脑膜刺激症状颈项强直、凯尼格征、布鲁津斯基征阳性等。

(5) 脑实质受损出现意识障碍、精神症状。

（二）辅助检查

1. 脑脊液

颅压升高，脓性或外观浑浊，白细胞增多，常在 $(1.0 \sim 10) \times 10^9/L$，蛋白升高，糖和氯化物降低，脑脊液细菌培养和细菌涂片可检出病原菌。

2. 血象

白细胞计数明显增高，中性粒细胞明显增高 > 0.8。

3. 脑电图

表现为弥散性慢波。

4. 血清学检查

免疫学方法可检测血或脑脊液中的特异性抗原或抗体，以协助诊断。

5. 影像学检查

病变早期头颅 CT 或 MRI 检查可正常，随着病变进展，MRIT1 加权像显示蛛网膜下隙不对称，信号略高，增强后呈不规则强化；T2加权像脑膜和脑皮质信号增高。

(三) 诊断依据

(1) 好发于婴幼儿、儿童和老年人。

(2) 起病急，感染的症状。

(3) 颅内压增高的表现，脑膜刺激症状，脑实质受累。

(4) 血象示白细胞升高，中性粒细胞升高。

(5) 脑电图表现为弥散性慢波。

(6) 脑脊液白细胞增多，常在 $(1.0 \sim 10) \times 10^9/L$，蛋白升高，糖和氯化物降低，脑脊液细菌培养和细菌涂片可检出病原菌。

二、治疗

(一) 治疗原则

针对致病菌选取足量敏感的抗生素，防治感染性休克，维持血压、防止脑疝。

(二) 治疗方案

1. 抗菌治疗

病原菌未明确时，可选用广谱抗生素，氨苄西林对脑膜炎球菌、肺炎球菌及流感杆菌均有抗菌活性，给予 150mg/(kg·d)，分次静脉滴注。若病原菌明确，应根据病原菌选择抗生素。

(1) 流行性脑脊髓膜炎：尽早应用敏感并能通过血-脑屏障的抗菌药物。

1) 青霉素：首选，20万 U/(kg·d)，可用 320万 ～ 400万 U/次，静脉滴注，每8h一次；疗程 5 ～ 7d，儿童：20万 ～ 40万 U/(kg·d)，分 3 ～ 4 次静脉滴注；疗程同成人。

2) 磺胺类药物：磺胺嘧啶、磺胺异噁唑均可选用。仅用于对青霉素过敏及轻型患者。首次剂量 50 ～ 100mg/kg，静脉滴注，以后每日 80 ～ 160mg/kg，分四次静脉滴注。同时予等量碳酸氢钠和足够水分以碱化尿液，治疗 48h 临床症状仍无改善。

3) 头孢菌素：首选头孢曲松钠，宜用于不能应用青霉素的重症患者。①成年人和12岁以上儿童：2 ～ 4g/d，分 1 ～ 2 次静脉滴注；②儿童：75 ～ 100mg/(kg·d)。疗程均为 3 ～ 5d。应用过程中，应注意二重感染的发生。

(2) 流感嗜血杆菌脑膜炎：首选氨苄西林 (用法同前)。

(3) 肺炎球菌脑膜炎：首选青霉素，每日 800万 ～ 1200万 U，分次静脉滴注，2 周为一疗程。青霉素过敏者，可选用氯霉素，新一代头孢类抗生素疗效也较好。

2. 激素

对于儿童患者宜加用地塞米松 0.6mg/(kg·d)，静脉滴注，连用 3 ～ 5d。对于暴发性感染的成人患者，如伴有颅高压、严重菌血症，也可使用地塞米松 10 ～ 20mg/d，静脉滴注，连用 3 ～ 5d。

3.对症支持疗法

(1) 呼吸道隔离，卧床休息，保持空气流通，密切观察病情变化，加强护理；以流食为宜，注意水、电解质平衡。

(2) 颅内高压时予 20% 甘露醇 250mL，快速静脉滴注，根据病情 4～6h1 次，可重复使用，应用过程中应注意对肾脏的损害。

(3) 高热予物理降温或使用退热剂。

(4) 惊厥者予苯巴比妥钠，0.2g 肌内注射，每 6～8h 一次。

(5) 合并颅内脓肿者，若颅压较高不能及时改善症状者，有必要行脓肿抽吸术或开颅清除脓肿，或在短期内施行脑室引流。

第二节　结核性脑膜炎

结核性脑膜炎主要是由结核杆菌侵入蛛网膜下隙引起的软脑膜、蛛网膜，进而累及脑实质和脑血管的非化脓性炎症病变。是最常见的神经系统结核病。主要发生在幼儿和青少年。结核性脑膜炎自 20 世纪 60 年代以后稳步下降，近 10 年来，因人口流动频繁，免疫抑制剂的广泛运用，结核杆菌的基因突变耐药菌种的出现、抗结核药物研制相对滞后和艾滋病患者的增多，使得结核病的发病率及病死率逐渐升高。

一、病因及发病机制

结核性脑膜炎 (TBM) 是由结核分枝杆菌感染所致。原发病灶的结核菌通过血液系统、淋巴系统到达脑膜或软脑膜种植，形成结核结节；结节破溃，大量结核菌进入蛛网膜下隙，引起结核性脑膜炎发病；结核菌经血行弥散到脉络丛形成结核病灶，以后病灶破入脑室。累及脑室管膜系统，引起脑室管膜炎，脉络丛炎，导致脑脊液分泌增多，故结核性脑膜炎通常并发交通性脑积水；病程较长的病例由于炎症的渗出和增生，可产生动脉内膜炎或全动脉炎，可发展成类纤维性坏死或完全干酪样化导致血栓形成，出现脑梗死，大脑中动脉最易累及，并导致偏瘫。脑附近组织，如中耳、乳头、颈椎或颅骨的结核病灶可直接蔓延引起；少数病例找不到原发灶。

二、病理

主要的病理特点是脑膜弥散性炎性渗出，以脑底最明显，在脑桥、脚间池、视神经交叉及大脑外侧裂等处之蛛网膜下隙内，有多量灰黄色混浊胶胨样渗出物积聚，偶见比粟粒还小的灰白色结核结节，脑室脉络丛及室管膜也可有结核结节形成。镜下，蛛网膜下隙内炎性渗出物主要由浆液、纤维素、巨噬细胞、淋巴细胞组成，常有干酪样坏死，偶见典型结核结节形成。病变严重者可累及脑皮质，脑实质浅层出现结核结节、结核瘤。

三、临床表现

自然病程发展主要表现以下几方面。

（一）结核中毒症状

起病隐袭，病程较长，低热、盗汗、全身乏力、精神不振、食欲减退，儿童可出现激动不安、体重下降等。

（二）颅内压增高和脑膜刺激症状

发热、头痛、呕吐及脑膜刺激征是一组结核性脑膜炎早期最常见的临床表现，若疾病早期未能及时恰当治疗，常出现脑实质损害的症状：精神症状有萎靡、淡漠、谵妄或妄想，重者可出现嗜睡、昏迷等意识障碍。

（三）脑神经损害

较常见，颅底炎性渗出物的刺激、粘连、压迫，可致脑神经损害，以动眼、外展、面和视神经最受累，表现视力减退、复视和面神经麻痹等。

（四）脑实质损害的症状

精神症状有萎靡、淡漠、谵妄或妄想，重者可出现嗜睡、昏迷等意识障碍；有些病例可发生部分性、全身性癫痫发作或癫痫持续状态；结核性动脉炎所致肢体瘫痪。如偏瘫、交叉瘫、四肢瘫或截瘫等。

四、实验室检查

（一）脑脊液检查

1.脑脊液常规生化检查

压力增高，可升高到 3.92kPa(400mmH$_2$O) 以上，外观呈黄色或毛玻璃样，放置数小时后，出现纤维薄膜；细胞数升高，但一般不超过 500×10^6/L，少数可达 1.5×10^6/L，多以淋巴细胞为主；蛋白质含量中度升高，若椎管内蛛网膜粘连，蛋白质可增至 10g/L 以上，葡萄糖和氯化物降低，糖含量降至 2.24mmol/L 以下，氯化物一般低于 109mmol/L。

2.脑脊液特殊检查

抗酸杆菌染色可鉴定细菌，结核菌培养是诊断结核性感染的金指标，但阳性率均较低抗原检查则较为敏感。另外还有脑脊液结核抗体的检测、腺苷脱氨酶 (ADA) 的检测、分子生物学技术检查均有较高诊断价值。

（二）影像学检查

(1) 胸部 X 线摄片检查可发现胸部原发性结核病灶。

(2) CT、MRI 可显示直接和间接两方面的变化，直接变化主要有：结核球、基底池渗出物及脑实质粟粒性结节。间接变化主要有：脑积水、脑水肿及脑梗死等。

五、诊断和鉴别诊断

（一）诊断要点

可有结核接触史与卡介苗接种，尤其是婴儿，出现结核中毒症状，伴颅内高压、脑膜刺激征及其他神经系统症状体征，脑脊液检查符合结核性脑膜炎表现，提示本病。脑脊液中结核杆菌检查阳性即可确诊为结脑。

（二）鉴别诊断

1. 化脓性脑膜炎

起病急，症状重，持续性高热，早期即有脑膜刺激征。白细胞增高，中性粒细胞增高，有核左移现象及中毒颗粒，脑脊液多数呈米汤样，糖、氯化物略微降低，培养可找到化脓性细菌，脑脊液检查最为重要。

2. 新型隐球菌性脑膜炎

新型隐球菌脑膜炎的临床表现及脑脊液改变酷似结核性脑膜炎，但新型隐球菌脑膜炎精神症状比结核性脑膜炎重，尤其是视力下降最为常见。多无结核中毒症状，脑脊液墨汁染色可找到隐球菌（表1-1）。

表1-1　结核性脑膜炎和新型隐球菌性脑膜炎鉴别要点

鉴别点	结核性脑膜炎	新型隐球菌性脑膜炎
病程	急性或亚急性起病，密切的结核接触史，部分患者有结核中毒症状	起病隐袭，进展缓慢，常在免疫力低下时发病，常有家禽饲养史
临床症状	发热，头痛、呕吐，可有精神症状、癫痫及脑神经损害	临床症状类似结核性脑膜炎，伴有脑神经损害，以视神经损害最常见
治疗	抗结核治疗有效	抗真菌治疗有效

3. 病毒性脑膜炎

起病多急骤，高热者可伴意识障碍，1/3的患者首发症状为精神症状，脑脊液中糖及氯化物正常，蛋白质在100mg/L以下，抗病毒治疗有效，与结核性脑膜炎易鉴别。

4. 颅内占位性病变

多数患者有颅内高压的症状，以头痛、呕吐、视盘水肿为主要表现，病程进展慢，容易与结核性脑膜炎混淆，MRI、CT扫描有助于诊断。

六、治疗

早期诊断，合理治疗，多数病例可获痊愈。如诊治不恰当，其病死率较高。因此，早期诊断及合理治疗是改善本病预后的关键。

（一）抗结核药物治疗

早期、适量、联合、规律及全程给药的原则，在症状体征消失后仍应维持用药 1 年半至 2 年。目前认为异烟肼 (INH，H)、利福平 (RFP，R)、吡嗪酰胺 (PZA，P) 或乙胺丁醇 (EMB，E)、链霉素 (SM，S) 是治疗结核性脑膜炎最有效的联合用药方案 (表 1-2)。

表 1-2　抗结核治疗主要药物的用法

药物	儿童每日用量	成人每日用量	每日给药次数	给药途径	用药持续时间
INH	10 ～ 20mg/kg	0.6 ～ 0.9g	1	静脉或口服	1.5 ～ 2 年
RFP	20mg/kg	0.45 ～ 0.6g	1	口服	6 ～ 12 个月
PZA	20 ～ 30mg/kg	1.5g	1	口服	2 ～ 3 个月
EMB	15 ～ 25mg/kg	0.75g	1	口服	2 ～ 3 个月
SM	20 ～ 3.0mg/kg	0.75g	1	肌内注射	3 ～ 6 个月

INH、RFP 对结核杆菌有很强的杀灭作用，是初治结核方案中不可缺少的药物。PZA 对细胞内或静止状态下的结核杆菌具有特殊杀灭作用。SM 对结核杆菌有较强的杀伤力。是抗结核强化期 (开始两个月) 治疗方案的组成药物。EMB 对结核杆菌有抑制作用，特别是对已耐异烟肼、链霉素的结核菌仍有抑制作用，可以替代 SM 组成化疗方案。目前常选用的方案有 4hRZS/14hRE，病情严重尤其是伴有全身血行结核时可选用 6hRZS/18hRE 进行化疗。

口服异烟肼时，可同时加用维生素 B_6 以预防该药引起的周围神经病，儿童因乙胺丁醇的视神经毒性作用、孕妇因为链霉素对听神经的影响应尽量不选用。因抗结核药物常有肝肾功损害，用药期间应定期复查肝肾功。

（二）激素治疗

激素具有抗感染、抗中毒、抗纤维化、抗过敏及减轻脑水肿作用，与抗结核药物合用可提高结核性脑膜炎的疗效和改善预后，因此，主张早期应用肾上腺皮质激素。应用激素应遵守早期、小剂量、短疗程、递减法的原则，必须在有效抗结核的基础上进行。

常用地塞米松静脉输注，成人剂量为 5 ～ 10mg/d，情况好转后改用口服泼尼松，成人口服 30 ～ 60mg/d，逐渐减量停药。

（三）对症支持治疗

给予相应脱水、降颅压、抗感染等对症支持治疗。

第三节 新型隐球菌性脑膜炎

一、概述

新型隐球菌性脑膜炎是由新型隐球菌感染所致，是中枢神经系统最常见的真菌感染。本病发病率虽很低，但病情重，病死率高，且临床表现与结核性脑膜炎颇为相似，常易误诊。

隐球菌是条件致病菌，接触鸽子排泄物是发生新型隐球菌病的主要原因，但只有当宿主免疫力低下时才会致病，该病常见于全身性免疫缺陷性疾病、慢性衰竭性疾病，如获得性免疫缺陷综合征 (AIDS)、淋巴肉瘤、网状细胞肉瘤、白血病、霍奇金病、多发性骨髓瘤、结节病、结核病、糖尿病、肾病及红斑狼疮等。

二、临床表现

本病通常起病隐袭，多呈亚急性或慢性起病，急性起病仅占 10%，进展缓慢。30～60 岁多见，男性较多，鸽子饲养者的患病率较一般人群高数倍，免疫功能低下或缺陷患者多见，5%～10% 的 AIDS 患者可发生隐球菌性脑膜炎。几乎所有的患者均有肺部感染，但由于症状短暂、轻微，临床易被忽略。

本病典型表现为间歇性头痛、呕吐及不规则低热，常见脑膜刺激征如颈强直及 Kernig 征，可见意识障碍、痫性发作及精神障碍等。发热仅见于半数病例，头痛可为持续性或进行性加重，大多数患者可出现颅内压增高、视盘水肿和小脑受累症状、体征。由于脑底部蛛网膜下隙渗出明显，蛛网膜粘连常引起多数颅神经受损，如听神经、面神经及动眼神经等，可因脑室系统梗阻出现脑积水。少数患者以精神症状如烦躁不安、人格改变、记忆减退及意识模糊为主，偶可因大脑、小脑或脑干的较大肉芽肿引起偏瘫、失语和共济失调等局灶性神经体征，少见症状如视力模糊、眼球后疼痛、复视和畏光等。约 15% 的患者无脑膜炎症状、体征。

新型隐球菌感染也可引起遍及全脑的隐球菌结节，可大至肉眼见到，小至显微镜下方可查见，炎性反应较轻。隐球菌结节聚积于视神经可引起视神经萎缩，较大的隐球菌结节可出现颅内占位病变症状，隐球菌结节偶见于脑室内、脊髓、脊髓硬膜外或硬膜下等。

本病通常呈进行性加重，平均病程为 6 个月，偶见几年内病情反复缓解和加重者。本病预后不良，无合并症的新型隐球菌性脑膜炎病死率为 40%，未经抗真菌治疗的患者病死率高达 87%，但极个别患者也可自愈。

三、诊断要点

(一) 诊断

根据患者隐袭起病，慢性病程，具有真菌感染的条件，如鸽子饲养者、免疫缺陷患者等。以间歇性头痛、呕吐及不规则低热等起病，出现脑膜刺激征、颅内压增高、精神障碍、意识障碍、痫性发作、颅神经损害和局灶性神经体征等；CSF 压力增高，淋巴细胞数增高，蛋白增高和糖含量降低等，脑脊液墨汁染色检出隐球菌可确诊。

（二）辅助检查

1. 脑脊液检查

脑脊液压力增高 [> 200mmH$_2$O(1.96kPa)]，淋巴细胞增高 [(10 ～ 500)×10^6/L]，蛋白增高和糖含量降低。

2. 脑脊液隐球菌检查

脑脊液中检出隐球菌是确诊的关键，脑脊液经离心沉淀后沉渣涂片作印度墨汁染色，隐球菌检出率可达 30% ～ 50%。Sabouraud 琼脂培养基培养或动物接种发现隐球菌也具有确诊价值。

3. 影像学检查

头颅 CT 或 MRI 检查可发现脑膜炎和脑膜脑炎的各种原发和继发的影像学表现，较特征的是见到扩张的 Virchow—Robin 腔、凝胶状假性囊肿和脉络丛肉芽肿；以及非特异性表现如弥散性脑水肿、弥散性脑膜强化、脑实质低密度灶、交通性或梗阻性脑积水、脑实质或室管膜钙化等多种。偶可见到脑实质内低密度病灶，有增强现象，是隐球菌性肉芽肿的表现。25% ～ 50% 的隐球菌性脑膜炎患者头颅 CT 可无任何变化。

四、治疗方案及原则

（一）抗真菌治疗

1. 单独两性霉素 B(AmB) 治疗

两性霉素 B 目前仍是治疗中枢神经系统隐球菌感染最有效的药物。两性霉素无口服制剂，只能静脉给药。也可经小脑延髓池、侧脑室或椎管内给药、或经 Ommaya 储液鼓作侧脑室或鞘内注射。

单独应用时多从小剂量开始，突然给予大剂量或有效剂量可使病情恶化，成人开始用药，一般每天静脉给 0.3 ～ 0.75mg/kg，逐渐增加至每日 1.0 ～ 1.5mg/kg，按患者寒战、发热和恶心的反应大小决定增长的量和速度。当支持剂量达到时，因其半衰期较长该药可改为隔日 1 次。其间应按临床反应和有无毒副反应，特别是肾的毒性反应来调节剂量。血清肌酐升高至 221μmol/L(2.5mg/dL) 时应减量或停药，直至肝功能改善。治疗一疗程的用药总剂量远比每次用药的单剂量大小重要，前者是治疗成败的决定因素。治疗中枢神经系统感染，成人用药总剂量至少 2 ～ 3g。两性霉素的毒副反应较多。该药不良反应多且严重，最常见的是肾脏毒性、低血钾和血栓形成性静脉炎，此外还可引起高热、寒战、头痛、呕吐、血压下降、氮质血症等，偶可出现心律失常、惊厥、血尿素氮水平增高、白细胞或血小板减少等。阿司匹林、抗组胺药物，输血和暂减低给药剂量，是控制不良反应的有效手段。

2. 合并用药

两性霉素 B[0.3mg/(kg·d) 开始，逐渐增量，总剂量 2 ～ 3g] 与口服 5- 氟胞嘧啶 [100mg/(kg·d)] 合并使用是较理想的治疗方案。比单纯使用一种药物的治疗有效率和改善率皆高，复发病例也较少，减少不良反应。疗效观察要依赖 CSF 的改变，合并治疗 2 ～ 4 周，当 CSF 转变为正常后，可改为氟康唑治疗，剂量为 400 ～ 800mg/d[10mg/(kg·d)，口服或静脉滴注]，疗程为 1 ～ 3 个月。若同时服用苯妥英钠，应检测肝功。

（二）对症及全身支持疗法

颅内压增高者可用脱水剂如 20% 甘露醇、甘油果糖和呋塞米等降颅压治疗，预防脑疝，保护视神经。因病程长，病情重，机体慢性消耗很大，须注意患者的全身营养，防治肺部感染及泌尿系统感染等，应注意水、电解质平衡，进行全面护理。

第四节　血管性痴呆

血管性痴呆 (VD) 是指缺血性、出血性脑血管疾病引起的脑损害所致的痴呆。随着人口的老龄化及脑血管疾病患病率的上升，VD 患者的数量正日趋增加。在痴呆的病因构成中，欧美国家 VD 占 5% ～ 20%，日本 VD 的比例较高约为 60%，占第一位。我国 VD 的发病率较高，是仅次于 Alzheimer 病的第二位常见的痴呆。但某些地区资料与日本类似，VD 第一位。

一、病因及发病机制

多发性脑梗死是 VD 最常见的病因，而脑梗死继发于血栓或栓塞，血栓形成多为脑动脉硬化的合并症，脑栓塞的来源大多源于心脏；高血压不仅使大中动脉粥样硬化加重，也是小动脉管壁玻璃样变性的主要原因。其次为动脉硬化性皮层下白质脑病。此外，某些特定部位 (额叶底面、颞叶海马、丘脑等) 的梗死、脑低灌流综合征所致的全脑缺血缺氧，蛛网膜下腔出血、慢性硬膜下血肿、脑出血及其他一些不常见的脑血管病，均可导致血管性痴呆。

二、病理

VD 的病理改变主要分为局灶性和弥散性两类。较常见的病变为大脑实质可见出血或缺血损害，以缺血性多见。常见的病理改变为脑的小动脉病变所致的多发性腔隙病灶或主干动脉阻塞所致的大面积梗死灶及动脉硬化改变，此外还有分水岭梗死、慢性脑缺血所致的皮质下白质特别是脑室周围内有脱髓鞘改变及胶质细胞增生、海马硬化等。多发性或大面积梗死病灶使脑组织容积明显减少，导致脑萎缩及脑室扩大。

三、临床表现

VD 多见于 60 岁以上的老年人。可急性起病，常有反复卒中的病史和不同程度的神经系统的症状体征，如失语、失用、构音障碍、颅神经损害、假球麻痹、偏瘫、肌张力异常、锥体束征、感觉障碍以及认知功能障碍等。痴呆的症状呈阶梯状发展，早期表现为情感易波动，易激惹，焦虑抑郁或情感淡漠，人格相对完整。记忆障碍中近事遗忘最早出现，继而随着病情的发展，逐渐出现远事遗忘和定向、注意、学习、理解障碍、判断、计算、抽象思维能力及综合分析能力的障碍，严重者影响语言功能，最终身活不能自理。晚期患者通常人格障碍明显。不同的血管引起的临床表现可有不同 (见表 1-3)。

表 1-3　VD 临床表现与病变部位的关系

病变部位	临床特点
多发性梗死	起病急，阶段性进展，可出现局灶性神经生理和神经病理损害，如记忆障碍、偏瘫和偏身感觉障碍和锥体束征
颈内动脉	失语 (主侧大脑半球)、患侧一过性黑矇，对侧偏瘫和偏身感觉障碍
大脑前动脉	意志缺失、失用、经皮层性运动性失语、记忆力减退、对侧下肢瘫痪及感觉障碍、尿失禁
大脑中动脉	严重的失语 (主侧大脑半球)、失读、失写及计算障碍，对侧偏瘫、偏盲及偏身感觉障碍，对侧锥体束征
大脑后动脉	记忆力障碍、失认、失读，无失写，有视野缺损及脑干受损的症状
丘脑区分支	失语 (主侧半球)、注意力和记忆力减退、不同程度运动及感觉障碍
低灌注阴影区	经皮层性失语、记忆减退、失用、视空间障碍等
腔隙性梗死	常有高血压病史，表现记忆减退、精神运动性动作缓慢、情感淡漠、抑郁、多灶性运动障碍，帕金森综合征及假性球麻痹

(一) 根据病因病损分类

根据病因和病损的部位不同可将 VD 分为下列几种类型。

(1) 多梗死性痴呆。

(2) 脑重要部位单一梗死所致的痴呆。

(3) 脑小动脉病变所致的痴呆。

(4) 脑低灌流所致的痴呆。

(5) 其他脑血管性痴呆。

(二) 根据国际疫病第 10 版分类

在国际疾病分类第 10 版 (ICI-10) 中 VD 被分为以下几种类型。

(1) 急性起病型：起病较急，痴呆在各种脑卒中后很快出现。

(2) 多梗死性痴呆 (皮质为主)：起病较慢，痴呆在数次局限性梗死后发生。

(3) 其他血管性痴呆 (皮质下为主)：常有高血压史，多数病灶位于大脑半球深部的白质，皮层功能通常保持完整。

(4) 混合型：皮层和皮层下均有损害，累及脑的深部和浅部结构。

四、辅助检查

CT 和 MRI 检查可见单个或多个大小不等的局限性梗死灶或陈旧性出血灶，还可见脑萎缩、脑室扩大和脑室周围白质脱髓鞘表现，精神心理测验有认知功能障碍。SPECT 及 PET 检查有病灶相关区域的脑血流量、供氧和葡萄糖代谢降低。

五、诊断与鉴别诊断

(一) 诊断

VD 的诊断主要依靠临床、病史、神经系统检查及神经影像综合判断。有痴呆的临床表现、脑血管疾病的足够证据和两者的相互关联，是 VD 诊断的基本条件。

1. 按 DSM- III -R 及 ICD-10 的标准

对 VD 的诊断，必须符合下列条件。

(1) 符合痴呆。

(2) 认知功能损害不均衡，即某些功能受累而另一些功能相对完好。如记忆功能障碍较明显，而其他功能障碍相对较轻。

(3) 至少有下列之一的局灶性脑损害表现：

1) 单侧肢体的硬瘫。

2) 单侧的腱反射增强。

3) 病理征阳性。

4) 假性球麻痹。

(4) 有卒中的证据 (包括病史、体征及实验室检查)，且脑卒中与痴呆有合理的关系。

2. 我国的关于 VD 诊断标准

中华医学会神经病学会在参照 DSM- IV、NINDS-AIREN 及 ICD-10 的基础上经多次讨论制定了我国的关于 VD 诊断标准征求意见稿。该标准包括：临床很可能 VD、可能为 VD、确诊 VD 和排除性诊断。

(1) 临床很可能 VD。痴呆符合 DSM- IV -R 的诊断标准，主要表现为认知功能明显下降，尤其是自身前后对比记忆力下降，以及 2 个以上认知功能障碍，如定向、注意，言语、视空间功能、执行功能、运动控制等，其严重程度已干扰日常生活，并经神经心理学测试证实。

脑血管疾病的诊断：临床检查有局灶性神经系统症状和体征。如偏瘫、中枢性面瘫、感觉障碍、偏盲、言语障碍等，符合 CT，MRI 上相应病灶，可有或无卒中史。

影像学表现：多个腔隙性脑梗死或者大面积梗死或重要功能部位的梗死 (如丘脑、基底前核），或广泛的脑室周围白质损害。

痴呆与脑血管病密切相关，痴呆发生于脑卒中后 3 个月内，并持续 6 个月以上；或认知功能障碍突然加重、或波动、或呈阶梯样逐渐进展。

支持 VD 的诊断：

1) 认知功能损害不均匀性（斑块状损害）。

2) 人格相对完整。

3) 病情波动，多次脑卒中。

4) 可呈现步态障碍、假性球麻痹等体征。

5) 存在脑血管病的危险因素。

(2) 可能为 VD。符合上述痴呆的诊断；有脑血管病和局灶性神经系统体征；痴呆和脑血管病可能有关，但在时间或影像学方面证据不足。

(3) 确诊 VD。临床诊断为很可能或可能的 VD，并由尸检或活检证实不含超过年龄相关的神经元纤维缠结 (NFTs) 和老年斑 (SP) 数，以及其他变性疾患组织学特征。

(4) 排除性诊断（排除其他原因所致的痴呆）。意识障碍；其他神经系统疾病所致的痴呆；全身性疾病所致的痴呆；精神疾病（抑郁症等）。

注：当 VD 合并其他原因所致的痴呆时，建议用并列诊断，而不用"混合性痴呆"的诊断。

（二）VD 应与下列疾病相鉴别

1. Alzheimer 病

AD 和 VD 部是老年人发生痴呆最常见的原因，两者可以单独发生，也可并存或先后发生。脑血管疾病也常可使 AD 加重。因此两者存活期的鉴别诊断较困难，最后确诊需病理检查。采用 Hachinski 缺血量表对 AD 和 VD 进行鉴别在临床上较简单，且具有一定的准确性。即对每一临床特征给 1 分或 2 分，积 7 分以上者符合 VD，而 4 分以下者则为 AD。Hachinski 鉴别积分表，有 Hachinski 缺血量表的主要内容，加上了 CT 扫描，凡总分低于 2 分者可考虑 AD，3 ～ 4 分可拟诊 VD，4 分以上可确诊 VD(表 1-4、表 1-5)。

表 1-4 Hachinski 缺血量表

临床特征	分数	临床特征	分数
突然起病	2	情感脆弱	1
阶梯式恶化	1	高血压病史	1
波动性病程	2	卒中史	1
夜间意识混乱	1	合并动脉粥样硬化证据	1
人格相对保留	1	局限性神经系统症状	1
抑郁症状	1	局限性神经系统体征	2

表 1-5　Hachinski 鉴别积分表

临床症状	分数	临床症状	分数
突然发病	2	脑卒中史	1
局灶神经症状	2	局灶神经体征	2
CT 示单个低密度灶	2	CT 示多个低密度灶	3

此外采用 Rortera-Sanchey 改良记分法，对 AD、VD 和两者兼有的混合性痴呆具有一定的鉴别意义。即 6 分以上为 VD，3 分以下为 AD，两者之间为混合性痴呆 (表 1-6)。

2. 帕金森病

该病是发生于中年以上的中枢神经系统变性疾病。主要病变在黑质和纹状体。以静止性震颤、肌强直和运动减少为主要特征。起病多缓慢，逐渐加重，可伴有痴呆表现。但无脑卒中的历史和证据。

3. 进行性舞蹈病

最常发生于中年人，常有家族史，是基底节和大脑皮质变性的一种显性遗传性疾病。以慢性进行性的舞蹈样动作和痴呆为主要表现。痴呆以早期累及额叶功能而记忆相对完好为特征，晚期才有明显的记忆功能障碍。

表 1-6　Rortera—Sacnchey 改良记分表

临床起病	分数	临床起病	分数
急性起病	1	局灶性运动障碍	2
锥体束征	1	高血压	1
脑卒中病史	4	脑电图局灶性慢波	1

4. HIV 痴呆

HIV 痴呆是由人免疫缺损病毒 (HIV) 感染所致，为 AIDS 常见的神经系统损害，约半数的患者可出现痴呆。通常起病隐袭，呈进行性痴呆发展，常有运动障碍、共济失调和震颤等症状。晚期患者除有严重的痴呆症状外，常见缄默、截瘫和括约肌功能障碍。脑脊液检查呈炎性改变，并有特异性的 IgG，HIV 培养阳性。

六、治疗

VD 的治疗主要有三个方面，一是预防和治疗脑血管疾病，特别是预防脑血管疾病的反复发作；二是激活脑代谢，改善智能，间接控制痴呆的发展；三是减少因痴呆而产生的症状和并发症，提高患者的生活质量。

(一) 防治脑血管疾病

脑血管疾病是 VD 的病因，因此，预防和治疗脑血管病是防止 VD 的关键。首先应做好脑血管疾病的一级预防，预防脑血管疾病的发生。一旦发生了脑血管疾病，就应考虑可能发生 VD，并采取预防措施。有效的预防措施包括积极治疗脑血管病；防治高血压、高脂血症、糖尿病、心脏病、TIA、吸烟、饮酒及血液学异常（如红细胞压积增加或降低，蛋白 S 和蛋白 C 缺乏、高纤维蛋白原、狼疮抗凝物质、AT-UI 水平降低）等危险因素；以及采用某些药物治疗（如长期抗凝治疗、抗血小板治疗）和外科治疗（如颈动脉内膜切除术）预防脑血管疾病的再发。

（二）改善智能

改善智能目前主要采用脑代谢、循环改善剂、高压氧及中药治疗。

1. 脑代谢激活剂

具有赋活脑细胞能量代谢的作用，如活化脑组织的氧及葡萄糖代谢，增加脑干网状结构或丘脑下垂体功能，促进参与脑内神经传导的代谢功能，对损伤组织的修复、赋活，对周边脑组织的保护及功能障碍改善均有作用。从而改善智能，间接控制痴呆的发展。常用药物有：

(1) 氢化麦角碱：又名海得琴、喜得镇，是麦角碱三种成分（麦角科尔宁、麦角嵴亭，麦角隐亭，比例 1：1：1）的二氢衍生物的混合物。能改善神经细胞的能量代谢，增加胶质细胞氧及营养物质的摄取，扩大毛细血管口径，降低血管阻力，增加脑血流量，并能抑制血管运动中枢，减慢心率，降低血压。用法和剂量为口服 1 次 1～2mg，每日 2～3 次，饭前服。一般在 2～3 周显效，1 疗程约为 3 个月。也可 0.9mg 加入 500mL 葡萄糖液或生理盐水中静脉滴注。0.3mg 加入 5% 葡萄糖液 20mL 中缓慢静脉推注。肌内注射每日 1～2 次，每次 0.3mg。不良反应：可有恶心、皮疹、鼻塞、眩晕和视物模糊，偶见心动过缓。

(2) 吡拉西坦：又名脑复康，为中枢兴奋剂。具有激活、保护并修复，大脑神经细胞的作用，可促进大脑对磷脂和氨基酸的利用，增加大脑蛋白质的合成，促进两侧大脑半球经胼胝体的信息传递、提高学习和记忆能力，改善脑缺氧。用法和剂量为口服 1 次 0.4～0.8g，每日 2～3 次。不良反应：偶有口干、食欲减退、失眠、荨麻疹等。

(3) 胞二磷胆碱：为核苷衍生物，是卵磷脂合成的主要辅酶。能改善意识状态，降低大脑血管阻力，增加大脑血流量，改善大脑血液循环，提高脑细胞线粒体氧促磷酸化能力和摄氧量。还具有催醒作用。用法和剂量为静脉滴注，500～750mg 加入 5% 葡萄糖 500mL 溶液中，每日 1 次；肌内注射 250mg 每日 1 次，10d 为 1 疗程。不良反应：偶有恶心、呕吐、食欲缺乏及胃烧灼感等。

(4) 脑活素：为脑组织的蛋白水解产物，主要成分为未结合氨基酸和低分子量多肽。它能促进神经元的蛋白合成，加强呼吸链作用，还能刺激激素的产生。能改善脑细胞缺氧症状和记忆障碍，使紊乱的葡萄糖运转正常化，还可活跃及调节神经递质，肽类激素及酶的活性。用法和剂量为静脉滴注，10～20mL 脑活素溶于 250mL 生理盐水中，每日 1 次，10 ～ 20d 为 1 疗程。肌内注射 5mL 每日 1 次，20 ～ 30d 为 1 疗程。间隔 2 ～ 3 周可行新疗程。不良反应：静脉滴注过快可有轻度发热，偶有寒战、发热等过敏反应。

(5) 都可喜：是二甲磺酸烯丙哌三嗪和阿吗碱的复方制剂，能有效地提高动脉内氧含量。用法和剂量为每日 80mg，分别于早晨和晚各服 40mg。禁与单胺氧化酶抑制剂合用。不良反应：少数有恶心。

2. 脑血管扩张剂

使脑血管扩张，改善局部脑血循环，因此也兼有赋活脑代谢的作用。

(1) 钙拮抗剂：尼莫地平能有效调节细胞内钙的水平，使之维持正常生理功能。对脑血管的作用尤为突出，可与中枢神经的特异受体结合。在适宜剂量下选择性扩张脑血管，几乎不影响外周血管。增加剂量可降低高血压。用法和剂量为口服每次 30 ～ 40mg，每日 3 次。脑水肿及颅内高压者慎用，应尽量避免与其他钙离子拮抗剂和 β 受体阻滞药合用。

(2) 银杏叶制剂：银杏叶提取物中含有黄酮类 (约 20 余种)、萜类、酚类及氨基酸等多种有效成分，具有扩张脑血管、增加脑血流量、降低血脂、激活血小板活化因子 (PAP)、抑制自由基、抗脂质过氧化作用及改善记忆等功能。故银杏叶制剂已广泛应用于治疗 VD。常用药物有天保宁、百路达和银可络等 (用量均为 1 ～ 2 片，每日 3 次)。

3. 高压氧治疗

常压下脑组织中的 PaO_2 为 4.53kPa，但在 3 个绝对大气压 (ATA) 纯氧下，则可达 60.1kPa，比常压下大 13 倍，高压氧治疗的原理就是利用高压下氧在血浆中溶解度的显著增加，以及在组织中的弥散率和弥散距离增加，改善缺血、缺氧所引起的脑损害，保护受损的脑组织。对部分 VD 智能的改善具有一定的疗效。

4. 中药治疗

中国医学认为痴呆病多属肝肾阴虚，气滞血瘀在 VD 的发病中起主要作用。近年多采用活血化瘀、养阴益气、补肝肾的治则，在 VD 的治疗中获得一定的疗效。

(三) 康复治疗

除药物治疗外，给予患者心理、脑力和体力的康复治疗，让患者建立起合理的生活态度，树立起生活的信心和愉快的情绪，有合理的运动，对于维持尚存的脑功能，防止痴呆的进一步发展具有重要作用。具体可参考脑血管病的康复。

(四) 对症及并发症治疗

(1) 对抑郁症状者，可用哌醋甲酯 (利他林)，口服每次 10mg，每日 3 次。也可用多虑平口服每次 25 ～ 50mg，每日 1 ～ 3 次。

(2) 有幻觉患者可用氯丙嗪，口服每日 25 ～ 50mg，每日 1 ～ 3 次。

(3) 对兴奋不安及谵妄者可用小剂量安定类药物，如氯硝安定口服每次 0.5mg，每日 3 次。

此外，硫酸铝对大小便失禁患者可试用，每天 7 ～ 10g，引起轻度便秘后再定时灌肠排便。金刚烷胺可增加患者食欲、兴趣和情感反应等。

第五节　重症肌无力

重症肌无力是一种神经肌肉接头传递功能障碍的获得性自身免疫病。主要病理改变为神经 - 肌肉接头处突触后膜上的乙酰胆碱受体数目减少。主要临床表现为骨骼肌极易疲劳，活动后症状加重，休息和应用胆碱酯酶抑制剂治疗后症状明显减轻。

一、病因和发病机制

（一）自身免疫机制

目前的研究表明重症肌无力是由乙酰胆碱受体抗体 (AchR-Ab) 介导的自身免疫性疾病，主要损害突触后膜乙酰胆碱受体 (AchR)。Patrick 和 Lindstrom 用从电鳗电器官提取的纯化 AchR 蛋白作为抗原注入家兔，可制成重症肌无力的实验性自身免疫动物模型，其血清中可检测到 AchR 抗体，为重症肌无力的自身免疫学说提供了有力的证据。

（二）胸腺异常

90% 的重症肌无力患者有胸腺异常。研究发现，胸腺肌样上皮细胞表面存在 AchR，在病毒感染和特定的遗传素质的共同作用下，胸腺自身免疫耐受和调节机制受到损害，并经分子模拟和交叉免疫反应，产生抗自身的 AchR 抗体，引起神经肌肉 - 接头损害而导致重症肌无力的发生。

二、病理

急性期肌纤维间和神经 - 肌肉接头处有巨噬细胞浸润，肌纤维间有散在灶性坏死。晚期可见骨骼肌萎缩、细胞内脂肪变性。胸腺异常多为组织增生，胸腺生发中心增多，少数合并胸腺瘤。

三、临床表现

本病可见于任何年龄，20 ～ 40 岁发病者，女性多于男性，40 ～ 60 岁发病者，男性多于女性，多合并胸腺瘤。常见诱因为感染、精神创伤、疲劳、妊娠、分娩等。

（一）受累骨骼肌病态疲劳

一般隐匿起病，表现为活动后肌无力加剧，休息后减轻和晨轻暮重等特点。

（二）受累肌的分布和表现

全身骨骼肌均可受累，多以脑神经支配的肌肉最先受累。首发症状以单纯眼外肌受累最为多见，通常表现睑下垂、复视或两者均有，瞳孔括约肌不受累仅约 10% 的病例以延髓肌或肢体肌无力作为首发特征。面部表情肌、咬肌、吞咽肌、声带肌、舌肌，胸锁乳突肌和斜方肌也可受累。四肢肌肉受累以近端无力为重。

（三）重症肌无力危象

若患者急骤发生延髓支配肌肉和呼吸肌严重无力以致不能维持呼吸功能时称为重症肌无力危象。可分为 3 种：

(1) 肌无力危象：占 95%，为疾病发展的结果，急性感染、手术创伤或药物剂量不足等情况下更易发生。注射新斯的明后显著好转为本危象特点。

(2) 胆碱能危象：占 4%，系因应用抗胆碱酯酶药物过量引起的呼吸困难，常伴有瞳孔缩小、汗多、唾液分泌增多等药物不良反应现象。注射新斯的明后无效，症状反而更加重。

(3) 反拗危象：占 1%，在服用抗胆碱酯酶药物期间，因感染、分娩、手术等因素导致患者突然对抗胆碱酯酶药物治疗无效，而出现呼吸困难；且注射新斯的明后无效，也不加重症状。

四、临床分型

根据改良的 Osserman 分型法，将重症肌无力分为以下 5 型。

Ⅰ型：即眼肌型，占 15% ～ 20%。单纯眼外肌受累，表现为上睑下垂和复视，预后较好。

Ⅱa型：即轻度全身型，占 30%。累及眼外肌，面部及四肢肌肉，但不影响延髓肌。

Ⅱb型：即中度全身型，占 25%。四肢肌群受累明显，伴有明显的延髓肌麻痹症状，如吞咽困难，饮水呛咳，呼吸肌受累不明显。

Ⅲ型：即急性重症型，占 15%。发病急，常在数周内累及延髓肌、肢带肌、躯干肌和呼吸肌，与重症肌无力危象，需做气管切开，病死率高。

Ⅳ型：即迟发重症型，占 10%。病程两年，常由Ⅰ、Ⅱ型发展过来，症状同Ⅲ型，常合并胸腺瘤，预后较差。

Ⅴ型：即肌萎缩型，少见，为肌无力伴肌萎缩。

五、辅助检查

（一）疲劳试验

嘱患者持续上视出现上睑下垂或两臂持续平举后出现上臂下垂，休息后恢复则为阳性。

（二）药物试验

(1) 新斯的明试验：新斯的明 0.5 ～ 1mg，肌内注射，20min 后肌无力症状明显减轻者为阳性。可同时注射阿托品 0.5mg 以对抗新斯的明的毒蕈碱样反应。

(2) 依酚氯铵试验：依酚氯铵 2mg，静脉注射，若无反应，再静脉注射 8mg，1min 内症状迅速好转者为阳性。

（三）重复神经电刺激

应用低频 (3～5Hz) 重复电刺激周围神经，若动作电位幅度下降 10% 以上者为阳性。应在停用新斯的明 17h 后进行，否则可出现假阴性。

（四）AchR 抗体检测

具有特征性意义，85% 以上全身型重症肌无力患者的血清中 AchR 抗体浓度明显升高，但眼肌型患者的 AchR 抗体升高可不明显，且抗体滴度的高低与临床症状的严重程度并不完全一致。

（五）其他检查

胸腺 CT 可发现胸腺增生和肥大。

六、诊断

根据病变所累积的骨骼肌呈波动性和晨轻暮重特点，肌疲劳试验阳性，应考虑本病的可能；若新斯的明试验呈阳性，重复神经电刺激提示波幅递减现象，单纤维肌电图提示颤抖增宽和 AchR 抗体滴度增高者，可明确本病的诊断。

七、鉴别诊断

（一）Lambert-Eaton 综合征

又称肌无力综合征，男性多发，约 2/3 的患者伴发支气管肺癌，临床表现为四肢近端肌无力，活动后疲劳，但短暂用力后肌力增强，持续收缩后又呈疲劳状态，脑神经支配肌肉常不受累。重复低频刺激时波幅变化不大，但高频刺激可使动作电位升高。

（二）多发性肌炎

表现为四肢近端肌无力，症状无波动性，常有肌痛、压痛。血清肌酶谱明显升高，肌电图为肌源性改变，肌肉活检可确诊。

（三）吉兰 - 巴雷综合征

病前有前驱感染史，四肢肌无力无波动性，可出现感觉障碍，脑脊液呈蛋白 - 细胞分离。

八、治疗

（一）药物治疗

1. 胆碱酯酶抑制剂

(1) 溴吡比斯的明：为最常用的药物。成人每次口服 60～120mg，每日 3～4 次。

可在进餐前 30min 用。作用时间为 6 ～ 8h。

(2) 溴化新斯的明：成人每次口服 15 ～ 30mg，每日 3 ～ 4 次。可在进餐前 30min 服用。作用时间为 3 ～ 4h。

2. 糖皮质激素

该冲击疗法适用于住院患者，尤其是危重症，特别是已经进行气管插管或使用呼吸机者。

(1) 甲泼尼龙 1000mg，静脉滴注，每日 1 次，连用 3 ～ 5d，随后每日减半量，即 500mg，250mg、125mg，继之改为每日口服泼尼松 50mg；最后，酌情逐渐减量。

(2) 地塞米松 10 ～ 20mg，静脉滴注，每日 1 次，连用 7 ～ 10d，之后改为口服泼尼松 50mg/d，并酌情渐渐减量。

(3) 泼尼松 60 ～ 100mg/d，症状减轻后，酌情逐渐减量。

应用激素治疗后，症状明显减轻或消失，依个体差异可酌情减量，直至停止。维持量一般在 5 ～ 20mg/d，通常在 1 年以上，个别可长达 10 余年。

3. 免疫抑制剂

适用于糖皮质激素治疗不佳或不能耐受的患者，可选用：

(1) 硫唑嘌呤：每次口服 50 ～ 100mg，每日 1 次，可长期应用。

(2) 环磷酰胺：每次口服 50mg，每日 2 ～ 3 次；或 200mg，每周 2 ～ 3 次静脉注射，总量 10 ～ 20g；或静脉滴注 1000mg，每 5 日 1 次，连用 10 ～ 20 次。

(3) 环孢素 A：口服 6mg/(kg·d)，12 个月为 1 个疗程。对细胞免疫和体液免疫均有抑制作用，可使 AchR 抗体下降。

4. 人免疫球蛋白

IgG 0.4/(kg·d) 静脉滴注，5d 为 1 个疗程，作为辅助治疗缓解病情。

（二）血浆置换

起效快，但疗效维持时间短，容易复发且不良反应大，仅适用于危象和难治性重症肌无力。

（三）胸腺切除

适用于伴胸腺肥大和高 AchR 抗体效价者；伴胸腺瘤的各型重症肌无力患者或年轻女性全身型重症肌无力患者，约 70% 患者术后症状缓解或治愈。

（四）危象的处理

一旦发生危象，无论哪一种危象立即行气管切开术，用人工呼吸机辅助呼吸。

1. 肌无力危象

多由抗胆碱酯酶药量不足，应立即用新斯的明 0.25 ～ 1.0mg 静脉注射，使症状缓解，必要时可重复使用，同时给予大剂量糖皮质激素。

2. 胆碱能危象

由于抗胆碱酯酶药过量引起，应立即停用抗胆碱酯酶药物，待药物排除后可重新调整剂量。

3. 反拗危象

由于抗胆碱酯酶药物不敏感引起，应停药，并改用其他治疗方法。

九、预后

重症肌无力眼肌型不影响生命，急性重型和迟发重型预后易致危象，预后差。伴发胸腺肿瘤者，虽经手术，预后仍较差。病情进展者，在起病后第1年与第4～7年是危险期。

十、预防

本病无有效预防措施，但患病后应避免加重因素，如过度疲劳、感染、妊娠、分娩、手术等。下列药物易加重重症肌无力病情或使其复发，建议禁用或慎用：奎宁、吗啡、氨基糖苷类抗菌药、新霉素、多黏菌素、巴龙霉素、地西泮、苯巴比妥等镇静剂。

第二章 心血管内科疾病

第一节 急性心力衰竭

急性心力衰竭简称急性心衰，又称为急性心功能不全。以急性左心衰竭最为常见，急性右心衰竭则较少见。

(1) 急性左心衰竭：是指急性发作或加重的左心功能异常所致的心肌收缩力明显降低或心脏负荷显著加重，引起急性心排血量骤降，肺循环压力突然升高，周围循环阻力增加，导致急性肺瘀血、肺水肿并可伴组织器官灌注不足的临床综合征。

(2) 急性右心衰竭：是指某些原因使右心室心肌收缩力急剧下降或右心室前后负荷突然加重，从而引起右心排血量急剧降低的临床综合征。

(3) 急性心衰：可以突然起病或在原有慢性心衰基础上急性加重，大多数表现为收缩性心衰，也可表现为舒张性心衰。发病前多数具有器质性心血管疾病。对于在慢性心衰基础上发生的急性心衰，经治疗后病情稳定，不再称为急性心衰。

美国急性心衰患者中有 15% ～ 20% 为首诊心衰，多数为原有心衰加重。所有引起慢性心衰的疾病都可导致急性心衰。随着慢性心衰患者数量逐渐增加，急性心衰已成为心衰患者住院的常见原因，每年心衰的总发病率为 0.23% ～ 0.27%。急性心衰预后很差，住院病死率约为 3%，60 天病死率为 9.6%，3 年和 5 年病死率分别高达 30% 和 60%。AMI 所致的急性心衰病死率更高。急性肺水肿患者的院内病死率约为 12%，1 年病死率达 30%。我国对 42 家医院，根据 1980、1990、2000 年 3 个时段住院病历所作的回顾性分析显示，因心衰住院占住院心血管病患者的 16.3% ～ 17.9%，其中男性占 56.7%，平均年龄为 63 ～ 67 岁，60 岁以上者＞ 60%，平均住院时间分别为 35.1、31.6 和 21.8 天。导致心衰的病种主要为冠心病、风湿性心脏瓣膜病和高血压病。在 20 年中，冠心病和高血压病分别从 36.8% 和 8.0% 增至 45.6% 和 12.9%，风湿性心脏病则从 34.4% 降至 18.6%，入院时 NYHA 心功能分级Ⅲ级占 42.5% ～ 43.7%，基本为慢性心衰急性加重。

一、急性心衰的分类及其病因

(一) 分类

目前尚无统一的急性心衰的临床分类。根据急性心衰的病因、诱因、血流动力学与临床特征进行如下分类：

(1) 急性左心衰竭，常见于慢性心衰急性失代偿、急性冠状动脉综合征、高血压急症、急性心脏瓣膜功能障碍、急性重症心肌炎和围生期心肌病以及严重心律失常。

(2) 急性右心衰竭。

(3) 非心源性急性心衰，主要见于高心排血量综合征、严重肾脏疾病（心肾综合征）、严重肺动脉高压与大块肺栓塞等。

（二）急性左心衰竭的常见病因

(1) 慢性心衰急性加重。

(2) 急性心肌坏死和（或）损伤，常见的是急性冠状动脉综合征（如 AMI 或不稳定性心绞痛、AMI 伴机械性并发症、右心室梗死），以及急性重症心肌炎、围生期心肌病、药物致心肌损伤与坏死如抗肿瘤药物和毒物等。

(3) 急性血流动力学障碍，急性瓣膜大量反流和（或）原有瓣膜反流加重（如感染性心内膜炎所致的二尖瓣和主动脉瓣穿孔、二尖瓣腱索和乳头肌断裂、外伤性主动脉瓣撕裂以及人工瓣膜急性损害等）、高血压急症、重度主动脉瓣或二尖瓣狭窄、主动脉夹层、心包压塞、急性舒张性左心衰竭（多见于老年高血压控制不良的患者）。

（三）急性右心衰竭的常见病因

多见于右心室梗死、急性大块肺栓塞和右侧心脏瓣膜病。

二、急性心衰的病理生理学机制

（一）血流动力学障碍

(1) 心排血量下降，血压绝对或相对下降以及外周组织器官灌注不足，导致脏器功能障碍和末梢循环障碍，发生心源性休克。

(2) 左心室舒张末压和肺毛细血管楔压 (PCWP) 升高，可发生低氧血症、代谢性酸中毒和急性肺水肿，为急性左心衰竭的主要病理生理变化。

(3) 右心室充盈压升高，使体循环静脉压升高，体循环和主要脏器瘀血、水钠潴留和水肿等，也是急性右心衰竭的主要病理生理变化。

（二）神经内分泌激活

RAAS 的过度兴奋是机体保护性代偿机制，然而长期的过度兴奋就会产生不良影响，使多种内源性神经内分泌与细胞因子激活，加剧心肌损伤、心功能减退和血流动力学障碍，并反过来刺激交感神经系统和 RAAS 的兴奋，形成恶性循环。

（三）心肾综合征

心衰和肾衰竭常并存，并互为因果，临床上称为心肾综合征。心肾综合征可分为5 种类型：1 型的特征是，迅速恶化的心功能导致急性肾功能损伤；2 型的特征为，慢性心衰引起进展性慢性肾病；3 型是原发、急速的肾功能恶化导致急性心功能不全；4 型系由慢性肾病导致心功能下降和（或）心血管不良事件危险增加；5 型特征是，由于急性或慢性全身性疾病导致同时出现心肾功能衰竭。显然，3 型和 4 型心肾综合征均可引起心衰，其中 3 型可造成急性心衰。5 型心肾综合征也可诱发心衰，甚至急性心衰。

（四）慢性心衰急性失代偿

稳定的慢性心衰可以在短时间内急剧恶化，心功能失代偿，表现为急性心衰。其促发因素中较多见的为药物治疗缺乏依从性、严重心肌缺血、重症感染、严重影响血流动力学的各种心律失常、肺栓塞以及肾功能损伤等。

三、急性左心衰竭的临床表现

（一）基础病史

大多数患者有各种心脏病的病史以及引起急性心衰的各种病因。老年患者的主要病因为冠心病、高血压和老年性退行性心脏瓣膜病，而年轻患者多为风湿性心脏病、扩张型心肌病、重症心肌炎等。

（二）诱发因素

常见于慢性心衰药物治疗缺乏依从性、心脏容量超负荷、严重感染（尤其肺炎和败血症）、严重颅脑损害或剧烈精神心理紧张与波动、大手术后、急性心律失常（如室性心动过速、心室颤动、心房颤动伴快速心室率、室上性心动过速以及严重心动过缓等）、心肌缺血（通常无症状）、肾功能减退、高血压急症、支气管哮喘发作、肺栓塞、高心排血量综合征（如甲状腺功能亢进症危象、严重贫血等）、应用负性肌力药物（如维拉帕米、地尔硫䓬、β 受体阻滞剂等）、应用非固醇类抗炎药、老年急性舒张功能障碍、吸毒、酗酒。

（三）早期表现

原来心功能正常的患者，出现原因不明的疲乏或运动耐力明显减低以及心率增快，是左心功能降低的早期征兆。病情继续发展，可出现劳力性呼吸困难、夜间阵发性呼吸困难、夜间睡眠高枕位等，检查发现舒张期奔马律、P2 亢进、两肺尤其肺底部有湿性啰音以及肺部干性啰音，提示已有左心功能障碍。警惕这些早期表现对于早期诊断与治疗、防止心衰的发展非常重要。

（四）急性肺水肿

为急性左心衰竭常见的表现，多因突发严重的左心室排血量不足或左心房排血受阻，引起肺静脉及毛细血管压力急剧升高所致。当肺毛细血管压升高超过血浆胶体渗透压时，液体从毛细血管渗漏到肺间质、肺泡，甚至气道内。起病急骤，病情可迅速发展至危重状态：

(1) 突发的严重呼吸困难、端坐呼吸、喘息不止，呼吸频率可达 30 ～ 50 次 / 分。

(2) 频繁咳嗽，并可咯大量粉红色泡沫样血痰。

(3) 患者烦躁不安并有恐惧感，面色苍白，口唇发紫，大汗，脉搏增快，血压在起始时升高，然后降至正常或低于正常。

(4) 听诊双肺广泛的水泡音及哮鸣音，心率快，心尖部常可闻及奔马律，往往被肺部啰音所掩盖。

（五）心源性休克

(1) 持续低血压，收缩压降至 < 90mmHg，或原有高血压的患者收缩压降幅 ≥ 60mmHg，且持续 > 30 分钟。

(2) 组织低灌注状态，皮肤湿冷、苍白和发紫，出现紫色条纹；心动过速 > 110 次 / 分；尿量显著减少 (< 20mL/h)，甚至无尿；意识障碍，常有烦躁不安、紧张、焦虑、恐惧和濒死感；收缩压 ≤ 70mmHg，可出现抑制症状如神志恍惚、表情淡漠、反应迟钝，逐渐发展至意识模糊，甚至昏迷。

(3) 血流动力学障碍，PCWP ≥ 18mmHg，心脏排血指数 (CI) ≤ 36.7mL/(s·m^2)。

(4) 低氧血症和代谢性酸中毒。

（六）心源性晕厥

心排血量显著降低导致脑部严重缺血，发生短暂的意识丧失，可伴有四肢抽搐、呼吸暂停、发绀等表现 (阿 - 斯综合征)。主要见于急性心排血量受阻或严重心律失常。

（七）心脏骤停

发生于严重急性左心衰竭或并发无脉性室性心动过速、心室颤动，应当立即心肺复苏。

四、急性心衰的辅助检查

（一）心电图检查

能够检测心率、心律、传导，显示某些病因依据如心肌缺血改变、ST 段抬高或非 ST 段抬高性心肌梗死，以及陈旧性心肌梗死的病理性 Q 波等，还能提示心肌肥厚、心房或心室扩大、心律失常的类型及其严重程度，如各种房性或室性心律失常、Q-T 间期延长、房室传导阻滞、束支传导阻滞等。

（二）胸部 X 线检查

可显示肺瘀血的程度和肺水肿，如肺门血管影模糊、蝶形肺门及肺内弥散性阴影等，典型者表现为蝴蝶形大片阴影由肺门向周围扩展。急性肺水肿早期肺间质水肿阶段可无典型肺水肿的 X 线表现，仅显示肺静脉充盈、肺门血管模糊不清、肺纹理增粗和肺小叶间隔增厚，如果能够及时诊断和治疗，可以避免发展为肺泡性肺水肿。

（三）超声心动图检查

可了解心脏的结构和功能、心脏瓣膜状况、是否存在心包病变、AMI 机械并发症，以及室壁运动失调，可测定 LVEF，检测急性心衰时的心脏收缩 / 舒张功能相关的数据。

超声多普勒成像可间接测量肺动脉压、左右心室充盈压等，一般采用经胸超声心动图检查。如患者疑为感染性心内膜炎，尤其是人工瓣膜心内膜炎，可采用经食管超声心动图检查，能够更清晰地显示瓣膜赘生物、瓣周漏与瓣周脓肿等。

（四）常规实验室检查

包括血常规和血生化检查，如血红蛋白、红细胞计数、电解质、肝功能、肾功能、血糖、血脂等。

（五）动脉血气分析

急性左心衰竭出现肺瘀血、肺水肿，肺泡氧的交换严重障碍，可发生显著的低氧血症。患者常伴有酸中毒，与组织灌注不足、二氧化碳潴留有关，也与预后相关。及时监测并纠正很重要。监测血氧饱和度和动脉血气是评价氧含量和肺通气功能为常用的无创检查方法。无创监测血氧饱和度 (SaO_2) 可用作长时间、持续和动态的监测，一定程度上可以代替动脉血气分析，但不能提供 $PaCO_2$ 和酸碱失衡的信息。临床上应密切结合动脉血气分析，更为全面地评价病情的严重程度和指导进一步的治疗。

（六）心力衰竭标记

B 型利钠肽 (BNP) 及其氨基末端 B 型利钠肽前体 (NT-proBNP) 是重要的心衰标记，对于心衰的诊断、治疗和预后评估具有重要价值。

1. 临床应用范围

诊断和鉴别诊断：如 BNP < 100ng/L 或 NT-proBNP < 400ng/L，心衰可能性很小，其阴性预测值为 90%；如 BNP > 400ng/L 或 NT-proBNP > 1500ng/L，心衰可能性很大，其阳性预测值为 90%。急诊就医的明显气急患者，如 BNP/NT-proBNP 水平正常或偏低，几乎可以除外急性心衰的可能性。总体上 BNP/NT-proBNP 阴性预测值较高。

指导治疗：心衰患者经治疗后 BNP/NT-proBNP 水平明显下降，表明病情好转或趋于稳定，但经治疗后没有明显下降或在原来基础上又有升高，常提示需要加强治疗。

评估预后：具有心衰的临床表现、BNP/NT-proBNP 水平又显著增高者属高危人群。BNP/NT-proBNP 水平持续走高提示预后不良，尤其是经过充分治疗以后。

2. BNP/NT-proBNP 升高的因素

心源性因素：心肌病变（舒张性或收缩性心衰、缺血性或非缺血性心脏病、心肌肥厚、浸润或纤维化）、心脏瓣膜病、心律失常（尤其是心房颤动）、心包疾病（如心包积液或压塞、缩窄性心包炎）、先心病、大血管狭窄或畸形等。

非心源性因素：BNP/NT-proBNP 升高也见于非心血管疾病如急性呼吸窘迫综合征、睡眠性呼吸暂停综合征、严重贫血、败血症、烧伤、脑卒中、肾功能异常、休克等。肾功能不全患者对 NT-proBNP 影响较大，各种原因引起的肾功能不全患者升高明显，而且随着肾功能的恶化升高更为明显，在临床判定中应当予以考虑。

生理因素：年龄对 BNP 尤其是 NT-proBNP 影响较大，50 岁以下变化不明显，50 岁以上有明显升高，75 岁以上升高更为显著。肥胖患者 BNP 是下降的，但 NT-proBNP 不受体质指数 (BMI) 的影响。

（七）心肌损伤标记

旨在评估是否存在心肌损伤或坏死及其严重程度。因急性冠状动脉综合征所致的急性心衰多见，并且治疗策略与其他原因引起者显著不同，因此应当尽早检测肌钙蛋白、肌红蛋白和 CK-MB。目前建议，可通过床旁快速检测高敏肌钙蛋白以尽快诊断。

五、急性心衰的严重程度分级

1. Killip 分级

主要用于 AMI 患者，根据临床特征和血流动力学状态分级（表 2-1）。

表 2-1 Killip 分级

分级	临床特征
Ⅰ级	无心力衰竭
Ⅱ级	有心力衰竭，两肺中下部有湿性啰音，占肺野下 1/2，可闻及奔马律，X 线胸片有肺瘀血
Ⅲ级	严重心力衰竭，有肺水肿，细湿啰音遍布两肺（超过肺野下 1/2）
Ⅳ级	心源性休克、低血压（收缩压≤ 90mmHg）、发绀、出汗、少尿

2. Forrester 分级

可用于 AMI 或其他原因所致的急性心衰，其分级的依据为血流动力学指标如 PCWP、心脏排血指数 (CI) 以及外周组织低灌注状态（表 2-2）。

表 2-2 Forrester 分级

分级	临床特征
Ⅰ级	PCWP ≤ 18mmHg，CI > 36.7mL/(s·m²)，无肺瘀血，无组织灌注不良
Ⅱ级	PCWP > 18mmHg，CI > 36.7mL/(s·m²)，有肺瘀血
Ⅲ级	PCWP < 18mmHg，CI < 36.7mL/(s·m²)，无肺瘀血，有组织灌注不良
Ⅳ级	PCWP > 18mmHg，CI < 36.7mL/(s·m²)，有肺瘀血，有组织灌注不良

注：CI 法定单位 mL/(s·m²) 与旧制单位 L/(min·m²) 的换算关系为 16.67。

3. 临床程度分级

根据 Forrester 法修改而来，其各个级别与 Forrester 法有对应性，以此可推测患者的血流动力学状态。急性左心衰竭的临床程度分级见表 2-3。

表 2-3　急性左心衰竭的临床程度分级

分级	临床特征
Ⅰ级	皮肤干、暖，无肺部湿性啰音
Ⅱ级	皮肤湿、暖，肺部有湿性啰音
Ⅲ级	皮肤干、冷，肺部无或有湿性啰音
Ⅳ级	皮肤湿、冷，肺部有湿性啰音

无论是 Killip 法、Forrester 法，还是临床程度分级，随着级别的升高，病死率显著增加。以 Forrester 法为例，Ⅰ~Ⅳ级病死率分别为 2.2%、10.1%、22.4% 和 55.5%。

六、急性心衰的监测方法

(一) 无创监测

每个急性心衰患者均需要床旁持续测量体温、心率、呼吸频率、血压、心电图和血氧饱和度等。无创血氧饱和度在一定程度上可替代血气分析。

(二) 有创监测

(1) 适用于血流动力学状态不稳定、病情严重且效果不理想的患者，如急性肺水肿和(或)心源性休克患者。

(2) 监测方法包括床边漂浮导管、外周动脉和肺动脉插管。漂浮导管用来测定主要血流动力学指标如右房压 (RAP)、肺动脉压 (PAP)、肺毛细血管楔压 (PCWP)，同时应用热稀释法可测定心排血量 (CO)；外周动脉插管可持续监测动脉血压，还可抽取动脉血样标本检查；肺动脉插管不常规应用。

(3) 对于病情复杂、合并心脏或肺部疾病者，在其他检查难以确定时，可用来鉴别心源性或肺源性病因；对于病情极其严重如心源性休克，可提供更多的血流动力学信息。

(三) 注意事项

在二尖瓣狭窄、主动脉瓣反流、肺动脉闭塞病变以及左心室顺应性不良等情况下，PCWP 往往不能准确反映左心室舒张末压。对于伴严重二尖瓣反流的患者，热稀释法测定心排血量也不可靠。经导管检查的并发症如感染、血栓形成或栓塞以及血管损伤等，随着导管留置时间的延长而发生率增高。

七、急性心衰的诊断与鉴别诊断

根据基础心脏病史、心衰的临床表现与心电图和胸部 X 线改变、血气分析异常 (氧饱和度 < 90%)、超声心动图检查结果可做出初步诊断，并给予初始急救。同时，应当进一步检查 BNP/NT-proBNP，如 BNP/NT-proBNP 明显异常，则可诊断为急性心衰。急性心衰确立后，要进行心衰分级、严重程度评估，并尽快确定病因。如果 BNP/NT-proBNP

正常或升高不明显，可基本排除急性心衰的诊断。

（一）急性左心衰竭的诊断

基础心脏病＋突发呼吸困难或原有呼吸困难加重＋肺瘀血与肺部湿性啰音或肺水肿＋LVEF 降低＋BNP/NT-proBNP 明显异常，可做出急性左心衰竭的诊断。但应与可引起明显呼吸困难的疾病如支气管哮喘和哮喘持续状态、急性大块肺栓塞、严重肺炎、严重慢性阻塞性肺病伴感染等相鉴别，还应与其他原因所致的非心源性肺水肿（如急性呼吸窘迫综合征），以及非心源性休克等疾病相鉴别。

（二）急性右心衰竭的诊断

1. AMI 伴急性右心衰竭

常见于右心室梗死，但单纯的右心室梗死少见。如果出现 V1、V2 导联 ST 段压低，应考虑右心室梗死，当然也有可能为后壁梗死，而非室间隔和心内膜下心肌缺血。下壁 ST 段抬高性心肌梗死伴血流动力学障碍应观察心电图 V4R 导联，并做经胸超声心动图检查，后者发现右心室扩大伴活动减弱，可以确诊右心室梗死。右心室梗死伴急性右心衰竭典型者，可出现低血压、颈静脉显著充盈和肺部呼吸音清晰的"三联征"。

2. 急性大块肺栓塞伴急性右心衰竭

典型表现为突发呼吸困难、剧烈胸痛、有濒死感，还有咳嗽、咯血痰、明显发紫、皮肤湿冷、休克和晕厥，伴颈静脉怒张、肝肿大、肺梗死区呼吸音减弱、肺动脉瓣区杂音。如有导致本病的基础病因及诱因，出现不明原因的发作性呼吸困难、发紫、休克，无心肺疾病史而突发明显右心负荷过重和心力衰竭，都应考虑肺栓塞。

3. 右侧心脏瓣膜病伴急性右心衰竭

主要有颈静脉充盈、下肢水肿、肝脏瘀血等。急性右心衰竭应注意与肺梗死、肺不张、急性呼吸窘迫综合征、主动脉夹层、心包压塞、心包缩窄等疾病相鉴别。

（三）急性左心衰竭与急性右心衰竭的鉴别

1. 病因

急性左心衰竭常见于冠心病、AMI、心脏瓣膜病、扩张型心肌病、重症心肌炎、感染性心内膜炎等。急性右心衰竭的病因比较特殊，多见于急性大块肺栓塞、右心室梗死、右心瓣膜病等。

2. 诱因

精神性、劳力性、心肌缺血或坏死性、心律失常、高血压、感染等均可引起，诱因复杂多样。然而，急性右心衰竭尤其是肺栓塞所致者常无明显诱因而突然发病。

3. 临床特点

急性左心衰竭常有肺部湿性啰音或明显肺水肿，体循环静脉压常无明显升高。如果为机械并发症引起，常有明显的体征。急性右心衰竭常无肺部湿性啰音或肺水肿，体循环静脉压却显著升高。如果为肺栓塞所致，常具有深静脉血栓形成的危险因素，如较长时间卧床、外科手术等，并具有相应的临床表现。右心室梗死常见于下壁心肌梗死，表现为血压下降、无肺部湿性啰音，以及颈静脉充盈的特征性改变。右心心脏瓣膜病引起的急性右心衰竭多见于右心感染性心内膜炎时，具有相应的临床表现。

4. 心电图改变

急性右心衰竭可发现缺血性或损伤性 ST-T 段改变、心律失常等。肺栓塞引起的急性右心衰竭心电图显示电轴显著右偏、右胸导联 ST-T 段异常，以及相对特异的 SⅠQⅢTⅢ变化，右心室梗死时 V3R、V4R 导联 ST 段抬高为重要的诊断依据。

5. 胸部 X 线检查

急性左心衰竭时出现肺瘀血、肺水肿的典型影像学改变，同时可排除肺部其他疾病。急性右心衰竭常无肺瘀血、肺水肿征象，可出现肺栓塞的影像异常，对诊断有重要的提示价值。

6. 超声心动图检查

有助于发现器质性心脏疾病，如心脏扩大、瓣膜病变、心内分流等，在 AMI 时能够发现室壁运动异常和机械并发症，对鉴别诊断有较大的帮助。

7. 生化标记

包括心肌损伤标记、D- 二聚体 (筛查肺栓塞) 检查，对病因诊断和鉴别诊断很有帮助，也是急性心衰的常规检查。

八、急性心衰的治疗原则和处理步骤

(一) 临床评估

(1) 确立基础心血管疾病。

(2) 分析急性心衰发作的诱因。

(3) 判定病情严重程度和分级，并预测预后。

(4) 评估治疗效果，需要动态进行评价，以调整治疗方案。

(二) 治疗原则

1. 控制病因和纠正诱因

应用静脉和 (或) 口服降压药物以控制高血压，选择有效控制感染，积极治疗各种影响血流动力学的快速性或缓慢性心律失常，应用硝酸酯类药物改善心肌缺血。糖尿病伴血糖升高者应有效控制血糖水平，又要防止出现低血糖。对血红蛋白 < 60g/L 的严重贫血者，可输注浓缩红细胞悬液或全血。

2. 缓解各种严重症状

出现低氧血症和呼吸困难，采用不同方式吸氧，包括鼻导管吸氧、面罩吸氧以及无创或气管插管的呼吸机辅助通气治疗；伴有胸痛和焦虑时，应用吗啡；存在呼吸道痉挛时，应用支气管解痉药物；有肺瘀血症状者，利尿剂有助于减轻肺瘀血和肺水肿，亦可缓解呼吸困难。

3. 稳定血流动力学状态

纠正和防止低血压可应用各种正性肌力药物，血压过高者的降压治疗可选择血管扩张药物。

4. 纠正电解质紊乱和维持酸碱平衡

静脉应用袢利尿剂注意防止利尿过度，同时注意补钾和保钾治疗；血容量不足、外周循环障碍、少尿或伴肾功能减退患者要防止高钾血症；低钠血症者应适当进食咸菜等补充钠盐，严重低钠血症（＜110mmol/L）者应根据计算公式所得的缺钠量，静脉给予高张钠盐如 3%～6% 氯化钠溶液，先补充缺钠量的 1/3～1/2，尔后酌情继续补充。出现酸碱平衡失调时，应及时予以纠正。

5. 防治重要脏器衰竭

保护重要脏器功能，改善近期和远期预后。

（三）处理步骤

分为初始处理和进一步处理。初始处理包括：半卧位或座位、四肢轮流绑扎等，采用鼻导管或面罩吸氧等，合理使用呋塞米或其他袢利尿剂、吗啡、毛花苷 C、氨茶碱或其他支气管解痉剂。进一步处理包括：

(1) 根据收缩压、肺瘀血状态和血流动力学监测，选择血管活性药物包括血管扩张剂、正性肌力药物和缩血管剂。

(2) 根据病情需要采用主动脉内球囊反搏、无创或有创呼吸机辅助通气和血液净化。

(3) 动态评估心力衰竭程度、治疗效果，及时调整治疗方案。

（四）药物选择

(1) 收缩压＞100mmHg 伴有肺瘀血者，应用利尿剂（呋塞米）＋血管扩张剂（硝酸酯类、硝普钠、重组人 B 型利钠肽、乌拉地尔）＋左西孟旦。

(2) 收缩压 90～100mmHg 伴有肺瘀血者，应用血管扩张剂和（或）正性肌力药物（多巴胺、多巴酚丁胺、磷酸二酯酶抑制剂、左西孟旦）。

(3) 收缩压＜90mmHg 伴有肺瘀血（实际为心源性休克）者，主要在床边漂浮导管监测下进行治疗。

（五）治疗措施

适当补充血容量；应用正性肌力药物如多巴胺和多巴酚丁胺，必要时加用去甲肾上腺素；药物治疗效果不佳时，应考虑肺动脉插管监测血流动力学和使用主动脉内球囊反搏或心室机械辅助装置；对于 PCWP 升高者，可在严密监测下，考虑在使用多巴胺基础上加用少量硝普钠、乌拉地尔。

九、急性左心衰竭的治疗

（一）急性左心衰竭的初始处理

1. 体位

静息时明显呼吸困难者应半卧位或端坐位，双腿下垂，降低心脏前负荷。

2. 四肢加压

四肢轮流绑扎止血带或血压计袖带，通常同一时间只绑扎三肢，每隔 15 ～ 20 分钟轮流放松一肢。血压计袖带的充气压力应较舒张压低 10mmHg。

3. 吸氧

对于低氧血症和呼吸困难明显的患者，尤其是静脉氧饱和度 (SaO_2) ＜ 90% 者应尽早采用，使患者 SaO_2 ＞ 95%(伴有 CO_2 潴留者，SaO_2 ＞ 90%)。

(1) 鼻导管吸氧：低氧流量 (1 ～ 2L/min) 开始，如仅为低氧血症，动脉血气分析未见 CO_2 潴留，可采用高流量给氧 6 ～ 8L/min。酒精吸氧可使泡沫表面张力减低而破裂，改善肺泡的通气，主要用于肺水肿患者。

(2) 面罩吸氧：面罩给氧较鼻导管吸氧效果好，适用于伴呼吸性碱中毒患者。

(3) 辅助通气：必要时呼吸机辅助通气加压给氧，即应用 CPAP(持续气道正压通气)、双相间歇正压通气，既可增加给氧，又可减轻肺泡水肿和降低回心血量。但正压不宜过高，使用时间不宜过长。

4. 救治准备

至少开放两根静脉通道并保持通畅。必要时可采用深静脉穿刺置管，以随时满足用药的需要。血管活性药物一般应用微量泵泵入，以维持稳定的用药速度和准确的剂量。固定和维护好漂浮导管、深静脉置管、心电监护的电极和导联线、鼻导管或面罩、导尿管以及指端无创血氧仪测定电极等。

5. 饮食

进食易消化食物，避免饱餐，实行总量控制下的少量多餐。在应用祥利尿剂情况下不要过分限制钠盐摄入，避免低钠血症导致的低血压。利尿剂应用时间较长的患者要补充多种维生素和微量元素。

6. 出入量管理

肺瘀血、体循环瘀血及水肿明显者应严格限制饮水量和静脉输液速度，对无明显低血容量因素 (大出血、严重脱水、大汗淋漓等) 者的每天摄入液体量一般 ＜ 1500mL，避免 ＞ 2000mL。保持每天水出入量负平衡约 500mL/d，以减少水、钠潴留和缓解症状。3 ～ 5 天后，如肺瘀血或外周水肿明显消退，逐渐过渡到出入水量平衡。注意在水负平衡情况下防止低血容量、低血钾和低血钠等并发症的发生。

(二) 急性左心衰竭基本药物的应用

1. 镇静剂

能迅速扩张体静脉，减少静脉回心血量，降低左心房压，减轻肺水肿；具有镇静作用，减轻烦躁不安；降低周围血管阻力，减轻心脏后负荷，增加心排血量。吗啡用法为 2.5 ～ 5.0mg，缓慢静脉注射或皮下、肌内注射，但使用中应密切观察疗效和有无呼吸抑制。禁用于伴有 CO_2 潴留、低血压、休克、意识障碍等患者，老年患者慎用或减量。亦可应用哌替啶 50 ～ 100mg 肌内注射，但胃肠反应较明显。

2. 支气管解痉剂

氨茶碱 0.125～0.25g 以葡萄糖水稀释后静脉注射 (10 分钟)，4～6 小时后可重复 1 次；或以 0.25～0.5mg/(kg·h) 静脉滴注。亦可应用二羟丙茶碱 0.25～0.5g 静脉滴注，速度为 25～50mg/h。氨茶碱疗效相对较好，可缓解支气管痉挛，改善呼吸困难，同时还能增强心肌收缩力，扩张外周血管，降低肺动脉和左心房压，减轻肺水肿。但不宜用于冠心病所致的急性心衰和伴心动过速或心律失常的患者。

3. 利尿剂

适用于急性心衰伴肺循环和 (或) 体循环明显瘀血以及容量负荷过重的患者。主要作用于肾小管亨利襻的利尿剂如呋塞米、托拉塞米、布美他尼，静脉使用时可以在短时间里迅速降低容量负荷，应列为首选。噻嗪类利尿剂、保钾利尿剂 (阿米洛利、螺内酯) 等仅作为襻利尿剂的辅助或替代药物，或在需要时作为联合用药。临床上利尿剂应用十分普遍，但并无大样本随机对照试验进行评估。

首选呋塞米，先静脉注射 20～40mg，继以静脉滴注 5～40mg/h，总剂量在起初 6 小时内＜ 80mg，24 小时内＜ 200mg。亦可应用托拉塞米 10～20mg 或依那尼酸 25～50mg 静脉注射。襻利尿剂效果不佳、加大剂量仍未见良好反应，以及容量负荷过重的急性心衰患者，可加用噻嗪类和 (或) 醛固酮受体拮抗药，如氢氯噻嗪 25～50mg，每日 2 次，或螺内酯 20～40mg/d。临床研究表明，不同种类利尿剂的联用，其疗效优于单一利尿剂的大剂量，且不良反应更少。伴低血压 (收缩压＜ 90mmHg)、严重低钾血症或酸中毒的患者不宜使用利尿剂，并且治疗反应差别较大。大剂量或较长时间应用可发生低血容量和低钾血症或低钠血症，且增加其他药物如 ACEI、ARB 等可发生低血压的可能，应用过程中应检测尿量，并根据尿量和症状的改善情况调整剂量。

(三) 急性左心衰竭血管扩张剂的应用

1. 作用机制

扩张静脉和 (或) 动脉，减少静脉回流量和 (或) 降低外周血管阻力，降低左、右心室充盈压，减轻心脏负荷，缓解肺瘀血和肺水肿，改善呼吸困难。

2. 应用原则

收缩压＞ 100mmHg 的急性心衰，若收缩压在 90～100mmHg 时需要在正性肌力药物基础上谨慎使用，尤其适用于外周血管阻力增高的患者。禁用于收缩压＜ 90mmHg、主动脉瓣及二尖瓣狭窄、肥厚型梗阻性心肌病的患者。应用过程中应密切监测血压，并根据血压调整到维持剂量。

2. 药物种类与用法

(1) 硝酸酯类，小剂量扩张静脉，大剂量时扩张动脉，不减少每搏心输出量和不增加心肌耗氧情况下能减轻肺瘀血。临床研究已证实，硝酸酯类静脉制剂与呋塞米联用治疗各种原因的急性心衰均有效，尤其适用于急性冠状动脉综合征伴发心力衰竭患者。常用的有硝酸甘油，硝酸甘油静脉滴注起始剂量 5～10μg/min 逐渐加量，最大剂量 100～200μg/min。联合小剂量呋塞米的疗效优于单纯大剂量的呋塞米。

(2) 硝普钠,适用于严重急性左心衰竭患者,尤其适用血压显著升高的患者。宜根据血压从小剂量开始并逐渐加量,静脉滴注起始剂量 12.5μg/min,逐渐增至 25 ~ 50μg/min,持续静脉滴注一般不超过 48 ~ 72 小时。

(3) 重组人脑利钠肽,国外产品为奈西立肽,国内产品为新活素。由 32 个氨基酸组成的内源性多肽类激素,与人体内 BNP 完全相同。能够扩张静脉和动脉,降低前、后负荷,在无直接正性肌力作用情况下增加心排血量,还可抑制 RAAS 和交感神经系统。VMAC 和 PROACTION 研究表明,能明显改善血流动力学,推荐用于急性心衰的治疗。国内研究显示与硝酸甘油比较,能够更显著降低 PCWP,缓解患者的呼吸困难症状。国内用法为首次 1.5μg/kg 静脉注射后,以 0.0075 ~ 0.015μg/(kg·min) 静脉滴注维持,也可以不用负荷量而直接静脉滴注维持。但多中心随机研究证实奈西立肽静脉注射可出现更多的症状性低血压,临床应予注意。

(4) 乌拉地尔,该药具有外周和中枢双重扩血管作用,可降低血管阻力,降低肺毛细血管楔压,缓解呼吸困难;降低后负荷,增加心排血量。适用于高血压性心脏病、缺血性心脏病和扩张型心肌病引起的急性心衰。用法为 100 ~ 400μg/min,静脉滴注,对有严重高血压者可预先给予 12.5 ~ 25mg 静脉注射。

(5) 松弛素,松弛素是人体内天然存在的肽类,主要由卵巢黄体产生,是重要的妊娠相关激素。妊娠前 3 个月,血中松弛素水平升高,使心排血量和动脉顺应性升高,全身血管张力下降,肾小球滤过率和肾血流量增加。多中心随机对照临床试验表明,松弛素可有效地缓解血压正常或升高的急性心衰患者的呼吸困难。

(6) 血管加压素 V2 受体拮抗药,可抑制血管加压素对肾集合管的作用,因此增加游离水的清除。该类药物利尿作用取决于钠的水平,在低钠时其作用增强,尤适用于稀释性低钠血症的患者。托伐普坦是目前研究最多的血管加压素 V2 受体拮抗药。有研究显示对于 LVEF 降低的急性心衰患者,托伐普坦能够减轻呼吸困难,改善血流动力学和低钠血症。但当出院后继续使用托伐普坦,却未减少死亡和再入院率。美国 FDA 仅批准托伐普坦用于治疗低钠血症,而非心力衰竭的治疗。

(7) 腺苷受体拮抗药,2009 年欧洲心脏病年会上报道的 PROTET 试验中,Rolofylline 组和安慰剂组治疗的成功率分别为 40.6% 和 36%,差异无显著性。Rolofylline 不降低肾功能损害的发生率,但更多地出现神经系统异常。PROTET 研究结果出现后,腺苷受体拮抗药的研究目前已处于停滞状态。

(四)急性左心衰竭正性肌力药物的应用

1. 适用证

适用于低心排血量综合征,如症状性低血压或心排血量降低伴有循环瘀血的患者。对于血压较低和对血管扩张药物及利尿剂不耐受或反应不佳的患者尤其有效。

2. 药物种类与用法

(1) 洋地黄类，通过抑制 Na^+-K^+-ATP 酶的活性以及增强交感神经活性而发挥正性肌力作用，能够增加心排血量和降低左心室充盈压。一般应用毛花苷 C 0.2 ～ 0.4mg 缓慢静脉注射，2 ～ 4 小时后可以再用 0.2mg，伴快速心室率的心房颤动患者可酌情适当增加剂量。

(2) 多巴胺，兴奋多巴胺受体和 β1 受体而发挥作用。用法为 250 ～ 500μg/min 静脉滴注，一般从小剂量开始，逐渐增加剂量，短期应用。此药应用个体差异较大。

(3) 多巴酚丁胺，兴奋 β1 受体增强心肌收缩力，增加心排血量；降低交感神经张力，导致血管阻力降低；降低肺动脉压和肺毛细血管楔压。短期应用可缓解症状，但无证据表明对降低病死率有益。用法为 100 ～ 250μg/min 静脉滴注，使用中注意监测血压。常见不良反应有心律失常、心动过速，偶尔可因加重心肌缺血而出现胸痛。正在应用 β 受体阻滞剂的患者不宜应用多巴酚丁胺和多巴胺。

(4) 磷酸二酯酶抑制剂，抑制环磷酸腺苷的降解而发挥正性肌力作用，以及扩张外周血管作用。米力农，首剂 25 ～ 50μg/kg 静脉注射 (> 10 分钟)，继以 0.25 ～ 0.50μg/(kg·min) 静脉滴注；氨力农，首剂 0.5 ～ 0.75mg/kg 静脉注射 (> 10 分钟)，继以 5 ～ 10μg/(kg·min) 静脉滴注。常见不良反应有低血压和心律失常。因氨力农不良反应较多，尤其是血小板减少症的发生率较高 (约 15%)，不推荐临床使用。

(5) 左西孟旦，属于钙增敏剂，通过结合于心肌细胞上的肌钙蛋白 C 促进心肌收缩，还可通过介导 ATP 敏感的钾通道而发挥血管舒张作用和轻度抑制磷酸二酯酶的效应。其正性肌力作用独立于 β 肾上腺素能的刺激，可用于正在接受 β 受体阻滞剂治疗的患者。临床研究表明，左西孟旦的药理作用具有多效性，包括调节免疫功能和抗凋亡等。静脉注射左西孟旦可引起每搏心输出量增多，心率增快，心排血量增加；肺毛细血管楔压下降，外周阻力降低；冠状动脉血流增多，顿抑心肌收缩和舒张功能改善。左西孟旦半衰期长达 80 小时，单次应用，6 ～ 24 小时静脉滴注，血流动力学改善的效益可持续 7 ～ 10 天。REVIVE、SURVIVE 等临床研究均证实了左西孟旦治疗急性心衰的有效性和安全性。SURVIVE 研究的亚组分析显示，左西孟旦与多巴酚丁胺比较，能够显著降低急性心衰 5 天和 31 天病死率。左西孟旦在缓解急性心衰症状的同时伴有 BNP 水平的降低，疗效优于肾上腺素能激动剂和磷酸二酯酶抑制剂。由于左西孟旦不引起细胞内钙浓度的升高，不影响心肌的舒张功能，心律失常发生率低，不增加心肌耗氧量，也不会增加冠心病患者的病死率。首剂 12 ～ 24mg/kg 静脉注射 (> 10 分钟)，继以 0.1μg/(kg·min) 静脉滴注，可酌情减半或加倍。对于收缩压 < 100mmHg 的患者，不用负荷剂量，可直接用维持剂量，以防止发生低血压。如果患者收缩压 < 90mmHg 时，则不宜使用。不良反应是低血压和心动过速、血红蛋白减少、低钾血症、头痛和兴奋等，通常心动过速或低血压在大剂量时发生。

3. 注意事项

(1) 是否使用不要仅依赖血压测量的数值，尤其是少数几次血压值，必须综合评价临床状况，如是否伴组织低灌注的表现。

(2) 血压降低伴低心输出量或低灌注时应尽早使用，而当灌注恢复和（或）循环瘀血减轻时应尽快停用。

(3) 药物剂量和静脉滴注速度应根据患者的临床反应调整，强调个体化的治疗。

(4) 可即刻改善急性心衰患者的血流动力学和临床状态，也可促进和诱发不良的病理生理反应，甚至导致心肌损伤和靶器官损害，必须警惕。

(5) 血压正常又无低灌注的急性心衰患者不宜使用。

十、急性心衰患者基础疾病的处理

（一）高血压

特点是血压＞ 180/120mmHg，心力衰竭发展迅速，心脏指数通常正常，PCWP ＞ 18mmHg，X 线胸片检查正常或呈间质性肺水肿，属于高血压急症，需要紧急降压，但降压治疗时要注意降压幅度。慢性高血压患者因血压自动调节功能受损，快速降压会加重脏器缺血。如果急性心衰病情较轻，可在 24 ～ 48 小时内逐渐降压；病情较重和（或）急性肺水肿患者，应在 1 小时内将平均动脉压较治疗前降低不超过 25%。2 ～ 6 小时降至 160/100 ～ 110mmHg，24 ～ 48 小时内使血压逐渐降至正常。优先考虑静脉给予硝酸甘油或硝普钠。呋塞米等袢利尿剂能够辅助降压。乌拉地尔用于基础心率很快、应用硝酸甘油或硝普钠后心率显著增快而不能耐受者。

（二）冠心病

不稳定性心绞痛或 AMI 并发血流动力学不稳定、心源性休克时，需尽早实施血运重建治疗；AMI 机械并发症（心室游离壁破裂、室间隔穿孔、乳头肌功能不全或断裂）可进行外科修补或瓣膜置换术。

（三）心脏瓣膜病

(1) 主动脉瓣或二尖瓣的严重狭窄以及联合心脏瓣膜病患者，如果伴快速心室率的心房颤动、感染、体力负荷加重等因素，均可诱发慢性心衰急性失代偿（急性心衰）。早期采用介入或外科手术矫正是预防心力衰竭的唯一途径，部分无症状的心脏瓣膜病患者亦应积极考虑采用。伴发急性心衰的患者，应积极治疗，力求稳定病情，缓解症状，以便尽快进行心脏瓣膜矫正术。风湿性二尖瓣狭窄所致的急性肺水肿常由快速心室率的心房颤动诱发，有效地控制心房颤动的心室率对成功治疗急性心衰极其重要。可应用毛花苷 C，或静脉使用胺碘酮，药物无效者可考虑电复律。一旦急性心衰得到控制，病情缓解，应尽早考虑介入或外科治疗，以解除心脏瓣膜狭窄。

(2) 因黏液性腱索断裂、心内膜炎、创伤等所致的急性二尖瓣关闭不全以及因感染性心内膜炎、主动脉夹层、胸部闭合伤等所致的急性主动脉瓣关闭不全均应尽早手术干预。

(3) 人工瓣膜血栓形成或瓣膜丧失功能所致的急性心衰病死率极高，应尽早手术，尤其左心系统的血栓应立即手术。

(四) 急性重症心肌炎

广泛心肌损害引起泵衰竭，可出现急性肺水肿、心源性休克和严重心律失常，是急性重症心肌炎死亡的主要原因。早期诊断很重要。心肌损伤标记和心衰生物学标记的升高有助于确诊。处理要点：

(1) 对于血氧饱和度过低患者予以氧气疗法和人工辅助通气。伴严重肺水肿和心源性休克者，应在血流动力学监测下应用血管活性药物。

(2) 糖皮质激素可短期使用于有严重心律失常 (主要为高度或Ⅲ度 AVB)、心源性休克、心脏扩大伴心衰的患者，α- 干扰素和黄芪注射液用于抗病毒治疗，维生素 C 静脉滴注以保护心肌免受自由基和脂质过氧化损伤，治疗初期可使用青霉素静脉滴注。但药物治疗的疗效因缺少临床证据而难以评估。

(3) 严重的缓慢性心律失常伴血流动力学改变者应安置临时起搏器；伴严重泵衰竭患者可采用左心室辅助装置；血液净化疗法有助于清除血液中大量的炎性因子、毒性产物，避免心肌继续损伤。

(五) 围手术期

心脏外科手术中，心肌保护不良、心脏阻断时间延长或反复多次阻断、心脏畸形矫正不彻底、心脏移植供心缺血时间过长，以及术后心包压塞等，均可造成严重低心排综合征，在去除可能的原因的同时，需要给予积极的抗心衰药物和非药物 (包括 IABP 和 ECMO) 治疗，甚至再次手术。各种心导管检查和介入治疗并发症亦可导致急性心衰，其所致的 AMI、冠状动脉损伤、二尖瓣球囊扩张术后重度反流、封堵器脱落梗阻、心脏破裂出血及心包压塞均需紧急手术。

(六) 其他紧急手术的情况

急性主动脉夹层因高血压危象和主动脉瓣反流可出现急性心衰，一旦明确主动脉瓣反流，应立即手术治疗。主动脉窦动脉瘤破裂、心脏内肿瘤 (如左心房黏液瘤)，以及心脏内巨大血栓 (左心房或肺动脉内) 等均会造成瓣膜反流或流出道梗阻，可引起急性心衰，需要立即手术。血栓或肿瘤阻塞房室口时，改变体位可能使阻塞症状减轻或发作终止。去除病因是彻底治疗的根本办法，可经手术解除流出道梗阻、切除血栓或肿瘤等。

十一、急性右心衰竭的治疗

(一) 急性右室心肌梗死合并右心衰竭的诊疗特点

1. 诊断

急性右心室心肌梗死 (RVMI) 主要由右冠状动脉闭塞 (约占 85%) 和左冠状动脉优势型回旋支的闭塞 (约占 10%) 所致，前降支极少成为罪犯血管。RVMI 往往伴随左心室下后壁心肌梗死，单纯 RVMI 非常少见 (≤ 3%)，一旦发生，病死率显著增加。右冠状动脉近端闭塞产生大面积 RVMI 和左心室下后壁梗死，可导致急性右心衰竭，典型者表现为低血压、颈静脉显著充盈和肺部呼吸音清晰的"三联征"。患者可有 Kiussmaul 征、奇脉、右心室奔马律、三尖瓣反流杂音、心律失常 (心房扑动、心房颤动、AVB)，如果不及时进行干预，将出现低血压乃至心源性休克。右心室心肌梗死导致心源性休克的病死率与左心室相当。

2. 治疗措施

RVMI 所致急性右心衰竭，应当在积极准备冠状动脉血运重建治疗的同时，合理使用药物治疗。包括：

(1) 慎用或避免使用利尿剂、血管扩张剂和吗啡，以避免进一步降低右心室充盈压，除非合并急性左心衰竭。

(2) 右心功能对前负荷有明显的依赖性，没有左心衰竭、肺水肿的情况下，首选扩容治疗，以优化右心室前、后负荷。补液可以增加右心室前负荷，增加心排血量，快速补液直至右心房压升高而心输出量不再增加或 PCWP ≥ 18mmHg 时。若无 Swan-Ganz 导管监测条件，可在严密观察下试验性快速补液，初始静脉滴注速度为 20mL/min，每次给予 200 ～ 300mL，依据血压、心率、周围灌注、肺部啰音作为治疗的判断指标。

(3) 经扩容治疗后仍有低血压者，建议使用正性肌力药物如多巴酚丁胺、多巴胺、米力农和左西孟旦。

(4) 对顽固的低血压患者，IABP 可以增加右冠状动脉灌注和改善右心室收缩功能，条件许可时可考虑使用 ECMO。

(二) 急性肺血栓栓塞症致右心衰竭的诊疗特点

1. 诊断

急性肺血栓栓塞症的病情程度不同，临床表现各异。轻者可无任何症状，重者表现为突发呼吸困难、胸痛、晕厥、咯血等，可发生急性右心室扩张、右心衰竭，甚至猝死 (急性肺源性心脏病)。急性肺血栓栓塞症可导致肺动脉压显著升高，肺动脉压持续增高者多伴有右心衰竭。由于心排血量的急剧下降，患者出现心悸、气短、烦躁不安、恶心、呕吐、发紫、出冷汗及血压下降等表现。常见的体征有呼吸变快 (> 20 次 / 分)、心率增快 (> 100 次 / 分)、发紫、颈静脉充盈或搏动、P2 亢进及三尖瓣区反流性杂音等。

2. 治疗措施

高危肺血栓栓塞症所致急性右心衰竭和低心排血量是死亡的主要原因，因此呼吸和循环支持治疗尤其重要。治疗措施包括：

(1) 呼吸支持治疗：如果出现低氧血症 (PaO_2 < 60 ～ 65mmHg)，尤其有心排血量降低者，应予持续吸氧。通常采用面罩或鼻导管，吸入氧浓度应维持 PaO_2 和动脉血氧饱和度 (SaO_2) 分别升至正常 (PaO_2 为 85 ～ 95mmHg 和 SaO_2 为 95% ～ 98%)，或尽可能接近

正常水平 (PaO$_2$ ≥ 60mmHg)。必要时采用无创或有创机械通气。

(2) 循环支持治疗：急性肺血栓栓塞症伴心源性休克患者推荐使用缩血管药物肾上腺素，起始剂量为 1μg/min，根据血压调整剂量，伴低心排血量而血压正常患者可使用多巴酚丁胺 [2 ～ 5μg/(kg·min)] 和多巴胺 [2 ～ 5μg/(kg·min)]。

(3) 抗凝治疗：无论溶栓与否，均应抗凝治疗。

(4) 溶栓治疗：心源性休克和 (或) 持续低血压的高危肺栓塞患者，如无绝对禁忌证，首选溶栓治疗。对于伴有急性右心衰竭的中危患者不推荐常规溶栓治疗，但对某些中危患者全面权衡出血获益风险后可给予溶栓治疗。高危患者存在溶栓禁忌时可采用导管碎栓或外科取栓术。

(5) 适当补液：对于急性肺血栓栓塞症伴心源性休克患者不推荐大量补液，有研究表明如果患者有低心排血量而血压正常时可谨慎补液。

(三) 急性呼吸窘迫综合征致右心衰竭的诊疗特点

1. 诊断

急性呼吸窘迫综合征 (ARDS)，是在严重感染、休克、创伤及烧伤等非心源性疾病过程中，肺毛细血管内皮细胞和肺泡上皮细胞损伤，引起弥散性肺间质及肺泡水肿，导致急性呼吸衰竭。ARDS 时多种因素可使肺血管阻力增加，再加上细菌毒素使心肌收缩功能受损，可出现急性右心室扩张和右心衰竭。

2. 治疗措施

(1) 合理的机械通气策略：采用小潮气量，保持相对较低水平的平台压，在保证氧合的基础上尽量降低呼气末正压 (PEEP) 的水平，同时积极控制感染，合理氧疗，减少毒素和缺氧对心肌的损伤。

(2) 合理控制液体入量：保持适当的容量负荷，既可保证适当的灌注又可防止肺水肿。

(3) 正性肌力药物：临床常用多巴胺、多巴酚丁胺，有助于改善患者的血流动力学。左西孟旦为钙增敏剂，具有扩血管和正性肌力作用，可改善右心室功能和氧合。

(4) 合理的抗凝治疗，用于防治 ARDS 患者肺血管微小血栓形成。

(5) 合理使用 IABP 和 ECMO：短期内用于右心的支持是有效的，可增加冠状动脉血流，使体循环血压升高，减少升压药物的使用，从而减少由于升压药导致的肺血管收缩。ECMO 可以减少右心室的充盈和射血的负荷，同时改善左心室的充盈。但使用过程中需要抗凝，并注意监测血小板和血红蛋白。

(四) 围术期右心衰竭的诊疗特点

1. 常见原因

(1) 体外循环心脏手术后心肌水肿、术中心肌保护不理想等因素导致的心肌收缩功能下降。

(2) 低氧血症、高碳酸血症、酸中毒、交感神经兴奋、机械通气、体外循环等造成的右心室压力负荷过重。此外，因二尖瓣 / 主动脉瓣病变或严重左心室功能障碍进行心脏移植的肺动脉高压患者，供体的心脏不能很快适应肺动脉高压，易造成右心室衰竭。

(3) 因三尖瓣、肺动脉瓣反流或心内分流导致的右心室容量负荷过重。

2. 主要表现

尿量减少或无尿是右心衰竭最为常见的临床表现。中心静脉压升高是常见的特征，有时中心静脉压甚至会超过肺毛细血管楔压。病程早期，血压可维持在正常水平，右心严重超负荷时血压处于低水平，甚至出现一过性血压显著下降，但较少出现严重组织灌注不良的表现。术后早期出现的右心衰竭可出现胸腔积液。围术期合并右心衰竭时，并发各种类型的心律失常，轻度右心衰竭时以心房颤动、心房扑动、室上性心动过速为主，严重右心衰竭时可出现恶性室性心律失常。经胸或经食管超声心动图检查可以及时准确地提供右心后负荷增加的程度以及右心功能的状态。对于肺动脉高压、低心排血量、预计术后恢复困难，或术后超声心动图检查显示右心衰竭的患者，仍应在术中、术后应用漂浮导管监测肺循环血流动力学。

3. 治疗措施

(1) 积极通过控制液体入量、利尿或血液滤过降低右心室的容量负荷。但在右心衰竭早期阶段，不能过分强调降低中心静脉压，以免导致动脉血压下降。与左心衰竭相比，右心衰竭时的容量控制应有所放宽，不建议在没有监测的情况下进行容量负荷试验。

(2) 维持正常的心率及节律。

(3) 使用正性肌力药物 (如多巴胺、多巴酚丁胺、3 型磷酸二酯酶抑制剂、左西孟旦等)。

(4) 使用肺血管扩张剂，增加肺血流，降低右心室后负荷。

(5) 保证足够的氧供，避免低氧血症和酸中毒。

(6) 减少机械通气对肺血管的影响，避免过高的机械通气正压。

(7) 维持足够的主动脉根部压力，保证右冠状动脉灌注。使用缩血管药物可增加主动脉根部压力从而增加右冠状动脉的灌注，但这也会增加右心室后负荷。去甲肾上腺素可增加体循环阻力并改善右心室氧供比例，但大剂量应用时会增加肺动脉阻力。去氧肾上腺素增加肺循环阻力的作用强于去甲肾上腺素，应用时应权衡利弊。

(8) 对于部分等待心脏移植的患者，术前人工心脏辅助可使肺动脉高压缓解，使心脏移植成为可能。术后积极人工心脏支持，对于右心适应新的后负荷、降低肺动脉压有积极的作用。

(五) 急性心衰合并肾功能不全的处理

急性心衰合并肾功能不全必须予以高度重视，即便轻至中度血清肌酐 (Scr) 水平增高和 (或) 肌酐清除率 (eGFR) 降低，患者的病死率会明显增加。患者的肾功能状况是患者预后的独立预测因子。其他并发症如电解质紊乱、代谢性酸中毒以及贫血等也相应增加。肾功能不全的存在会影响抗心衰药物的反应和患者的耐受性。

1. 早期识别肾功能不全

(1) Scr：男性≥ 115 ～ 133μmol/L、女性≥ 107 ～ 124μmol/L 即为轻度升高，中重度肾功能不全患者＞ 190 ～ 226μmol/L。

(2) eGFR：较 Scr 更为敏感。在肾功能减退早期，eGFR 下降而 Scr 正常；当 eGFR 降至正常的 50% 以上时，Scr 才开始迅速增高，说明 Scr 明显增高时肾功能往往已严重损害。

(3) eGFR：国内外公认的评价肾功能的指标，可根据 Scr 计算出 eGFR。适合中国人群的改良计算公式为：$eGFR[mL/(min \cdot 1.73m^2)] = 175 \times Scr(mg/dL) - 1.154 \times$ 年龄 $- 0.203 \times (0.79$ 女性$)$。

2. 主要处理措施

(1) 及时处理相关的并发症，如低钾或高钾血症、低镁或高镁血症、低钠血症以及代谢性酸中毒，因可能诱发心律异常，应尽快纠正。

(2) 中至重度肾功能不全对利尿剂反应降低，可出现难治性水肿。在应用，多种及大剂量利尿剂并加多巴胺以增加肾血流仍无效时，宜作血液滤过。

(3) 严重的肾功能不全应作血液透析，尤其对伴低钠血症、酸中毒和难治性水肿者。

(4) 常用的抗心衰药物此时易出现不良反应，如 ACEI 会加重肾功能不全和高钾血症，应用后 Scr 较基线水平升高 25% ～ 30% 以上和（或）＞ 266μmol/L 应减量或停用，ARB 和螺内酯也可引起高钾血症，地高辛因排除减少可引起蓄积中毒。

（六）急性心衰合并心律失常的处理

急性心衰患者常见心房颤动伴快速心室率、单纯窦性心动过速、频发室性期前收缩、持续和非持续性室性心动过速，也可见到阵发性室上性心动过速和房性心动过速伴 AVB。无论心律失常是原发性还是继发性，其后果都是加重血流动力学障碍，使心衰恶化，成为急性心衰的重要死亡原因之一。

1. 急性心衰伴发心动过速

其处理以减慢心室率为主，重在基础疾病和心衰的治疗。心衰中新发心房颤动，心室率多加快，可加重血流动力学障碍，出现低血压、肺水肿、心肌缺血，应立即电复律。如病情尚稳定或无电复律条件或电复律后心房颤动复发，则选用胺碘酮静脉复律或维持窦性心律。应用伊布利特复律不可取，普罗帕酮也不能用于心衰伴心房颤动的复律。急性心衰中慢性心房颤动的治疗以控制心室率为主，首选地高辛或毛花苷 C 静脉注射。如果洋地黄控制心室率不满意，也可静脉缓慢注射胺碘酮 150 ～ 300mg，此种小剂量胺碘酮对慢性心房颤动基本不能复律。一般不选用 β 受体阻滞剂控制心室率。

2. 急性心衰伴室性快速心律失常

急性心衰患者出现频发或连发室性期前收缩很常见，应着重于抗心衰治疗，如有低钾血症，应当补钾及补镁治疗，一般不选用抗心律失常药物。急性心衰并发持续性室性心动过速，无论单形性还是多形性，血流动力学大多不稳定，并且容易恶化为心室颤动，首选电复律纠正。但电复律后室性心动过速容易复发，可于胺碘酮静脉注射负荷量150mg(10分钟)后，随之静脉滴注1mg/min×6小时，继而静脉滴注0.5mg/min×18小时。心室颤动患者除颤后必须应用胺碘酮以预防心室颤动复发。利多卡因在心衰中可以应用，但使用剂量不宜过大，75～150mg(3～5分钟)静脉注射，继以静脉滴注2～4mg/min，维持时间一般为24～30小时。禁用普罗帕酮。

3. 心衰伴缓慢性心律失常

如血流动力学状态不受影响则无需特殊处理。造成血流动力学障碍加重或恶化的严重缓慢心律失常，如Ⅲ～Ⅱ度2型AVB及心室率<50次/分的窦性心动过缓且药物治疗无效时，建议置入临时心脏起搏器。

十二、急性心衰稳定后的后续治疗及随访

(一)后续治疗

急性心衰患者病情稳定后，即转入后续治疗阶段。主要根据预后评估、有无基础心血管疾病和有无心衰的情况确定治疗策略，并做好随访和患者教育工作。

根据BNP/NT-proBNP水平的变化较按临床症状评估来指导治疗更有价值。与基线相比，治疗后BNP/NT-proBNP下降至>30%，表明治疗奏效；如为下降或下降未达标甚至继续走高，则表明治疗效果不佳，应继续增强治疗的力度。所有的急性心衰患者应动态测定这一指标。病情已经稳定的患者，如BNP/NT-proBNP仍然明显增高，应继续加强治疗，包括纠正诱发因素、矫治基本病因和积极应用抗心力衰竭药物等，并要继续随访和密切关注病情走向。但临床评估不应单纯依靠BNP或NT-proBNP，因易受年龄、性别、体重及肾功能的影响，故根据病情作出综合性评估最为重要。

根据有无基础心血管疾病和慢性心衰，可指导长期治疗策略的选择。无基础疾病的急性心衰，在消除诱因后，并不需要继续心衰的相关治疗，但此后消除各种诱因是关键。伴基础疾病的急性心衰，应针对原发疾病进行积极有效的治疗、康复和预防。原有慢性心衰，无论收缩性心衰还是舒张性心衰，处理方案与慢性心衰相同。

(二)随访

随访分为一般性随访和重点随访。一般随访每1～2个月1次，内容包括了解患者基本状况，药物应用的情况(顺从性和不良反应)、肺部啰音、水肿程度、心率及节律等。重点随访每3～6个月1次，除一般性随访中的内容外，应做心电图、生化检查和心衰标记检测，必要时做胸部X线和超声心动图检查。

(三)健康教育

1. 知晓心衰的基本表现

如运动耐力下降，活动后气短、心悸、胸闷，严重者不能平卧、下肢水肿等。

2. 知晓反映心衰加重征象

如疲乏加重、运动耐受性降低、静息心率增加≥15～20次/分、活动后气急加重、

水肿（尤其下肢）再现或加重、体重增加等。

3. 知晓基本治疗药物的调整方法

出现心衰加重征兆，尤其水肿再现或加重、尿量减少或体重明显增加 2 ~ 3kg，利尿剂应增加剂量；清晨起床前静息心率应在 55 ~ 60 次 / 分，如 ≥ 65 次 / 分可适当增加 β 受体阻滞剂的剂量；血压较前明显降低或 ≤ 120/70mmHg，ACEI 或 ARB、β 受体阻滞剂、利尿剂等药物均不宜再加量。

4. 知晓应避免发生的情况

如过度劳累和体力活动、情绪激动和精神紧张等应激状态；感冒、呼吸道感染及其他各种感染；不顺从医嘱，擅自停药或减量；饮食不当，如饮食过饱、食物偏咸等；未经专科医生同意，擅自加用其他药物，如非固醇类抗炎药、激素、抗心律失常药物等。

5. 知晓需要就诊的情况

心衰症状加重、持续性血压降低或增高（＞ 130/80mmHg）、心率加快或过缓（≤ 55 次 / 分）、心脏节律显著改变（从规则变为不规则或从不规则变为规则）、出现频繁期前收缩且有症状等。

第二节　难治性心力衰竭

难治性心衰也称为顽固性心衰。系指 NYHA 心功能 DI ~ Ⅳ 级患者经过充分的标准的抗心衰药物治疗后，患者在休息或轻微活动时心衰症状持续不能缓解或暂时缓解后又加重，是心衰的严重或终末阶段，常需要特殊的干预治疗，包括静脉持续使用正性肌力药物、左心室辅助装置、心脏移植等。按照 ACC/AHA 心衰的 ABCD 分期，难治性心衰为 D 期，多由 C 期演变而来，NYHA 心功能在 Ⅲ ~ Ⅳ 级。在某种程度上，也可为慢性心衰急性失代偿经治疗后病情始终难以缓解，伴或不伴心衰加重的诱发因素。

美国流行病学调查研究表明，1992—2002 年 10 年间，心血管疾病的病死率发生了明显变化，结果表明心血管总病死率下降 54.2%，冠心病病死率减少 61.7%，脑卒中病死率降低 61.8%，主要归因于标准化治疗、溶栓治疗和介入技术的发展。然而，因心衰导致的死亡提高了 109.7%，形成显著的反差。难治性心衰是心衰患者死亡的主要原因。

一、难治性心衰病情的重新评价

难治性心衰的处理包括重新评估病情、静脉应用药物治疗和特殊的非药物治疗。病情的重新评估是难治性心衰的重要基础，决定心衰治疗策略的合理选择。

（一）评估诊断是否正确

遇有心衰药物治疗效果差，病情持续不缓解，必须考虑诊断是否正确，即究竟是稳定性心衰还是难治性心力衰竭，是左心衰竭、右心衰竭还是全心衰竭，在收缩性心衰的基础上有无舒张性心力衰竭等。重视右心衰竭的诊断，特别是肺动脉高压患者伴有心衰的诊断具有重要的临床价值。不少患者既有收缩性心衰，又有舒张性心衰，因两者具有明显的不同性，有必要加以区别。

（二）评估诱因是否去除

特别是可逆性的诱因是否去除，如患者精神负荷和运动负荷是否过重，出入量是否合理，输液是否过快或过多、感染是否控制，血压是否稳定，心率或心律是否控制，电解质是否正常，酸碱失衡是否纠正等。肺部感染是导致心衰难治的重要原因，在整个诊疗过程中均要密切关注并进行相应的检查。

（三）评估基本用药是否合理

重新审视静脉输液量是否适当，利尿剂使用是否合适，有无洋地黄类药物不足或过量，ACEI 或 ARB 是否恰当，β 受体阻滞剂是否减量或停用，是否使用醛固酮受体拮抗药等。抗心衰药物的不合理使用也是导致心衰难治的不可忽视的因素。利尿剂的合理使用在控制难治性心衰方面具有特殊重要的作用。对于利尿剂抵抗患者，可采取利尿剂联合使用或静脉使用，以增强利尿效果，但也要防止利尿过度。

（四）评估是否使用加重心衰的药物

包括非固醇类抗炎药、糖皮质激素、具有负性肌力的抗心律失常药物、大多数钙离子拮抗药（氨氯地平和非洛地平缓释片经试验证实是安全的）、兴奋心脏的药物（如麻黄素、茶碱类药物）、致水钠潴留药物（如甘草、生胃酮）、血管扩张剂不当使用以及药物之间相互影响等。

（五）评估心肌缺血

根据心血管病流行病学资料统计，有 50% ～ 70% 的难治性心衰患者患有冠心病，心肌缺血是心衰反复发作和难治的重要原因。心衰患者必须进行 12 导联心电图或动态心电图检查，必要时实施药物负荷心电图或超声心动图试验。

（六）评估结构性心脏病

对于既往存在或新发的乳头肌功能不全、二尖瓣脱垂、瓣膜性狭窄或关闭不全、房间或室间异常分流、肥厚型梗阻性心肌病等，可导致心衰难治。对于难治性心衰，应当通过超声心动图重新评估，常可获得重要的诊断信息。

（七）评估有无合并其他疾病

如果心衰并发症持续存在或新近发生，可使心衰恶化或难治，如贫血、肾功能不全、甲状腺功能亢进或减退、感染性心内膜炎、肺栓塞等。贫血和肾功能不全是心衰较为常见的并发症，并影响着病情的严重程度和患者的预后。对于难治性心衰患者，应当重新检查血常规和红细胞比容，同时反复评估肾功能不全的程度。肾功能不全既可由心衰引起，又可加重心衰。心衰引起肾功能不全常为肾前性，由心排血量下降导致肾脏供血不足所致。稀释性低钠血症和缺钠性低钠血症可加重肾功能不全的程度，必须给予积极治疗。心衰特别是难治性心衰是深静脉血栓形成的独立危险因素。深静脉血栓形成和肺栓塞在心衰尤其是难治性心衰中并非少见，需要积极防治。

（八）评估血流动力学情况

对于难治性心衰患者需要尽快评估血流动力学，尤其是存在呼吸困难、组织器官灌注异常、无法准确判定心室充盈压或肾功能进行性恶化、使用血管活性药物、考虑应用左心室辅助装置或心脏移植时，可进行有创血流动力学监测。

根据有无低灌注和肺瘀血分为以下类型：无低灌注且无肺瘀血和无低灌注但有肺瘀血约占 67%，有低灌注且有肺瘀血为 28%，有低灌注而无肺瘀血仅为 5%，部分患者介入各种分型之间。此分型对药物的选用有重要价值。

有无低灌注最好的反映指标是动脉压，通过血压的高低和脉压大小评估是否存在低灌注状态。在难治性心衰患者中，脉压 [(收缩压－舒张压)/ 收缩压] ＜ 25% 被认为是心脏指数 (CI)×2.2L/(min·m^2) 的良好指标。但老年人血管顺应性降低，其准确性有待于进一步证实。超声心动图测定 LVEF 对评价有无低灌注具有很好的参考价值，必要时进行有创动脉压监测。以颈静脉的高度 (cm) ＋ 5cm 可大体判定右心房压 (mmHg)，是临床上最为简便而又较为准确的方法，右心房压为 10mmHg，估测肺毛细血管楔压 (PCWP) 的分界值为 22mmHg。对于难治性心衰最好进行床旁有创血流动力学监测，以正确进行血流动力学分型和指导治疗。

二、难治性心衰的治疗

（一）常规药物治疗

临床试验证实，改善心衰的药物有 ACEI 或 ARB、利尿剂、地高辛、β 受体阻滞剂、硝酸酯类和醛固酮受体拮抗药。大多数难治性心衰的患者已接受上述药物治疗，但效果往往不明显。由于难治性心衰患者常合并肾功能不全，ACEI 或 ARB 的临床使用受到限制；β 受体阻滞剂因其负性变时和变力作用，在难治性心衰中的使用受到限制；地高辛对于难治性心衰治疗效果比较差。而利尿剂是目前唯一不受限制并且是改善容量负荷过重的良好药物，恰当使用利尿剂是治疗难治性心衰的关键。

在使用利尿剂过程中，既要避免用量不足，又要避免利尿过度。因难治性心衰患者的活动严重受限，检测体重有时不易实施。对于严重水、钠潴留的患者每日监测其出入量（尤其是尿量）是最为可行的方法，对指导利尿剂的使用具有较大的帮助。原则上在严格控制入量的基础上 (1000 ～ 1500mL)，每日出量与入量平衡或每日体重降低 0.5 ～ 1.0kg 较为适宜，两种方法联合使用评估利尿剂的效果和水、钠潴留状况更为准确。

利尿剂抵抗是难治性心衰的常见原因。改善利尿剂抵抗的措施有：

(1) 加大利尿剂剂量，如增加呋塞米剂量，每日 3 ～ 4 次服用。

(2) 采用作用机制不同的利尿剂联用，如袢利尿剂联用氢氯噻嗪，或再加用醛固酮受体拮抗药，可明显改善利尿剂的抵抗和增强利尿效果。

(3) 静脉滴注呋塞米 100 ～ 200mg，以 0.5 ～ 1mg/min 持续静脉滴注，每次剂量＜300mg。

(4) 利尿剂联合使用正性肌力药物如儿茶酚胺类、钙增敏剂。

(5) 利尿剂联合应用提高渗透压的药物如甘露醇或白蛋白等。

（二）静脉制剂的合理应用

既往将治疗重点放在低心排血量方面，实际上无论是否存在低灌注，心衰的主要症状如呼吸困难等主要由心房和心室充盈压升高所致。由于房室充盈压的升高，心肌耗氧量增多，心肌灌注压差降低，导致心肌缺血加重。难治性心衰患者常伴有二尖瓣相对性关闭不全，充盈压的升高可加重二尖瓣反流，导致心排血量进一步下降。神经内分泌的激活对左心室充盈压具有显著的影响，左心室充盈压升高是导致 PCWP 升高和右心室功能不全的主要原因，而营养不良和循环中细胞因子的水平与右心室充盈压升高和肝瘀血密切相关。利尿和降低心室充盈压能明显改善症状。当心衰症状难以缓解或恶化时，常需要静脉使用正性肌力药物和血管扩张剂，或者使用重组人利钠肽和血管加压素受体拮抗药治疗。要根据不同的临床情况和血流动力学变化分别合理选用。

1. 正性肌力药物

分为洋地黄类、儿茶酚胺类（多巴胺、多巴酚丁胺）、磷酸二酯酶抑制剂（氨力农、米利农）和钙增敏剂（左西孟旦），适用于低灌注伴或不伴有肺瘀血的患者。根据目前证据，不主张难治性心衰患者常规间断地静脉使用除洋地黄类之外的正性肌力药物，因其使用对于无低灌注的患者无益甚至有害。低血压和诱发心律失常是限制正性肌力药物应用的首要问题。洋地黄类药物静脉使用时最好停用地高辛，并且在高龄、心肌缺血、肾功能不全患者酌情减量。临床研究表明，多巴酚丁胺很少引起低血压，但用量过大可引起心率加快和心律失常；米利农引起低血压的概率较多巴酚丁胺明显增多，在伴有低血压的患者中不宜使用米利农；米力农与 β 受体阻滞剂联用治疗心力衰竭有协同作用，能够预防米利农引起的 QT 间期延长，可进一步降低病死率。左西孟旦与其他正性肌力药物不同的是，不增加心肌耗氧量，低血压、心律失常发生率低，可用于难治性心衰。有研究表明，给予利尿剂、ACEI 和 β 受体阻滞剂最佳标准治疗的基础上，患者心衰症状持续存在，可以考虑联用硝酸酯类和肼屈嗪。虽然正性肌力药物不能改善预后，但对严重心衰患者短期使用能够明显改善血流动力学，缓解临床症状，延缓病程的进展，提高生存率。

2. 血管扩张剂

要严格掌握适应证，仅适用于低灌注伴有外周阻力升高伴或不伴肺瘀血的患者。血管扩张剂按照扩张动脉、静脉的不同效应分为以扩张动脉为主 (如乌拉地尔)、以扩张静脉为主 (如硝酸酯类) 和混合型血管扩张剂 (如硝普钠)，分别根据临床特点 (低心排血量、心室充盈压升高、水钠潴留，以及肺瘀血的程度) 合理选用。若使用不当反而会加重病情。使用血管扩张剂常需要有创血流动力学监测，对于硝普钠的使用，在临床上积累了很多经验，严密观察下静脉使用是比较安全的，很少发生症状性低血压。但要注意控制剂量和使用时间，以防氰化物中毒，尤其是心衰伴有肝肾功能不全者。

3. 重组人利钠肽

既具有扩张血管又具有显著的利尿作用，能够有效降低心室充盈压和改善水钠潴留，迅速改善症状，适用于低灌注伴有外周阻力升高以及明显水钠潴留的患者。临床研究表明，重组人利钠肽治疗重度心衰的疗效优于正性肌力药物和其他血管扩张剂，且不良反应较少。因半衰期 (18 分钟) 较硝酸甘油长，使用中应避免低血压的发生。

需要注意的问题：静脉应用抗心衰药物后，要合理调整既往服用的正性肌力药物和血管扩张药物的剂量，避免加重低血压和低灌注状态。静脉用药要逐渐减量并停用，切忌突然停药，同时恰当使用口服药物如 ACEI 或 ARB、β 受体阻滞剂、利尿剂等，避免停用静脉药物后病情反复 (常见的再住院原因)。静脉用药以暂时改善血流动力学为主要目的，应该短期使用 (< 7 天)，临床症状减轻或缓解后尽早停用，切忌长时间使用。即使静脉使用抗心衰药物，也要尽量避免停用 ACEI 或 ARB、β 受体阻滞剂，即使使用 β 受体阻滞剂最小剂量。既往服用地高辛患者如需使用儿茶酚胺类、磷酸二酯酶抑制剂以及钙增敏剂类正性肌力药物，不需要停用地高辛。

(三) 顽固性水肿的处理措施

大多数难治性心衰以难治性右心衰竭为主，顽固性水肿是临床上的突出问题。由于神经内分泌激活、肝肾功能不全、电解质紊乱，以及长期使用利尿剂等原因，利尿剂效果往往较差。治疗顽固性水肿的关键是识别低钠血症的类型，即稀释性低钠血症还是缺钠性低钠血症 (真性低钠血症)。稀释性低钠血症是心衰的严重表现，与患者预后密切相关，纠正极为困难。因低钠血症的类型不同，治疗原则也截然不同，需要临床上加以鉴别。

1. 稀释性低钠血症性水肿

临床特点为水、钠潴留显著，利尿剂效果差，心衰症状明显加剧，而血钠水平降低而尿钠水平升高是其显著特点。治疗重点是提高血浆渗透压和积极利尿。甘露醇或白蛋白虽然明显提高渗透压，但因加重心衰而限制其在难治性心衰中的使用。如果应用恰当，还是比较安全的，临床上不作为首选，仅用于其他药物治疗无效的情况下。用法为甘露醇 100 ～ 200mL 或白蛋白 10 ～ 20g，持续静脉滴注 2 ～ 3 小时，并于滴注半量甘露醇时给予正性肌力药物如毛花苷 C 或多巴酚丁胺，使用正性肌力药物 10 ～ 20 分钟后给予大剂量呋塞米 (100 ～ 200mg)，每日 1 次，使用 2 ～ 3 天，患者尿量会显著增加。

2. 缺钠性低钠血症性水肿

胃肠道和肝瘀血导致患者食欲差，长期使用利尿剂和限制钠盐摄入，容易引起缺钠性低钠血症的发生。临床特点为精神神经症状如嗜睡等显著，多发生于应用利尿剂且水肿逐渐消退后，利尿尤其是渗透性利尿引起低钠血症更为明显，而血钠水平降低与尿钠水平也降低是其特点。由于同样可出现显著的水钠潴留，容易误诊为稀释性低钠血症。治疗的关键是静脉补充高渗盐水，根据血浆钠的水平决定补钠浓度和补钠量，一般补钠浓度为 1.4% ~ 4.6%。当血钠水平 < 125mmol/L 时，盐水浓度为 4.6%；血钠水平为 126 ~ 135mmol/L 时，盐水浓度为 3.5%；轻度低钠多主张口服补盐液纠正。补盐量 (g) ＝ (142mmol/L －实测血浆钠)×0.2× 体重 (kg)/17，首日补充总补盐量的 1/3 ~ 1/4，根据次日血钠检测结果决定随后的补盐量。需特别提醒的是，严重低钠血症时补充等渗盐水不但难以提高血钠水平，而且会加重水、钠潴留，导致心衰恶化，甚至死亡。

3. 心肾综合征

心肾综合征是严重心衰患者临床症状不能缓解的较为常见的原因。具有基础肾损害的患者尽管使用利尿剂后症状缓解，但肾功能仍呈进行性减退。主要见于严重右心衰竭和显著水、钠潴留的患者。其发生的原因主要是低心排血量引起肾脏低灌注，部分原因为低血容量。血肌酐水平越高，心衰越重，患者再住院率和病死率增高，与患者预后显著相关。低心排血量引起的肾功能不全的临床特点为低血压、少尿，对利尿剂和血管扩张剂反应差，心衰好转后肾功能不全可明显缓解。治疗的关键是静脉应用正性肌力药物，提高心排血量，改善肾脏低灌注，提高利尿剂的效果。常联合使用毛花苷 C 和 (或) 多巴胺＋利尿剂。有研究显示利尿剂联合氨茶碱有利于增加尿量和减轻水肿，可能与氨茶碱增加肾血流量有关。遇有心衰伴有肾功能不全的患者，也应认真区别肾前性、肾性和肾后性，以决定不同的治疗方案。对于低血容量引起的肾功能不全，患者既往无基础慢性肾病史，过度限制钠水的摄入或过度利尿，心衰好转后肾功能不全反而加重，主要以尿素氮水平升高比较显著，与肌酐升高不成比例。此类患者合理补充血容量是治疗的关键。需要注意的是，肾功能不全患者应当根据血肌酐水平及时调整或停用 ACEI 或 ARB，以免肾功能的恶化。

（四）难治性心衰患者贫血的处理

1. 贫血的危险性

大量研究显示，心衰患者合并贫血的发生率为 4% ~ 61%。Silverberg 等进一步研究发现，慢性心衰 NYHA 心功能 I 级患者合并贫血者有 7%，而心功能Ⅳ级者中 58% 有贫血。有研究显示，慢性心衰患者合并贫血使住院时间延长，其住院期间的病死率、30 天及 1 年病死率分别为 11.8%、13.6% 和 22.9%，都明显高于非贫血组。许多研究指出，贫血是心衰和 AMI 患者预后不良的独立预测因子。

2. 贫血的发病机制

心衰患者出现贫血是多因素影响的结果。主要因素包括：

(1) 严重心衰引起肾功能不全油此导致促红细胞生成素 (EPO) 生成下降，而慢性心衰患者约 50% 存在肾功能不全。

(2) 肠道瘀血与水肿引起铁吸收不良。

(3) 水、钠潴留导致稀释性贫血，Androne 等发现重症心衰患者约 46% 存在稀释性贫血。

(4) 心血管疾病患者 IL-6、TNF-α 等细胞因子增多，可降低 EPO 的合成而抑制骨髓红细胞的生成，并可直接抑制红系祖细胞的分化和再生。

(5) 心衰时血液中的去甲肾上腺素、血管紧张素、内皮素、血栓素、前列腺素等缩血管物质水平增高，肾血管收缩造成肾缺血，引起 EPO 下降。

(6) 较多研究显示 RAS 抑制剂的使用可能引起贫血，有研究显示应用卡托普利患者的血红蛋白水平下降略显严重，可能与其抑制 RAS 抑制剂的分解有关。

(7) 治疗心衰的药物尤其是缺血性心脏病服用抗血小板药物可引起消化道出血。

3. 贫血的处理

前瞻性随机对照研究显示，冠心病患者伴有贫血给予血红蛋白 100g/L 者相对积极输血，对血红蛋白 < 70g/L 者适当输血，结果显示相对积极输血者病死率显著升高。对肾性贫血患者进行的多中心研究显示，血红蛋白维持在 130 ~ 150g/L 与 105 ~ 115/L 相比，前者的心血管事件发生率及病死率明显高于后者。目前认为对于轻度贫血患者（血红蛋白 ≥ 100g/L）可暂时不予处理。然而，对于重度贫血患者可考虑采取治疗措施：

(1) 铁剂补充：难治性心衰口服铁剂吸收差，不良反应多，而静脉铁剂是较为安全有效的方法，能够改善患者的心功能，提高 6 分钟步行距离。在补充铁剂的同时，注意补充叶酸和维生素 B_{12}。

(2) EPO 及其合成刺激剂：EPO 及铁剂补充联合应用是临床常用手段。有研究显示，能够明显提高血红蛋白浓度，改善心功能，降低心血管病患者的住院率，但明显增高血黏度，血栓形成的风险升高。目前关于 EPO 及其合成刺激剂治疗贫血时血红蛋白的目标值仍存在争议。

(3) 输血治疗：美国医科大学和美国麻醉协会建议，当血红蛋白浓度 < 60 ~ 80g/L 时可考虑输血治疗，但应注意输血并发症、输血后心衰加重，以及血栓形成的风险升高。目前输血治疗已逐渐被 EPO 及其合成刺激剂所替代。

（五）难治性心衰的抗栓治疗

1. 血栓栓塞发生率

心衰患者脑卒中、肺栓塞及外周静脉血栓等血栓栓塞事件的发生率均较非心衰患者显著升高，并随着射血分数的降低而进一步升高。相关研究显示，心衰患者发生脑卒中的风险为普通人群的 2 ~ 3 倍；心衰患者脑卒中或 TIA 的发生率高达 26%；因心衰住院的患者发生有症状的肺动脉栓塞的风险为非心衰患者的 2.15 倍，发生有症状的深静脉血栓的风险为 1.21 倍；尸检发现猝死的慢性心衰患者中，有 33% 存在冠状动脉栓塞、斑块破裂或心肌梗死。

2.抗凝治疗的选择

目前《ACC/AHA、ESC 指南》推荐合并栓塞或阵发、持续性心房颤动病史的患者需要抗凝治疗，患有淀粉样变性、左心室致密化不全、家族性扩张型心肌病或一级亲属有血栓栓塞病史的患者应考虑抗凝治疗。对于窦性心律而无栓塞事件的患者临床研究结果相互矛盾，目前是否抗凝治疗仍存在争议，而且华法林引起的出血事件抵消了其临床获益，仅美国心力衰竭协会推荐 LVEF ≤ 35% 的患者进行抗凝治疗。除使用华法林抗凝外，直接凝血酶抑制剂达比加群酯和 Ⅹ a 因子抑制剂利伐沙班、阿哌沙班对心衰伴有心房颤动患者的抗凝治疗，已经大规模临床试验证实其抗栓效果优于华法林，而且出血发生率低。但是，尚无窦性心律的心衰患者抗凝治疗预防血栓栓塞的大规模临床研究。

3.抗血小板治疗

多个大规模回顾性分析显示，阿司匹林能够降低心衰患者的病死率，尤其对缺血引起的心衰患者保护作用更为明显，但部分研究并未显示出阿司匹林对血栓栓塞事件的有效预防作用。同时有研究显示，服用阿司匹林患者再住院率、脑卒中事件发生率明显高于华法林组。关于阿司匹林与氯吡格雷联用是否有益，多个临床研究结果相互矛盾。因此目前尚无抗血小板药物一级预防的证据。

第三节　限制型心肌病

限制型心肌病 (RCM) 是一种以心肌僵硬度升高导致以舒张功能严重受损为主要特征的心肌病，可不伴有心肌的肥厚。患者心脏的收缩功能大多正常或仅有轻度受损，而舒张功能多表现为限制性舒张功能障碍。本病包括多发生在热带的心内膜纤维化 (EMF) 及大多发生在温带的嗜酸性粒细胞心肌病，本病在我国非常少见。

一、病因和发病机制

限制型心肌病的病因尚未清楚，可能与营养失调、食物中 5- 羟色胺中毒、感染过敏以及自身免疫有关。在热带地区心内膜心肌纤维化是最常见的病因，而在其他地域，心肌淀粉样变性则是最常见的病因之一，此外还有结节病、嗜酸性粒细胞增多症、化疗或放疗的心肌损害及由肌节蛋白基因突变导致的特发性心肌病等。家族性限制型心肌病常以常染色体显性遗传为特征，部分家族与肌钙蛋白 Ⅰ 基因突变有关；而另一些家族，则与结蛋白基因突变有关。

(一) 非浸润性原因

在非浸润性限制型心肌病中，有心肌心内膜纤维化与 Leffler 心内膜炎两种，前者见于热带，后者见于温带。心脏外观轻度或中度增大，心内膜显著纤维化与增厚，以心室流入道与心尖为主要部位，房室瓣也可被波及，纤维化可深入心肌内。附壁血栓易形成。心室腔缩小。心肌心内膜也可有钙化。

特发性限制型心肌病常与斑点状的心内膜心肌纤维化相关。常见于成人，也可见于儿童，在成人 5 年生存率约为 64%，而在儿童的死亡率较高。这种患者心功能大多是 NYHA III～IV 级，与正常的心室相比心房往往显得不成比例的增大，二维超声心动图上心室运动大多正常且室壁厚度正常。组织学检查大多无特异性发现，可能有一些退行性改变，如心肌细胞肥大、排列紊乱和间质纤维化。如果病理检查发现有心肌细胞排列紊乱，应注意除外肥厚型心肌病。

（二）渗出性原因

淀粉样变性是限制型心肌病最常见的病因。心肌淀粉样变性是由异常蛋白沉积于心肌间质，引起以限制型心肌病为主要表现形式的心脏疾病。淀粉样蛋白在 HE 染色时呈粉染物，刚果红染色偏光显微镜下显示苹果绿的双折射。电镜下，淀粉样纤维呈不分支状，直径 7.5～10mm 左右。光镜下观察，淀粉样蛋白在外观上与电镜下观察相同，但实际上淀粉样蛋白有多种不同来源，据此可将淀粉样变性分为 AL 型淀粉样变性、ATTR 型淀粉样变性、老年性淀粉样变性、继发性淀粉样变性等。早期确诊心肌淀粉样变性至关重要，因为一旦患者出现临床症状，则病情进展迅速且结局很差，出现心力衰竭的患者中位生存期小于 6 个月，延误诊断、错误诊断均可能使患者错失最佳治疗时机。

结节病是一种多系统的，以器官和组织肉芽肿样病变为特征的疾病。病因尚不完全清楚。结节病主要发生于肺组织和淋巴结，也可累及心、脾、肝、腮腺等。病变可累及心脏的任何部位，包括心包、心肌和心内膜，以心肌最为常见。左心室游离壁和室间隔最常被累及，右心室和心房也较常被累及。临床上部分患者表现为限制型心肌病或扩张型心肌病。

（三）心内膜心肌原因

心内膜心肌纤维化 (EMF)，又称 Becker 病，是一种原因不明的地方性限制型心肌病，根据病变部位、不同分为右心室型、左心室型、混合型三种。此病好发于非洲热带地区，尤其多见于乌干达和尼日利亚，我国较少见。目前，EMF 病因尚不明确，可能与营养不良、感染及免疫有关。

（四）其他原因限制型心肌病

不常见的病因包括某些遗传性疾病。其中最突出的为 Fabry 病。Fabry 病是性连锁隐性遗传病，基因缺失位于 Xq22，可导致 α 半乳糖苷酶 A 不足并致全身性细胞溶酶体内糖鞘脂积聚，常见于血管内皮和平滑肌细胞、心、肾、皮肤和中枢神经系统。其他的遗传性疾病，如 Gaucher 病等是限制型心肌病的少见病因。

限制型心肌病的发病机制至今仍不清楚，可能与多种因素有关，如病毒感染心内膜、营养不良、自身免疫等。近年研究认为嗜酸性粒细胞与此类心肌病关系密切。在心脏病变出现前常有嗜酸性粒细胞增多，这种嗜酸性粒细胞具有空泡和脱颗粒的形态学异常，嗜酸性粒细胞颗粒溶解、氧化代谢增高，并释放出具有细胞毒性的蛋白，主要是阳离子蛋白，可损伤心肌细胞，并作用于肌浆膜和线粒体呼吸链中的酶成分，心内膜心肌损伤程度取决于嗜酸性粒细胞向心内膜心肌浸润的严重程度和持续时间。此外，这种脱颗粒中释放的阳离子蛋白还可影响凝血系统，易形成附壁血栓。也可损伤内皮细胞，抑制内皮细胞生长。嗜酸性粒细胞浸润心肌引起心肌炎，炎症的分布主要局限于内层，可由心肌内微循环的重新排列来解释。因此相继进入坏死和血栓形成期，最终进入愈合和纤维化期。关于嗜酸性粒细胞向心肌内浸润及引起嗜酸粒细胞脱颗粒的原因尚不清楚，可能是某些特殊致病因子，如病毒、寄生虫等感染，而这些因子与心肌组织具有相同的抗原簇，诱发自身免疫反应，引起限制型心肌病。

病变可局限于左心室、右心室或双心室同时受累。由于病变部位不同而有不同的临床表现。

1. 右心室病变所致症状和体征

(1) 主要症状：起病缓慢，腹胀、腹腔积液。由于肝充血、肿大或由于腹腔积液致腹壁紧张而腹痛。劳力性呼吸困难及阵发性夜间呼吸困难，均可由于放腹腔积液而缓解，说明呼吸困难主要由腹腔积液引起。心前区不适感，出于排血量降低而感无力，劳动力下降，半数有轻度咳嗽、咳痰。

(2) 主要体征：心尖搏动减弱，心界轻度或中度扩大。第一心音减弱。胸骨左下缘吹风性收缩期杂音。可闻及第三心音。下肢水肿与腹腔积液不相称，腹腔积液量大而下肢水肿较轻。用利尿剂后下肢水肿减轻或消失，而腹腔积液往往持续存在，颈静脉怒张明显。

2. 左心室病变所致症状和体征

(1) 主要症状：心慌、气短。

(2) 主要体征：心尖部吹风样收缩期杂音，少数心尖部有收缩期细震颤。当肺血管阻力增加时，出现肺动脉高压的表现。

3. 双侧心室病变所致症状和体征

表现为右心室及左心室心内膜心肌纤维化的综合征象，但主要表现为右心室病变的症状及体征，少数患者突出表现为心律失常，多为房性心律失常，可导致右心房极度扩大，甚至虚脱、死亡，也有患者以慢性复发性大量心包积液为主要表现，常误诊为单纯心包疾病。

4. 实验室及其他检查

(1) 心电图：P 波常高尖，QRS 波可呈低电压，ST 段和 T 波改变常见，可出现期前收缩和束支传导阻滞等心律失常，约 50% 的患者可发生心房颤动。

(2) X 线检查：心脏扩大，右心房或左心房扩大明显，伴有心包积液时心影明显增大，可见心内膜钙化。易侵及右心室，左心室受累时常可见肺瘀血。

(3) 超声心动图：是诊断限制型心肌病最重要的检查手段。二维超声心动图上其特点是心房增大，而心室大小正常或者减小；淀粉样变性患者超声心动图表现为室壁明显增厚，回声增强。部分患者可以表现为巨大心房，而患者可能并没有房颤等其他可能导致心房增大的原因。血流多普勒和组织多普勒技术可以更为精细的评估限制性舒张功能障碍。限制型心肌病典型的多普勒征象如下：

1) 二尖瓣 (M) 和三尖瓣 (T) 血流：E 峰升高 (M > 1m/s，T > 0.7m/s)；A 峰降低 (M < 0.5m/s，T < 0.3m/s)；E/A ≥ 2.0；EDT < 160 毫秒；IVRT < 70 毫秒。

2) 肺静脉和肝静脉血流：收缩期速度低于舒张期速度；吸气时肝静脉舒张期逆向血流增加；肺静脉逆向血流速度和持续时间增加。

3) 二尖瓣环间隔部组织多普勒显像：收缩期速度下降；舒张早期速度下降。

(4) 心导管检查：心室的舒张末期压逐渐上升，造成下陷后平台波型，在左心室为主者肺动脉压可增高，在右心室为主者右心房压高，右心房压力曲线中显著的 V 波取代 a 波。限制型心肌病患者左、右心室舒张压差值常超过 5mmHg，右心室舒张末压 < 1/3 右心室收缩压，右心室收缩压常 > 50mmHg。左心室造影可见心内膜肥厚及心室腔缩小，心尖部钝角化，并有附壁血栓及二尖瓣关闭不全。左心室外形光滑但僵硬，心室收缩功能基本正常。

(5) 心内膜心肌活检：心内膜心肌活检在限制型心肌病的诊断中有重要作用，可显示浸润性或心内膜心肌疾病。根据心内膜心肌病变的不同阶段，可有坏死、血栓形成、纤维化三种病理改变。心内膜可附有血栓，血栓内偶有嗜酸性粒细胞；心内膜可呈炎症、坏死、肉芽肿、纤维化等多种改变；心肌细胞可发生变性坏死，并可伴间质性纤维化改变。

(6) CT 和磁共振：是鉴别限制型心肌病和缩窄性心包炎最准确的无创伤性检查手段。正常心包厚度通常 < 3mm，> 6mm 表明心包增厚，结合临床评估可得到缩窄性心包炎的诊断。限制型心肌病者心包不增厚，但是需注意约 18% 的缩窄性心包炎患者的心包厚度正常，此时心脏 MRI 可以通过观察室间隔是否存在随呼吸的运动异常来协助诊断。此外，心脏 MRI 结合钆显像显示的早期强化有助于诊断心肌淀粉样变性；心脏 MRI 可以显示铁在心肌的浸润，有助于诊断血色病引起的限制型心肌病，还可显示心肌纤维化。

(7) 放射性核素心室造影：右心型限制型心肌病造影的特点为：

1) 右心房明显扩大伴核素滞留。

2) 右心室向左移位，其心尖部显示不清，左心室位于右心室的左后方，右心室流出道增宽，右心室位相延迟，右心功能降低。

3) 肺部显像较差，肺部核素通过时间延迟。

4) 左心室位相及功能一般在正常范围。

(8) 血常规检查：血中嗜酸性粒细胞增多。

三、诊断和鉴别诊断

限制型心肌病目前还没有统一的诊断标准，欧洲心脏学会 (ESC)2008 年对于心肌病的分类标准中，对于限制型心肌病有如下定义：患者心室表现为限制性舒张功能障碍，而一侧或两侧心室的舒张末期及收缩末期容积正常或减小，室壁厚度正常；并需除外缺血性心肌病、瓣膜性心脏病、心包疾病和先天性心脏病。

诊断要点：

(1) 心室腔和收缩功能正常或接近正常。

(2) 舒张功能障碍，心室压力曲线呈舒张早期快速下陷，而中晚期升高，呈平台状。

(3) 特征性病理改变，如心内膜心肌纤维化、嗜酸性粒细胞增多性心内膜炎、心脏淀粉样变和硬皮病等。

本病应与以下疾病鉴别：

(一) 缩窄性心包炎

缩窄性心包炎 (CP) 是指心脏被致密厚实的纤维化或钙化心包所包围，使心室舒张期充盈受限而产生一系列循环障碍的病征。CP 与 RCM 两者为不同病因导致心室扩张受限，心室充盈受限和舒张期容量下降引发几乎相同的临床表现，仅从临床表现上无法有效将两者区分开。然而两者的治疗又截然不同，CP 可以早期施行心包切除术以避免疾病进一步发展，RCM 无特效防治手段，治疗主要是控制心功能衰竭，且预后不良，一旦误行手术，反而加重病情。

(二) 肥厚型心肌病

肥厚型心肌病时心室肌可呈对称性或非对称性增厚，心室舒张期顺应性降低，舒张压升高，患者常出现呼吸困难、胸痛、晕厥。梗阻性肥厚型心肌病者可闻及收缩中晚期喷射性杂音，常伴震颤。杂音的强弱与药物和体位有关。超声心动图示病变主要累及室间隔。本病无限制型心肌病特有的舒张早期快速充盈和舒张中晚期缓慢充盈的特点，有助于鉴别。

(三) 缺血性心肌病

常无特征性杂音，多有异常 Q 波；超声心动图示室间隔不增厚；服用硝酸甘油等扩血管药物后胸痛等症状消失或缓解；冠状动脉造影或多排螺旋 CT 等特定检查有助于确诊。

(四) 高血压性心肌肥厚

多有高血压史，年龄偏大；超声心动图示室壁肥厚多为向心性对称性，以左心受累和左心功能不全为特征，而限制型心肌病则常以慢性右心衰竭表现更为突出。

四、治疗和预后

对于有明确继发因素的限制型心肌病，首先应治疗其原发病。疾病早期有嗜酸性粒细胞增多症者应积极治疗，因嗜酸性粒细胞可能是本病的始动因素。推荐用糖皮质激素，如泼尼松和羟基服。

针对限制型心肌病本身的治疗，目前尚缺乏非常有效的手段。本病常表现为心力衰竭，目前仍以对症治疗为主。值得注意的是，以心室舒张功能障碍为主，除快速房颤外，使用洋地黄似无帮助。

利尿治疗是缓解患者心力衰竭症状的重要手段，适当的使用利尿剂可以改善患者的生活质量和活动耐量，但需要注意以下问题：

(1) 限制型心肌病患者由于心肌僵硬度增加，左心前负荷的细小变化可能引起血压的较大变化。建议首先保证体循环血压，即使患者有心力衰竭的症状，也不要因为过度利尿而影响血压，过度利尿的后果除了影响血压和器官灌注外，可能会反射性兴奋交感神经而出现各种恶性心律失常，甚至引起猝死。

(2) 利尿剂仅是一种对症治疗，不能改善患者的长期预后。

(3) 由于限制型心肌病患者本身即可出现各种恶性心律失常，在使用利尿剂时应密切监测电解质平衡。

β受体阻滞剂尽管在其他心肌病中的使用越来越多，但是在限制型心肌病治疗中的作用并不肯定。使用β受体阻滞剂可能有助于减少这类患者出现恶性心律失常的风险。

控制后负荷的治疗在一些存在轻度射血分数下降或者中、重度二尖瓣反流的限制型心肌病患者中可能有用，但对于仅仅表现为限制性舒张功能障碍的患者作用并不肯定。

钙拮抗药可能改善心室顺应性，但尚缺乏有力证据。应强调使用抗凝剂，尤其是对已有附壁血栓和（或）已发生栓塞者。

外科手术切除附壁血栓、剥除纤维化的心内膜、置换二尖瓣和（或）三尖瓣已用于临床。手术死亡率约为20%，5年存活率为60%。在存活者中70%～80%心功能可望得以改善。

对于限制型心肌病有几点值得重视：

(1) 明确限制型心肌病诊断，因缩窄性心包炎患者可得益于心包切除术、肥厚型心肌病患者有其他治疗选择、终末期肝病患者可行肝移植。

(2) 限制型心肌病的治疗选择主要依靠其病因，故应明确其具体病因。

(3) 密切观察以防低血压及肾功能的恶化。

(4) 对于终末期限制型心肌病患者，充分与家属沟通，做好治疗选择。

限制型心肌病患者预后较差。在儿童患者中，疾病常进行性加重，诊断后2年的生存率仅为50%。即使患者心力衰竭症状并不严重，也会发生心律失常、卒中甚至猝死。既往胸痛或者晕厥症状是发生猝死的危险因素，而与是否存在心力衰竭症状无关。在另一项关于成人限制型心肌病患者预后的研究中，在平均68个月的随访中，50%的患者死亡，

68% 的死亡患者死于心血管因素，男性、年龄、心功能和左心房前后径＞60mm 是死亡的独立危险因素。

第四节 遗传性心肌病

遗传性心肌病是累及所有年龄人群的一类心脏疾病，常常在青春期或成年早期发病，有家族性遗传倾向。自 1990 年和 1995 年分别发现心肌病和离子通道病的第一个致病基因以来，对疑有遗传性心脏疾病的基因检测经历了从基础研究到临床应用的发展过程。目前，离子通道病 / 心肌病基因检测临床上在国外主要用于辅助诊断，国内尚未用于临床。WHO 及国际心脏病学会联合会工作组对心肌病的定义及分类已经从原发于心肌本身的疾病扩展到任何原因引起的心肌损伤性疾病。本部分重点讨论原发性心肌病。心肌病的五分类法根据形态及血流动力学特征将心肌病主要分为 5 类：扩张型心肌病 (DCM)、肥厚型心肌病 (HCM)、限制型心肌病 (RCM)、致右心室心律失常型心肌病 (ARVC) 及不定型的心肌病 (如非致密性心肌病及线粒体心肌病)。借助分子遗传学可以对该分类标准进行更细致的分类，可以鉴别出有临床意义的亚型，但是分子识别并没有取代临床分型，因为在相同基因上的不同突变会引起不同的疾病。如影响到 β 肌球蛋白重链上毗邻氨基酸的突变，既可以引起肥厚型心肌病，也可以引起扩张型心肌病。所有遗传性心肌病遗传背景都不同，每种都有多个致病基因和许多不同的基因突变。心肌病有很大的遗传异质性，变异程度决定了每种疾病的发病机制和最后转归。大约 50% 的 HCM，35% 的 DCM、30% 的 ARVC 与家族性遗传相关。原发性心肌疾病最早的基因缺损证据出现在 1990 年，发现家族性 HCM 编码 β 肌球蛋白重链的基因发生突变，继而发现所有心肌病类型均有基因突变。

一、病因和发病机制

(一) 家族性扩张型心肌病

DCM 的重要特征是左心室扩张、收缩功能障碍、心肌细胞坏死、心肌纤维化。对患者的无症状亲属分析表明家族性疾病占总病例的 1/3 ～ 1/2。对 DCM 患者一级亲属进行临床筛查 (病史、体征、ECG、超声心动图)，发现 20% ～ 35% 的 DCM 具有家族性发病，若把左心室扩大作为 DCM 的早期指标，高达 48%DCM 存在家族性发病。超过 40 个疾病基因已经得到确认，虽然常染色体隐性遗传和 X 连锁遗传方式也有描述，但最常见的方式是常染色体显性遗传。DCM 有时以其他表型遗传，包括心脏方面 (如传导性疾病) 和非心脏方面 (如感觉神经性听觉异常)。DCM 是由编码多种细胞腔隙和通路组成成分如核被膜、收缩器、力传导器、基因转录和剪切作用装置等的基因突变引起。

DCM 编码收缩蛋白类的基因突变造成心肌功能改变，β肌球蛋白重链基因突变降低肌节运动功能，细肌丝调节蛋白基因突变减少收缩调节蛋白的钙敏感性及肌钙蛋白对钙的亲和力，这些突变造成负性肌力作用。数个疾病基因编码 Z 盘的构成部分，包括每个肌原纤维节分界线结构，以及将收缩器连接到肌膜和细胞外基质的结构复合体等。这些突变可能引起力传导缺陷。受磷蛋白（一种调节肌浆网 Ca^{2+}-ATP 酶的肌细胞膜蛋白）精氨酸 14 的丢失导致钙泵过度抑制，从而减少心脏舒张期钙的再摄取，其他突变（如编码核纤层蛋白 A 和 C 型核被膜蛋白）的致病效应尚未明确。心肌细胞结构和功能的种种改变导致自噬现象的发生，这也是蛋白和细胞器退化的一条途径，最终导致细胞凋亡。

家族性 DCM 的表型分三组，其中两组基于基因遗传，第三组为 Barth 综合征（以前包括在 X 连锁遗传心肌病），有特有的线粒体受累的表现。

1. 常染色体显性遗传

常染色体显性遗传出现在大多数家族性 DCM，可以表现为心力衰竭或传导异常。目前已发现 30 多个与 DCM 有关的基因，主要包括细胞骨架蛋白基因、肌丝蛋白基因、核外膜蛋白基因以及离子通道蛋白基因等。目前已经绘制出心肌病不伴有传导系统疾病的 7 个基因位点：肌动蛋白 (15q14)、结蛋白 (2q35)、δ- 肌膜蛋白聚糖 (5q33)、β- 肌膜蛋白聚糖 (4q12)、心脏肌钙蛋白 T(1q3)、β 肌球蛋白重链 (14q11) 和 α 原肌球蛋白 (15q22)。β 肌球蛋白重链和心脏肌钙蛋白 T 的突变被认为是通过减轻肌原纤维节收缩力而引起 DCM。尤其 β 肌球蛋白重链突变破坏了肌动蛋白和肌球蛋白之间的相互作用或肌球蛋白内的传递运动的铰链区。心脏肌钙蛋白 T 的突变通过减低心肌钙蛋白 T 和 C 之间离子相互作用而导致心肌收缩力的降低。α- 原肌球蛋白突变干扰了细肌丝的完整性。其他的突变或者累及肌原纤维节或肌膜的稳定性，或者累及到信号的传导。心肌病伴有传导系统疾病与 5 个已描绘的位点和 1 个经过鉴定后的基因（核纤层蛋白 A/C，位于 1q22 染色体，编码中间丝蛋白核被膜）相关。该突变也导致 Emery-Dreifuss 肌营养不良。

2. X 连锁遗传

X 染色体遗传的致病基因导致心脏肌营养不良蛋白、细胞骨架蛋白严重缺乏或缺失，特征是血清肌酸激酶肌肉亚型含量增加，该基因也是导致 Duchemie 和 Becker 肌肉营养不良的重要原因。肌营养蛋白不良的基因 5′ 部分的突变群影响 N 末端肌动蛋白结合区。

3. 线粒体遗传

男性婴儿的线粒体遗传比较常见，遵循 X 染色体基因遗传，但是因为其特征性的线粒体功能异常、中性粒细胞减少、3- 甲基戊二酸尿症，将其单独归于一类。基因突变结果造成许多临床病症，包括 DCM、心内膜弹性纤维组织增生症、左心室非致密性心肌病。研究表明，心肌病与线粒体 DNA 突变、能量产生异常有关。至少有 2 个家族的 HCM 发展成严重 DCM，与转运 RNA 赖氨酸缺失相关。

（二）肥厚型心肌病

HCM 是一种常染色体显性遗传疾病，以左心室和（或）右心室及室间隔非对称性肥厚（厚度 13mm）为特征，排除其他可能引起心肌肥厚的心血管疾病和全身疾病。HCM 的标志性病理特征是心肌细胞排列杂乱和纤维化。肥厚型心肌病被称为"肌原纤维节疾病"，家族性 HCM 大部分为常染色体显性遗传，单一责任等位基因突变即可致病，编码肌小节结构蛋白的基因突变与其有关，迄今利用微卫星基因标记全基因组扫描及连锁分析等技术，已将 HCM 的致病基因定位在 9 个不同的染色体上，至少有 15 种 HCM 致病相关基因及 450 种以上致病性基因突变。2/3 的 HCM 患者可以发现这些基因的任何一个致病性突变。其中编码 β 肌球蛋白重链的 MYH7 突变和编码肌球蛋白结合蛋白 C 的 MFBPC3 突变最常见。该病约有 55% 发病呈家族聚集性，称为家族性肥厚型心肌病。

基因突变一般引起合成肌原纤维节蛋白内单个氨基酸的改变，但约一半 MFBPC3 突变是截短式突变，这种突变和一些 MFBPC3 歧义突变一起，可以造成半倍剂量不足，即野生型等位基因的产物不能补偿等位基因突变造成的产物减少。心肌病的体外研究及小鼠模型已经显示，肌丝突变造成收缩性的增加是通过改变肌球蛋白动力学，增加细肌丝钙敏感性，改变 cMYBP-C 介导的调节而形成的，这些紊乱触发心脏肥厚的信号通路促成 HCM 舒张功能障碍。心肌细胞舒张期间肌浆内钙浓度增加，可能加速信号的发出、钙电流的改变，导致心律不齐。

至少有两个机制解释肌节的突变如何改变钙的平衡。首先，肌节的突变影响细肌丝调节蛋白，如原肌球蛋白、肌钙蛋白 T 及 I，以及通过增加肌钙蛋白 C 对钙的亲和性来增加钙的敏感性；肌钙蛋白是肌浆中首要的动态钙缓冲剂，亲和性的增加将提高舒张期钙的水平。其次，肌节的突变增加肌球蛋白 ATP 酶能量需求；因为横桥闭链产生的心肌收缩力消耗约 70% 心肌细胞的 ATP，收缩无效将危害心肌细胞的能量学。能量不足会减少其他 ATP 消耗过程，如离子泵（特别是肌浆内网状结构 Ca^{2+}-ATP 酶）的活动，从而减少舒张期钙的摄取。有证据显示离体肌原纤维、能量学损伤小鼠模型、包括在心肌肥厚发生之前的突变携带者，都存在张力依赖性 ATP 消耗的增加。限制心肌能量产生的其他疾病，包括线粒体转移 RNA 突变，与 HCM 类似，也可以引起心肌肥厚。

（三）左心室心肌致密化不全

左心室致密化不全有两个可能的遗传途径：男性以 X 染色体遗传方式进行，突变位于 TAZ 基因，该基因编码 tafazzin，如前一节线粒体遗传（Barth 综合征）所描述。另一种遗传方式是肌营养不良相关蛋白基因突变，该基因编码 α-变异短杆菌素，位于 18q12 染色体，已经分析出其结构特征及一氧化碳信号肽功能，其缺失导致基因小鼠心肌病，是左心室功能障碍的原因之一。

（四）致心律失常性右心室发育不良

ARVC 的主要特征是纤维脂肪替代正常心肌，主要以右心室为主，也累及左心室，其病变特点导致易发生右心室心律失常。ARVC 是家族性的，典型为常染色体显性遗传，占大约一半病例。在 ARVC 和两个相关的常染色体隐性遗传疾病 Naxos 病 (ARVC 伴有羊毛状发和掌跖角化病) 和 Carvajal 综合征 (有相似的皮肤表型，但以左心室受累为主)，已经发现编码桥粒蛋白的 5 个基因突变 (桥粒斑蛋白、桥粒斑珠蛋白、亲斑蛋白 2、桥粒芯糖蛋白 2 和桥粒胶蛋白 2)。主要的致病突变是插入、缺失或无义突变导致编码蛋白的截短。其他两个非桥粒基因也与 ARVC 相关，一个是转化生长因子 β3(TGF-β3)，另一个是跨膜蛋白 43(TMEM43)。进一步描绘位点有待于发现 ARVC 额外的疾病基因。

桥粒的作用是调节细胞间的黏合并将膜蛋白固定于心肌细胞胞浆区的中间结蛋白丝，因而桥粒的突变可能危害闰盘细胞与细胞之间的黏合力，细胞表面破坏可能导致细胞分离和死亡。实验数据提示桥粒突变也造成了间隙连接的重构，这可以解释心电图改变和室性心律失常为什么会在心肌细胞丢失和右心室功能障碍之前就已出现。

但是这个机械性缺陷不能解释右心室为主的炎症和纤维脂肪改变。桥粒蛋白也修正 Wnt/β 连环蛋白信号传导，这对心脏心肌生成至关重要。桥粒突变造成斑珠蛋白分离能力减弱，斑珠蛋白核转运增加，抑制心脏祖细胞 Wnt 信号发出。斑珠蛋白的重新分布是 ARVC 的核心特征，可以作为死后尸检组织及心内膜心肌活检标本的诊断验证。ARVC 以右心室受累为主可能依赖右心室的胚胎原、第二心区的心脏祖细胞性质。这些原始的右心室前体细胞易于分化成脂肪细胞 (因为 T 细胞因子/淋巴增强子转录介导的减少)，表现出其更易受到 Wnt 信号减少的影响。脂肪形成转录因子，如过氧化物酶增殖因子活化的 7 感受器 (驱动表达) 也可能调节细胞内脂质干扰，促成纤维脂肪变。因此，虽然末期 ARVC 治疗主要包括心力衰竭传统治疗，但是遗传方面的认识预示 Wnt/β 连环蛋白心肌信号发出的恢复和脂代谢途径的修饰 (如被 PPARG 修饰基因) 可能是更加定向的、疾病改善性疗法。

二、临床表现

遗传性心肌病患者有一系列临床表现，从患者家属筛查发现无症状患者，到如恶性室性心律失常造成的突发心脏猝死、心力衰竭等。家族成员中相同的结构蛋白突变为何临床表现广泛而多样，尚有待阐明。典型的临床表现为心力衰竭症状，如气促、端坐呼吸、阵发性夜间呼吸困难、水肿以及心绞痛、晕厥、疲劳、乏力等心排血量减低表现和心脏传导异常。症状依赖于心室功能障碍、瓣膜受累、心律不齐的程度。临床表现、过程及预后依照突变的基因和造成该疾病的突变而有不同。

HCM 需要特别注意，因为即使是平时健康的年轻人，猝死也可能是其最初的临床表现，猝死的风险与基因突变类型和左心室流出道梗阻、肥厚的程度密切相关。对运动员的猝死发病率相关因素的研究显示，不同患者群的发病地区具有不同的结果，这可能是不同的基因表型影响猝死可能性的相对频率不同的结果。心房颤动被认为是疾病进展的病征之一，因其容易引起卒中及心力衰竭恶化而增加治疗的难度。HCM 患者可能进展到心室扩张期，其症状与任何原因造成的 DCM 患者无法区分。

遗传性 DCM 患者症状出现的年龄处于 18 ～ 50 岁，男性比女性更常见，黑色人种比白色人种更常见。不进行心脏移植，大约 50% 的患者于诊断 5 年内死亡。与获得性心肌病类似，患者死于进展性心力衰竭或室性快速性心律失常造成的猝死。DCM 可能与遗传系统疾病，如糖原贮积症、黏多糖贮积症、神经肌肉性疾病和脂肪酸疾病相关。伴有这些疾病任何一种的患者，其与系统疾病相关的症状往往叠加在心肌病的临床表现之上。DCM 患者往往表现出传导系统疾病，这些患者死亡年龄通常在 20 ～ 30 岁。心肌病的病程与电生理异常可能不相称，一般开始可能存在轻度心脏传导异常，几年后进展到完全性心脏传导阻滞。

左心室心肌致密化不全患者左心室内膜下形成较深的小梁，患者可能发生心肌肥厚或心室扩张，也可能发生室间隔缺损、肺动脉瓣狭窄、左心室发育不全。

典型的 ARVC 患者右心室心肌进行性地被纤维脂肪组织替代，表现为明显的右心室起源的心律失常，表现从期前收缩、持续性心室颤动到猝死。

三、诊断和鉴别诊断

具有明确家族史的心肌病患者诊断不难，基因评价应在症状出现后尽快进行。诊断初始应包括相应明确的病史、适当的体格检查、心电图及随后的超声心动图及左右心导管检查。当怀疑感染性或病毒性心肌病时，应进行心肌活检。即使是具有明确家族遗传史，也应该在排除继发性因素如冠状动脉疾病或高血压的基础上诊断遗传性心肌病。所有 DCM 患者都应该进行完整的神经肌肉方面的评价以排除伴发的肌病，同样任何类型的肌营养不良患者都应该进行心脏方面的评价来评定是否存在伴发的心肌病。

四、治疗

目前不存在家族性心肌病的特异性疗法，基本上是针对心力衰竭治疗。治疗的主要目的是阻止或逆转进行性心功能恶化和预防心脏性猝死。β 受体阻滞剂及血管紧张素转换酶抑制剂被作为治疗遗传性 DCM 的基础，而且应该以最大耐受量用药，对血管紧张素转换酶抑制剂不能耐受的患者可能从血管紧张素受体阻断剂治疗中受益。一般来说，强心剂和利尿剂治疗 HCM 的注意事项同样适用于任何收缩功能保持而舒张功能有障碍的家族性心肌病，虽然正性肌力药物对急性失代偿心肌病患者非常有效，但是对 HCM 患者及正常收缩功能或运动功能亢进的患者是禁忌的。同样，利尿剂治疗 HCM 应该慎重，因为 HCM 患者是前负荷依赖性，相对血容量不足可能进一步损害舒张功能。对于中到重度心力衰竭，醛固酮拮抗药可以降低发病率和死亡率。对于严重传导异常患者，特别是左束支传导阻滞，双心室起搏（也叫再同步治疗）可能有利于缓解症状。

植入性心脏除颤器 (ICD) 是抗心律失常的主要治疗方法。尽管研究了多种抗心律失常药物在心肌病患者中的应用，但是几乎没有研究数据表明这些药物能使患者获益。所有这些药物中，只有胺碘酮显示可以有限减少扩张型心肌病的心脏猝死，双心室起搏治疗明显减低任何病因造成的左心室射血分数＜35%患者的死亡率。诊断性电生理检查因其极低的预测值，对确定是否应该应用双心室起搏，特别是DCM患者，帮助较少。应该鼓励调整生活方式，如有计划的体育运动有益于健康及提高血管内皮功能。外科处置（心脏移植）可以提高生活质量及减少死亡率。高风险的外科手术，如二尖瓣修复术或置换术，尽管术后早期常常有并发症，但仍是可以考虑的处置方式。部分心室切除术、动脉瘤切除术、背阔肌心肌成形术及其他外科手术结果显示混合的或负性结果，这些手术不作为一般推荐。

最后，患者可能转变成难治性心力衰竭，此时需要有创手段，包括左心室辅助装置（作为恢复/移植过度桥梁）及最终的心脏移植，尤其对于遗传性DCM。强烈鼓励定期筛查家族成员，DCM患者的一级亲属，甚至在最初筛选时没有任何明显异常发现的，都应该在3～5年进行定期筛查。每个新发患者的病史应该包括详细的心脏家族史，至少包括1级2级亲属，所有亲属都应进行体格检查、心电图、超声心动图检查。特别应该注意那些有异常但没有达到心肌病诊断标准的亲属（如束支传导阻滞或左心室增大而左心室收缩功能正常）。这些有异常发现的亲属具有较高的发展成心肌病的风险。单独的左心室增大表现可能是关键的提示或处于疾病早期，一旦发现亲属有左心室增大，依据扩张程度应每1～3年进行进一步筛查。由于表型表达的程度及结果的严重程度不同，建议家族成员向专科医师进行基因咨询。

已有一些关于改善心脏能量学的治疗研究，一项哌克昔林治疗非梗阻性肥厚型心肌病和活动受限综合征患者的随机对照临床试验中，在肥厚型心肌病微血管病变造成氧受限的背景下，部分抑制脂肪酸氧化能改善心脏ATP水平和舒张功能、减少缺血症状、增加运动能力。由非心肌细胞（如成纤维细胞）介导激活的转化生长因子β信号肽造成的进展性间质性心肌纤维化，是肥厚型心肌病的一个特征。在小鼠心肌病模型中预先使用血管紧张素Ⅱ受体拮抗药(AT1型)可以阻止心肌纤维化。

尽管有关心力衰竭的发病机制方面的知识有显著进展，但是没有药物能"治愈"心肌病相关的病理改变。当药物治疗使症状明显减轻及接近正常的心室收缩功能时，在任何情况下都不能终止治疗，已有研究显示中断治疗导致左心室功能恶化，甚至劣于治疗前的情况。

第三章 消化系统急危重症

第一节 急性上消化道出血

一、概论

上消化道出血是指屈氏韧带以上的消化道包括食管、胃、十二指肠、胆管及胰管的出血，胃空肠吻合术后的空肠上段出血也包括在内。大量出血是指短时间内出血量超过1000mL或达血容量20%的出血。上消化道出血为临床常见急症，以呕血、黑便为主要症状，常伴有血容量不足的临床表现。

（一）病因

上消化道疾病和全身性疾病均可引起上消化道出血，临床上最常见的病因是消化性溃疡、食管胃底静脉曲张破裂、急性胃黏膜损害及胃癌。糜烂性食管炎、食管贲门黏膜撕裂综合征引起的出血也不少见。

（二）诊断

1. 临床表现特点

(1) 呕血与黑便：是上消化道出血的直接证据。幽门以上出血且出血量大者常表现为呕血。呕出鲜红色血液或血块者表明出血量大、速度快，血液在胃内停留时间短。若出血速度较慢，血液在胃内经胃酸作用后变性，则呕吐物可呈咖啡样。幽门以下出血表现为黑便，但如出血量大而迅速，幽门以下出血也可以反流到胃腔而引起恶心、呕吐，表现为呕血。黑便的颜色取决于出血的速度与肠道蠕动的快慢。粪便在肠道内停留的时间短，可排出暗红色的粪便。反之，空肠、回肠，甚至右半结肠出血，如在肠道中停留时间长，也可表现为黑便。

(2) 失血性周围循环衰竭：急性周围循环衰竭是急性失血的后果，其程度的轻重与出血量及速度有关。少量出血可因机体的代偿机制而不出现临床症状。中等量以上出血常表现为头晕、心悸、口渴、冷汗、烦躁及昏厥。体检可发现面色苍白、皮肤湿冷、心率加快、血压下降。大量出血者可在黑便排出前出现晕厥与休克，应与其他原因引起的休克鉴别。老年人大量出血可引起心、脑方面的并发症，应引起重视。

(3) 氮质血症：上消化道出血后常出现血中尿素氮浓度升高，24～28h达高峰，一般不超过14.3mmol/L(40mg/dL)，3～4d降至正常。若出血前肾功能正常，出血后尿素氮浓度持续升高或下降后又再升高，应警惕继续出血或止血后再出血的可能。

61 ·

(4) 发热：上消化道出血后，多数患者在 24h 内出现低热，但一般不超过 38℃，持续 3～5d 降至正常。引起发热的原因尚不清楚，可能与出血后循环血容量减少，周围循环障碍，导致体温调节中枢的功能紊乱，再加以贫血的影响等因素有关。

2. 实验室及其他辅助检查特点

(1) 血常规：红细胞及血红蛋白在急性出血后 3～4h 开始下降，血细胞比容也下降。白细胞稍有反应性升高。

(2) 隐血试验：呕吐物或黑便隐血反应呈强阳性。

(3) 血尿素氮：出血后数小时内开始升高，24～28h 内达高峰，3～4d 降至正常。

3. 诊断与鉴别诊断

根据呕血、黑便和血容量不足的临床表现，及呕吐物、黑便隐血反应呈强阳性，红细胞计数和血红蛋白浓度下降的实验室证据，可做出消化道出血的诊断。下面几点在临床工作中值得注意。

(1) 上消化道出血的早期识别：呕血及黑便是上消化道出血的特征性表现，但应注意部分患者在呕血及黑便前即出现急性周围循环衰竭的征象，应与其他原因引起的休克或内出血鉴别。及时进行直肠指检可较早发现尚未排出体外的血液，有助于早期诊断。

呕血和黑便应和鼻出血、拔牙或扁桃体切除术后吞下血液鉴别，通过询问发病过程与手术史不难加以排除。进食动物血液、口服铁剂、铋剂及某些中药，也可引起黑色粪便，但均无血容量不足的表现与红细胞、血红蛋白降低的证据，可以借此加以区别。呕血有时尚需与咯血鉴别，支持咯血的要点是：

1) 患者有肺结核、支气管扩张、肺癌、二尖瓣狭窄等病史。

2) 出血方式为咯出，咯出物呈鲜红色，有气泡与痰液，呈碱性。

3) 咯血前有咳嗽、喉痒、胸闷、气促等呼吸道症状。

4) 咯血后通常不伴黑便，但仍有血丝痰。

5) 胸部 X 线片通常可发现肺部病灶。

(2) 出血严重程度的估计：由于出血大部分积存于胃肠道，单凭呕出或输出量估计实际出血量是不准确的。根据临床实践经验，下列指标有助于估计出血量。出血量每日超过 5mL 时，粪便隐血试验则可呈阳性；当出血量超过 60mL，可表现为黑便；呕血则表示出血量较大或出血速度快。若出血量在 500mL 以内，由于周围血管及内脏血管的代偿性收缩，可使重要器官获得足够的血液供应，因而症状轻微或者不引起症状。若出血量超过 500mL，可出现全身症状，如头晕、心悸、乏力、出冷汗等。若短时间内出血量＞1000mL，或达全身血容量的 20％时，可出现循环衰竭表现，如四肢厥冷、少尿、晕厥等，此时收缩压可＜ 12.0kPa(90mmHg) 或较基础血压下降25％，心率＞ 120 次 / 分，血红蛋白＜ 70g/L。事实上，当患者体位改变时出现血压下降及心率加快，说明患者血容量明显不足、出血量较大。因此，仔细测量患者卧位与直立位的血压与心率，对估计出血量很有帮助。另外，应注意不同年龄与体质的患者对出血后血容量不足的代偿功能相差很大，因而相同出血量在不同患者引起的症状也有很大差别。

(3) 出血是否停止的判断：上消化道出血经过恰当的治疗，可于短时间内停止出血。但由于肠道内积血需经数日 (约 3d) 才能排尽，因此不能以黑便作为判断继续出血的指征。临床上出现以下情况应考虑继续出血的可能：

1) 反复呕血，或黑便次数增多，粪质转为稀烂或暗红。

2) 周围循环衰竭经积极补液输血后未见明显改善。

3) 红细胞计数、血红蛋白测定与血细胞比容继续下降，网织红细胞持续增高。

4) 在补液与尿量足够的情况下，血尿素氮持续或再次增高。

一般来讲，一次出血后 48h 以上未再出血，再出血的可能性较小。而过去有多次出血史，本次出血量大或伴呕血，24h 内反复大出血，出血原因为食管胃底静脉曲张破裂、有高血压病史或有明显动脉硬化者，再出血的可能性较大。

(4) 出血的病因诊断：过去病史、症状与体征可为出血的病因诊断提供重要线索，但确诊出血原因与部位需靠器械检查。

1) 内镜检查：是诊断上消化道出血最常用与准确的方法。出血后 24 ～ 48h 内的紧急内镜检查价值更大，可发现十二指肠降部以上的出血灶，尤其是对急性胃黏膜损害的诊断更具意义，因为该类损害可在几日内愈合而不留下痕迹。有报道，紧急内镜检查可发现约 90% 的出血原因。在紧急内镜检查前需先补充血容量，纠正休克。一般认为患者收缩压＞ 12.0kPa(90mmHg)、心率＜ 110 次 / 分、血红蛋白浓度≥ 70g/L 时，进行内镜检查较为安全。若有活动性出血，内镜检查前应先插鼻胃管，抽吸胃内积血，并用生理盐水灌洗至抽吸物清亮，然后拔管行胃镜检查，以免积血影响观察。

2) X 线钡餐检查：上消化道出血患者何时行钡餐检查较合适，各家有争论。早期活动性出血期间胃内积血或血块影响观察，且患者处于危急状态，需要进行输血、补液等抢救措施而难以配合检查。早期行 X 线钡餐检查还有引起再出血之虞，因此目前主张 X 线钡餐检查最好的出血停止和病情稳定数日后进行。

3) 选择性腹腔动脉造影：若上述检查未能发现出血部位与原因，可行选择性肠系膜上动脉造影。若有活动性出血，且出血速度＞ 0.5mL/min 时，可发现出血病灶。可同时行栓塞治疗而达到止血的目的。

4) 胶囊内镜：用于常规胃、肠镜检查无法找到出血灶的原因未明消化道出血患者，是近年来主要用于小肠疾病检查的新技术。国内外已有较多胶囊内镜用于不明原因消化道出血栓查的报道，病灶检出率在 50% ～ 75%，显性出血者病变检出率高于隐性出血者。胶囊内镜检查的优点是无创、患者容易接受，可提示活动性出血的部位。缺点是胶囊内镜不能操控，对病灶的暴露有时不理想，也不能取病理活检。

5) 小肠镜：推进式小肠镜可窥见 Treitz 韧带远端约 100cm 的空肠，对不明原因消化道出血的病因诊断率可达 40% ～ 65%。该检查需用专用外套管，患者较痛苦，有一定的并发症发生率。近年应用于临床的双气囊小肠镜可检查全小肠，大大提高了不明原因消化道出血的病因诊断率。据国内外报道双气囊全小肠镜对不明原因消化道出血的病因诊断率在 60%～77%。双气囊全小肠镜的优势在于能够对可疑病灶进行仔细观察、取活检，且可进行内镜下止血治疗，如氩离子凝固术、注射止血术或息肉切除术等。对原因未明的消化道出血患者有条件的医院应尽早行全小肠镜检查。

6) 放射性核素 ^{99}mTC：标记红细胞扫描注射 ^{99}mTC 标记红细胞后，连续扫描 10～60min，如发现腹腔内异常放射性浓聚区则视为阳性。可依据放射性浓聚区所在部位及其在胃肠道的移动来判断消化道出血的可能部位，适用于怀疑小肠出血的患者，也可作为选择性腹腔动脉造影的初筛方法，为选择性动脉造影提供依据。

(三) 治疗

上消化道出血病情急，变化快，严重时可危及患者生命，应采取积极措施进行抢救。这里叙述各种病因引起的上消化道出血的治疗的共同原则，其不同点在随后各节中分别叙述。

1. 抗休克

上消化道出血的初步诊断一经确立，则抗休克、迅速补充血容量应放在一切医疗措施的首位，不应忙于进行各种检查。可选用生理盐水、林格液、右旋糖酐或其他血浆代用品。出血量较大者，特别是出现循环衰竭者，应尽快输入足量同型浓缩红细胞或全血。出现下列情况时有紧急输血指征：

(1) 患者改变体位时出现晕厥。

(2) 收缩压 < 12.0kPa(90mmHg)。

(3) 血红蛋白浓度 < 70g/L。对于肝硬化食管胃底静脉曲张破裂出血者应尽量输入新鲜血，且输血量适中，以免门静脉压力增高导致再出血。

2. 迅速提高胃内酸碱度 (pH)

当胃内 pH 提高至 5 时，胃内胃蛋白酶原的激活明显减少，活性降低。而 pH 升高至 7 时，则胃内的消化酶活性基本消失，对出血部位凝血块的消化作用消失，起到协助止血的作用。自身消化作用的减弱或消失，对溃疡或破损部位的修复也起促进作用，有利于出血病灶的愈合。

3. 止血

根据不同的病因与具体情况，因地制宜选用最有效的止血措施。

4. 监护

严密监测病情变化，患者应卧床休息，保持安静，保持呼吸道通畅，避免呕血时血阻塞呼吸道而引起窒息。严密监测患者的生命体征，如血压、脉搏、呼吸、尿量及意识变化。观察呕血及黑便情况，定期复查红细胞数、血红蛋白浓度、血细胞比容。必要时行中心静脉压测定。对老年患者根据具体情况进行心电监护。

留置鼻胃管可根据抽吸物颜色监测胃内出血情况，也可通过胃管注入局部止血药物，有助于止血。

二、消化性溃疡出血

胃及十二指肠溃疡出血占全部上消化道出血病因的 50% 左右。

(一)诊断

(1) 根据本病的慢性过程、周期性发作及节律性上腹痛，一般可做出初步诊断。出血前上腹部疼痛常加重，出血后可减轻或缓解。应注意约 15% 患者可无上腹痛病史，而以上消化道出血为首发症状。也有部分患者虽有上腹部疼痛症状，但规律性并不明显。

(2) 胃镜检查常可发现溃疡灶。对无明显病史、诊断疑难或有助于治疗时，应争取行紧急胃镜检查。若有胃镜检查禁忌证或无条件行胃镜检查，可于出血停止后数日行 X 线钡餐检查。

(二)治疗

治疗原则与上述相同。一般少量出血经适当内科治疗后可于短期内止血，大量出血则应引起高度重视，宜采取综合治疗措施。

1. 饮食

目前不主张过分严格的禁食。若患者无呕血或明显活动性出血的征象，可予流质饮食，并逐渐过渡到半流质饮食。但若患者有频繁呕血或解稀烂黑便，甚至暗红色血便，则主张暂时禁食，直至活动性出血停止才予进食。

2. 提高胃内 pH 的措施

主要措施是静脉内使用抑制胃酸分泌的药物。静脉使用质子泵抑制剂如奥美拉唑首剂 80mg，然后每 12 小时 40mg 维持。国外有报道首剂注射 80mg 后以每小时 8mg 的速度持续静脉滴注，认为可稳定提高胃内 pH，提高止血效果。当活动性出血停止后，可改口服治疗。

3. 内镜下止血

是溃疡出血止血的首选方法，疗效肯定。常用方法包括注射疗法，在出血部位附近注射 1 : 10000 肾上腺素溶液，热凝固方法 (电极、热探头、氩离子凝固术等)。目前主张首选热凝固疗法或联合治疗，即注射疗法加热凝固方法，或止血类加注射疗法。可根据条件及医生经验选用。

4. 手术治疗

经积极内科治疗仍有活动性出血者，应及时邀请外科医生会诊。手术治疗仍是消化性溃疡出血治疗的有效手段，其指征为：

(1) 严重出血经内科积极治疗仍不止血，血压难以维持正常，或血压虽已正常，但又再次大出血的。

(2) 以往曾有多次严重出血，间隔时间较短后又再次出血的。

(3) 合并幽门梗阻、穿孔，或疑有癌患者。

三、食管胃底静脉曲张破裂出血

为上消化道出血常见病因，出血量往往较大，病情凶险，病死率较高。

（一）诊断

(1) 起病急，出血量往往较大，常有呕血。

(2) 有慢性肝病史。若发现黄疸、蜘蛛痣、肝掌、腹壁静脉曲张、脾脏肿大、腹腔积液等有助于诊断。

(3) 实验室检查可发肝功能异常，特别是白/球蛋白比例倒置、凝血酶原时间延长、血清胆红素增高。血常规检查有红细胞、白细胞及血小板减少等脾功能亢进表现。

(4) 胃镜检查或食管吞钡检查发现食管静脉曲张。

值得注意的是，有不少的肝硬化消化道出血原因不是食管胃底静脉曲张破裂出血所致，而是急性胃黏膜糜烂或消化性溃疡。急诊胃镜检查对出血原因部位的诊断具有重要意义。

（二）治疗

除按前述紧急治疗、输液及输血抗休克、使用抑制胃酸分泌药物外，下列方法可根据具体情况选用：

1. 药物治疗

是各种止血治疗措施的基础，在建立静脉通路后即可使用，为后续的各种治疗措施创造条件。

(1) 生长抑素及其类似品：可降低门静脉压力。国内外临床试验表明，该类药物对控制食管胃底曲张静脉出血有效，止血有效率在 70% ~ 90%，与气囊压迫相似。目前供应临床使用的有 14 肽生长抑素，用法是首剂 250μg 静注，继而 3mg 加入 5% 葡萄糖液 500mL 中，250μg/h 连续静滴，连用 3 ~ 5d。因该药半减期短，若输液中断超过 3min，需追加 250μg 静注，以维持有效的血药浓度。奥曲肽是一种合成的 8 肽生长抑素类似物，具有与 14 肽相似的生物学活性，半减期较长。其用法是奥曲肽首剂 100μg 静注，继而 600μg，加入 5% 葡萄糖液 500mL 中，以 25 ~ 50μg/h 速度静滴，连用 3 ~ 5d。生长抑素治疗食管静脉曲张破裂出血止血率与气囊压迫相似，其最大的优点是无明显的不良反应。在硬化治疗前使用有利于减少活动性出血，使视野清晰，便于治疗。硬化治疗后再静滴一段时间可减少再出血的机会。

(2) 血管加压素：作用机制是通过对内脏血管的收缩作用，减少门静脉血流量，降低门静脉及其侧支的压力，从而控制食管、胃底静脉曲张破裂出血。目前推荐的疗法是 0.2U/min，持续静滴，视治疗反应，可逐渐增加剂量，至 0.4U/min。如出血得到控制，应继续用药 8 ~ 12h，然后停药。如果治疗 4 ~ 6h 后仍不能控制出血，或出血一度中止而后又复发，应及时改用其他疗法。由于血管加压素具有收缩全身血管的作用，其不良反应包括血压升高、心动过缓、心律失常、心绞痛、心肌梗死、缺血性腹痛等。

目前主张在使用血管加压素同时使用硝酸甘油，以减少前者引起的全身不良反应，取得良好效果，尤以有冠心病、高血压病史者效果更好。具体用法是在应用血管加压素后，舌下含服硝酸甘油 0.6mg，每 30 分钟 1 次。也有主张使用硝酸甘油 40 ~ 400μg/min 静滴，根据患者血压调整剂量。

2. 内镜治疗

(1) 硬化栓塞疗法 (EVS)：在有条件的医疗单位，EVS 为当今控制食管静脉曲张破裂出血的首选疗法。多数报道 EVS 紧急止血成功率超过 90%，EVS 治疗组出血致死率较其他疗法明显降低。

适应证：一般来说，不论什么原因引起的食管静脉曲张破裂出血，均可考虑行 EVS，下列情况下更是 EVS 的指征：重度肝功能不全、储备功能低下如 ChildC 级、低血浆蛋白质、血清胆红素升高的病例；合并有心、肺、脑、肾等重要器官疾病而不宜手术者；合有预后不良或无法切除之恶性肿瘤者，尤以肝癌为常见；已行手术治疗而再度出血，不可再次手术治疗，而常规治疗无效者；经保守治疗 (包括三腔二囊管压迫) 无效者。

禁忌证：有效血容量不足，血循环状态尚不稳定者；正在不断大量呕血者，因为行 EVS 可造成呼吸道误吸，加上视野不清也无法进行治疗操作；已濒临呼吸衰竭者，由于插管可加重呼吸困难，甚至呼吸停止；肝性脑病或其他原因意识不清无法合作者；严重心律失常或新近发生心肌梗死者；出血倾向严重，虽然内科纠正治疗，但仍远未接近正常者；长期用三腔二囊管压迫，可能造成较广泛的溃疡及坏死者，EVS 疗效常不满意。

硬化剂的选择：常用的硬化剂有下列几种：乙氧硬化醇 (AS)：主要成分为表面麻醉剂 polidocanol 与乙醇；AS 的特点是对组织损伤作用小，有较强的致组织纤维作用，黏度低，可用较细的注射针注入，是一种比较安全的硬化剂；AS 可用于血管旁与血管内注射，血管旁每点 2 ~ 3mL，每条静脉内 4 ~ 5mL，每次总量不超过 30mL；乙醇胺油酸酯 (EO)：以血管内注射为主，因可引起较明显的组织损害，每条静脉内不超过 5mL，血管旁每点不超过 3mL，每次总量不超过 20mL；十四羟基硫酸钠 (TSS)：据报道硬化作用较强，止血效果好，用于血管内注射；纯乙醇：以血管内注射为主，每条静脉不超过 1mL，血管外每点不超过 0.6mL；鱼肝油酸钠：以血管内注射为主，每条静脉 2 ~ 5mL，总量不超过 20mL。

术前准备：补充血容量，纠正休克；配血备用；带静脉补液进入操作室；注射针充分消毒，检查内镜、注射针、吸引器性能良好；最好使用药物先控制出血，使视野清晰，便于选择注射点。

操作方法：按常规插入胃镜，观察曲张静脉情况，确定注射部位。在齿状线上 2 ~ 3cm 穿刺出血征象和出血最明显的血管，注入适量 (根据不同硬化剂决定注射量) 硬化剂。每次可同时注射 1 ~ 3 条血管，但应在不同平面注射 (相隔 3cm)，以免引起术后吞咽困难。也有人同时在出血静脉或曲张最明显的静脉旁注射硬化剂，以达到直接压迫作用，继而化学性炎症、血管旁纤维结缔组织增生，使曲张静脉硬化。每次静注完毕后退出注射针，用附在镜身弯曲部的止血气囊或直接用镜头压迫穿刺点 1min 以达到止血的目的。若有渗血，可局部喷洒凝血酶或 25% 盂氏液，仔细观察无活动性出血后出镜。

术后治疗：术后应继续卧床休息，密切注意出血情况，监测血压等生命指征，禁食 24h，补液，酌情使用抗生素，根据病情继续使用降低门静脉压力的药物 (后述)。首次治疗止血成功后，应在 1 ～ 2 周后进行重复治疗，直至曲张静脉完全消失或只留白色硬索状血管，多数病例施行 3 ～ 5 次治疗后可达到此目的。

并发症：较常见的并发症有：出血：在穿刺部位出现渗血或喷血，可在出血处再补注 1 ～ 2 针，可达到止血作用；胸痛、胸腔积液和发热：可能与硬化剂引起曲张静脉周围炎症、管溃疡、纵隔炎、胸膜炎的发生有关；食管溃疡和狭窄；胃溃疡及出血性胃炎：可能与 EVS 后胃血流淤滞加重、应激、从穿刺点溢出的硬化剂对胃黏膜的直接损害有关。

(2) 食管静脉曲张套扎术 (EVL)：适应证、禁忌证与 EVS 大致相同。其操作要点是在内镜直视下把曲张静脉用负压吸引入附加在内镜前端特制的内套管中，然后通过牵拉引线，使内套管沿外套管回缩，把原放置在内套管上的特制橡皮圈套入已被吸入内套管内的静脉上，阻断曲张静脉的血流，起到与硬化剂栓塞相同的效果。每次可套扎 5 ～ 10 个部位。和 EVS 相比，两者止血率相近，可达 90% 左右。其优点是 EVL 不引起注射部位出血和系统并发症，值得进一步推广。

3. 三腔二囊管

三腔二囊管压迫是传统的有效止血方法，其止血成功率在 44% ～ 90%，由于存在一定的并发症，目前大医院已较少使用。主要用于药物效果不佳，暂时无法进行内镜治疗者，也适用于基层单位不具备内镜治疗的技术或条件者。

(1) 插管前准备：

1) 向患者说明插管的必要性与重要性，取得其合作。

2) 仔细检查三腔管各通道是否通畅，气囊充气后作水下检查有无漏气，同时测量气囊充气量，一般胃囊注气 200 ～ 300mL[用血压计测定内压，以 5.3 ～ 6.7kPa(40 ～ 50mmHg) 为宜]，食管囊注气 150 ～ 200mL[压力以 4.0 ～ 5.3kPa(30 ～ 40mmHg) 为宜]，同时要求注气后气囊膨胀均匀，大小、张力适中，并作好各管刻度标记。

3) 插管时若患者能忍受，最好不用咽部麻醉剂，以保存喉头反射，防止吸入性肺炎。

(2) 正确的气囊压迫：插管前先测知胃囊上端至管前端的距离，然后将气囊完全抽空，气囊与导管均外涂石蜡油，通过鼻孔或口腔缓缓插入。当至 50 ～ 60cm 刻度时，套上 50mL 注射器从胃管作回抽。如抽出血性液体，表示已到达胃腔，并有活动性出血。先将胃内积血抽空，用生理盐水冲洗。然后用注射器注气，将胃气囊充气 200 ～ 300mL，再将管轻轻提拉，直到感到管子有弹性阻力时，表示胃气囊已压于胃底贲门部，此时可用宽胶布将管子固定于上唇一侧，并用滑车加重量 500g(如 500mL 生理盐水瓶加水 250mL) 牵引止血。定时抽吸胃管，若不再抽出血性液体，说明压迫有效，此时可继续观察，不用再向食管囊注气。否则应向食管囊充气 150 ~ 200mL，使压力维持在 4.0 ~ 5.3kPa(30 ~ 40mmHg)，压迫出血的食管曲张静脉。

(3) 气囊压迫时间：第一个 24h 可持续压迫，定时监测气囊压力，及时补充气体。每 1 ~ 2 小时从胃管抽吸胃内容物，观察出血情况，并可同时监测胃内 pH。压迫 24h 后每间隔 6h 放气 1 次，放气前宜让患者吞入石蜡油 15mL，润滑食管黏膜，以防止囊壁与黏膜黏附。先解除牵拉的重力，抽出食管囊气体，再放胃囊气体，也有人主张可不放胃囊气体，只需把三腔管向胃腔内推入少许则可解除胃底黏膜压迫。每次放气观察 15 ~ 30min 后再注气压迫。间歇放气的目的在于改善局部血循环，避免发生黏膜坏死糜烂。出血停止 24h 后可完全放气，但仍将三腔管保留于胃内，再观察 24h，如仍无再出血方可拔出。一般三腔二囊管放置时间以不超过 72h 为宜，也有报告长达 7d 而未见黏膜糜烂者。

(4) 拔管前后注意事项：拔管前先给患者服用液体石蜡 15 ~ 30mL，然后抽空 2 个气囊中的气体，慢慢拔出三腔二囊管。拔管后仍需禁食 1d，然后给予温流质饮食，视具体情况再逐渐过渡到半流质和软食。

三腔二囊管如使用不当，可出现以下并发症：

1) 曲张静脉糜烂破裂。

2) 气囊脱出阻塞呼吸道引起窒息。

3) 胃气囊进入食管导致食管破裂。

4) 食管和 (或) 胃底黏膜因受压发生糜烂。

5) 呕吐反流引起吸入性肺炎。

6) 气囊漏气使止血失败，若不注意观察可继续出血引起休克。

4. 经皮经颈静脉肝穿刺肝内门体分流术 (TIPS)

TIPS 是影像学 X 线监视下的介入治疗技术。通过颈静脉插管到达肝静脉，用特制穿刺针穿过肝实质，进入门静脉。放置导线后反复扩张，最后在这个人工隧道内置入 1 个可扩张的金属支架，建立人工瘘管，实施门体分流，降低门静脉压力，达到治疗食管胃底曲张静脉破裂出血的目的。TIPS 要求有相当的设备与技术，费用昂贵，推广普及尚有困难。

四、其他原因引起的上消化道出血

(一) 急性胃黏膜损害

本病是以一组胃黏膜糜烂或急性溃疡为特征的急性胃黏膜表浅性损害，常引起急性出血。主要包括急性出血性糜烂性胃炎和应激性溃疡，是上消化道出血的常见病因。

1. 病因

(1) 服用非甾类固醇消炎药 (阿司匹林、吲哚美辛等)。

(2) 大量酗烈性酒。

(3) 应激状态（大面积烧伤、严重创伤、脑血管意外、休克、败血症、心肺功能不全等）。

2. 诊断

(1) 具备上述病因之一者。

(2) 出血后 24～48h 内急诊胃镜检查发现胃黏膜（以胃体为主）多发性糜烂或急性浅表小溃疡；有时可见活动性出血。

3. 治疗

本病以内科治疗为主。一般急救措施及补充血容量、抗休克与前述相同。本病的治疗要点是：

(1) 迅速提高胃内 pH，以减少 H^+ 反弥散，降低胃蛋白酶活力，防止胃黏膜自身消化，帮助凝血。可选用质子泵抑制剂如奥美拉唑或潘妥拉唑。

(2) 内镜下直视止血：包括出血部位的注射疗法、电凝止血或局部喷洒止血药（凝血酶或去甲肾上腺素溶液等）。

（二）胃癌出血

胃癌一般为持续小量出血，急性大量出血者占 20%～25%，对中年以上男性患者，近期内出现上腹部疼痛或原有疼痛规律消失，食欲缺乏，消瘦，贫血程度与出血量不符者，应警惕胃癌出血的可能。内镜、活检或 X 线钡餐检查可明确诊断。治疗方法是补充血容量后及早手术治疗。

（三）食管贲门黏膜撕裂综合征

由于剧烈干呕、呕吐或可致腹腔内压力骤增的其他原因，造成食管贲门部黏膜及黏膜下层撕裂并出血。为上消化道出血的常见病因之一，约占上消化道出血病因的 10%，部分患者可致严重出血。急诊内镜检查是确诊的最重要方法，镜下可见纵形撕裂，长 3～20mm，宽 2～3mm，大多为单个裂伤，以右侧壁最多，左侧壁次之，可见到病灶渗血或有血痂附着。

治疗上除按一般上消化道出血原则治疗外，可在内镜下使用钛夹、电凝、注射疗法等。使用抑制胃酸分泌药物可减少胃酸反流，促进止血与损伤组织的修复。

（四）胆管出血

本病是指胆管或流入胆管的出血，可分为肝内型和肝外型出血。肝内型出血多为肝外伤、肝脏活检、PTC、感染和中毒后肝坏死、血管瘤、恶性肿瘤、肝动脉栓塞等病因所致。肝外型出血多为胆结石、胆管蛔虫、胆管感染、胆管肿瘤、经内镜胆管逆行造影下十二指肠乳头括约肌切开术后、T 管引流等引起。

1. 诊断

(1) 有上述致病因素存在，临床上出现三大症状：消化道出血、胆绞痛及黄疸。

(2) 经内镜检查未发现食管和胃内的出血病变，而十二指肠乳头部有血液或血块排出，即可确认胆管出血。必要时可行 ERCP、PTC、选择性动脉造影、腹部探查中的胆管造影、术中胆管镜直视检查等，均有助于确诊。

2. 治疗

首先要查明原发疾病，只有原发病查明后才能制定正确的治疗方案。轻度的胆管出血，一般可用保守疗法止血，急性胆管大出血则应及时手术治疗。除按上述一般紧急治疗、输液及输血、止血药物使用外，以下措施应着重进行。

(1) 控制感染：由于肝内或胆管内化脓性感染所引起的出血，控制感染至关重要，可选用肝胆管系统内浓度较高的抗生素，如头孢素类、喹诺酮类等抗生素静滴，可联合两种以上抗生素。

(2) 驱蛔治疗：由胆管蛔虫引起者，主要措施是驱蛔、防治感染、解痉镇痛。在内镜直视下钳取嵌顿在壶腹内的蛔虫是一种有效措施。

第二节　急性重症胰腺炎

一、概述

急性胰腺炎是指多种病因导致胰酶在胰腺内被激活后引起胰腺自身消化的炎症反应。临床上以急性腹痛及血、尿淀粉酶的升高为特点，病情轻重不等。按临床表现和病理改变，可分为轻症急性胰腺炎 (MAP) 和重症急性胰腺炎 (SAP)。前者多见，临床上占急性胰腺炎的90%，预后良好；后者病情严重，常并发感染、腹膜炎和休克等，病死率高。

二、病因和发病机制

(一) 胆管疾病

胆石、蛔虫或感染致使壶腹部出口处梗阻，使胆汁排出障碍，当胆管内压超过胰管内压时，胆汁、胆红素和溶血磷脂酰胆碱及细菌毒素可逆流入胰管，或通过胆胰间淋巴系统扩散至胰腺，损害胰管黏膜屏障，进而激活胰酶引起胰腺自身消化。

(二) 十二指肠疾病与十二指肠液反流

一些伴有十二指肠内压增高的疾病，如肠系膜上动脉压迫、环状胰腺、胃肠吻合术后输入段梗阻、邻近十二指肠乳头的憩室炎等，常有十二指肠内容物反流入胰管，激活胰酶，引起胰腺炎。

(三) 大量饮酒和暴饮暴食

可增加胆汁和胰液分泌、引起十二指肠乳头水肿和 Oddi 括约肌痉挛；乙醇还可使胰液形成蛋白"栓子"，使胰液排泄受阻，引发胰腺炎。

(四) 胰管梗阻

胰管结石或蛔虫、狭窄、肿瘤、胰腺分裂症等均可引起胰管阻塞,管内压力增高,胰液渗入间质,导致急性胰腺炎。

(五) 内分泌与代谢障碍

甲状旁腺功能亢进症、甲状旁腺肿瘤、维生素 D 过量等均可引起高钙血症,产生胰管钙化、结石形成,进而刺激胰液分泌和促进胰蛋白酶原激活而引起急性胰腺炎。高脂血症可使胰液内脂质沉着,引起血管的微血栓或损坏微血管壁而伴发胰腺炎。

(六) 感染

腮腺炎病毒、柯萨奇病毒 B、埃可病毒、肝炎病毒感染均可伴急性胰腺炎,特别是急性重型肝炎患者可并发急性胰腺炎。

(七) 药物

与胰腺炎有关的药物有硫唑嘌呤、肾上腺糖皮质激素、噻嗪类利尿药、四环素、磺胺类、甲硝唑、阿糖胞苷等,使胰液分泌或黏稠度增加。

另外,有 5%～25% 的急性胰腺炎病因不明,称之为特发性胰腺炎。

急性胰腺炎的发病机制尚未完全阐明。相同的病理生理过程是胰腺消化酶被激活而造成胰腺自身消化。胰腺分泌的消化酶有两种形式:一种是有活性的酶,如淀粉酶、脂肪酶等;另一种是以前体或酶原形式存在的无活性酶,如胰蛋白酶原、糜蛋白酶原、弹性蛋白酶原、磷脂酶 A、激肽酶原等。胰液进入十二指肠后被肠酶激活,使胰蛋白酶原转变为胰蛋白酶,胰蛋白酶又引起一连串其他酶原的激活,将磷脂酶原 A、弹性蛋白酶原、激肽酶原分别激活为磷脂酶 A、弹性蛋白酶、激肽酶。磷脂酶 A 使磷脂酰胆碱转变为溶血磷脂酰胆碱,破坏胰腺细胞和红细胞膜磷脂层、使胰腺组织坏死与溶血;弹性蛋白酶溶解血管壁弹性纤维而致出血;激肽酶将血中激肽原分解为激肽和缓激肽,从而使血管扩张和通透性增加,引起水肿和休克。脂肪酶分解中性脂肪引起脂肪坏死。激活的胰酶并可通过血行与淋巴途径到达全身,引起全身多脏器(如肺、肾、脑、心、肝)损害和出血坏死性胰腺炎。研究提示,胰腺组织损伤过程中一系列炎性介质(如氧自由基、血小板活化因子、前列腺素、白三烯、补体、肿瘤坏死因子等)起着重要介导作用,促进急性胰腺炎的发生和发展。

三、临床特点

(一) 症状

1. 腹痛

为本病最主要表现。95% 急性胰腺炎患者腹痛是首发症状,常在大量饮酒或饱餐后突然发作,程度轻重不一,可以是钝痛、钻顶或刀割样痛,呈持续性,也可阵发性加剧,不能为一般解痉药所缓解。多数位于上腹部、脐区,也可位于左右上腹部,并向腰背部放射。弯腰或起坐前倾位可减轻疼痛。轻症者在 3 ~ 5d 即缓解;重症腹痛剧烈、且持续时间长。由于腹腔渗液扩散,可弥漫呈全腹痛。

2. 恶心、呕吐

大多数起病后即伴恶心、呕吐,呕吐常较频繁。呕吐出食物或胆汁,呕吐后腹痛不能缓解。

3. 发热

大多数为中等度以上发热。一般持续 3 ~ 5d,如发热持续不退或逐日升高,则提示为出血坏死性胰腺炎或继发感染。

4. 黄疸

常于起病后 1 ~ 2d 出现,多为胆管结石或感染所致,随着炎症消退逐渐消失,如病后 5 ~ 7d 出现黄疸,应考虑并发胰腺假性囊肿压迫胆总管的可能,或由于肝损害而引起肝细胞性黄疸。

5. 低血压或休克

重症常发生低血压或休克,患者烦躁不安、皮肤苍白湿冷、脉搏细弱、血压下降,极少数可突然发生休克,甚至猝死。

(二) 体征

轻症急性胰腺炎腹部体征较轻,上腹有中度压痛,无或轻度腹肌紧张和反跳痛,均有腹胀,一般无移动性浊音。

重症急性胰腺炎上腹压痛明显,并有腹肌紧张及反跳痛,出现腹膜炎时则全腹明显压痛、腹肌紧张,重者有板样强直。伴肠麻痹者有明显腹胀、肠鸣音减弱或消失,可叩出移动性浊音。腹腔积液为少量至中等量,常为血性渗液。少数重症患者两侧胁腹部皮肤出现蓝 - 棕色瘀斑,称为 Grey-Turaer 征;脐周皮肤呈蓝 - 棕色瘀斑,称为 Cullen 征,系因血液、胰酶、坏死组织穿过筋膜和肌层进入皮下组织所致。起病 2 ~ 4 周后因假性囊肿或胰及其周围脓肿,于上腹可扪及包块。

(三) 并发症

1. 局部并发症

(1) 胰腺脓肿:一般在起病后 2 ~ 3 周,因胰腺或胰周坏死组织继发细菌感染而形成脓肿。

(2) 假性囊肿:多在起病后 3 ~ 4 周形成。由于胰液和坏死组织在胰腺本身或胰周围被包裹而形成囊肿,囊壁无上皮,仅为坏死、肉芽、纤维组织。囊肿常位于胰腺体、尾部,数目不等、大小不一。

2. 全身并发症

重症急性胰腺炎常并发不同程度的多脏器功能衰竭 (MOF)。

(1) 急性呼吸衰竭 (呼吸窘迫综合征)：呼吸衰竭可在胰腺炎发病 48h 即出现。早期表现为呼吸急促，过度换气，可呈呼吸性碱中毒。动脉血氧饱和度下降，即使高流量吸氧，呼吸困难及缺氧也不易改善，乳酸血症逐渐加重。晚期 CO_2 排出受阻，呈呼吸性及代谢性酸中毒。

(2) 急性肾衰竭：少尿、无尿、尿素氮增高，可迅速发展成为急性肾衰竭，多发生于病程的前 5d，常伴有高尿酸血症。

(3) 心律失常与心功能不全：胰腺坏死可释放心肌抑制因子，抑制心肌收缩，降低血压，导致心力衰竭。心电图可有各种改变，如 ST-T 改变、传导阻滞、期前收缩、心房颤动或心室颤动等。

(4) 脑病：表现为意识障碍、定向力丧失、幻觉、躁动、抽搐等，多在起病后 3 ～ 5d 出现。若有精神症状者，预后差，病死率高。

(5) 其他：如弥散性血管内凝血 (DIC)、糖尿病、败血症及真菌感染、消化道出血、血栓性静脉炎等。

（四）辅助检查

1. 白细胞计数

多有白细胞增多及中性粒细胞核左移。

2. 淀粉酶测定

淀粉酶升高对诊断急性胰腺炎有价值，但无助于水肿型和出血坏死型胰腺炎的鉴别。

(1) 血淀粉酶：在起病后 6 ～ 12h 开始升高，24h 达高峰，常超过正常值 3 倍以上，维持 48 ～ 72h 后逐渐下降。若淀粉酶反复升高，提示复发；若持续升高，提示有并发症可能。需注意：淀粉酶升高程度与病情严重性并不一致。在重症急性胰腺炎，如腺泡破坏过甚，血清淀粉酶可不高，甚或明显下降。某些胰外疾病也可引起淀粉酶升高，如胆囊炎、胆石症、溃疡穿孔、腹部创伤、急性阑尾炎、肾功能不全、急性妇科疾病、肠梗阻或肠系膜血管栓塞等，均可有轻度淀粉酶升高。

(2) 尿淀粉酶：尿淀粉酶升高较血淀粉酶稍迟，发病后 12 ～ 24h 开始升高，下降缓慢，可持续 1 ～ 2 周，急性胰腺炎并发肾衰竭者尿中可测不到淀粉酶。

3. 血清脂肪酶测定

急性胰腺炎时，血清脂肪酶的增高较晚于血清淀粉酶，于起病后 24 ～ 72h 开始升高，持续 7 ～ 10d，对起病后就诊较晚的急性胰腺炎患者有诊断价值，而且特异性也较高。

4. 血钙测定

急性胰腺炎时常发生低钙血症。低血钙程度和临床病情严重程度相平行。若血钙低于 1.75mmol/L，仅见于重症胰腺炎患者，为预后不良征兆。

5. 其他生化检查

急性胰腺炎时，暂时性血糖升高常见，与胰岛素释放减少和胰高糖素释放增加有关。

持久性的血糖升高（＞10mmol/L）反映胰腺坏死。部分患者可出现高三酰甘油血症、高胆红素血症。胸腔积液或腹腔积液中淀粉酶可明显升高。如出现低氧血症、低蛋白血症、血尿素氮升高等，均提示预后不良。

6. 影像学检查

超声与 CT 显像对急性胰腺炎及其局部并发症有重要的诊断价值。急性胰腺炎时，超声与 CT 检查可见胰腺弥漫性增大，其轮廓及其与周围边界模糊不清，胰腺实质不均，坏死区呈低回声或低密度图像，并清晰显示胰内、外组织坏死的范围与扩展方向，对并发腹膜炎、胰腺囊肿或脓肿诊断也有帮助。肾衰竭或因过敏而不能接受造影剂者可行磁共振检查。

X 线胸片可显示与胰腺炎有关的肺部表现，如胸腔积液、肺不张、急性肺水肿等。腹部平片可发现肠麻痹或麻痹性肠梗阻征象。

四、诊断和鉴别诊断

急性上腹痛，血、尿淀粉酶显著升高时，应想到急性胰腺炎的可能，但重症胰腺炎淀粉酶可能正常，故诊断必须结合临床表现、必要的实验室检查和影像检查结果，并排除其他急腹症者方能确立诊断。具有以下临床表现者有助于重症胰腺炎的诊断：

(1) 症状：烦躁不安、四肢厥冷、皮肤呈斑点状等休克征象。

(2) 腹肌强直，腹膜刺激征阳性，Grey-Turner 征或 Cullen 征出现。

(3) 实验室检查：血钙降至 2mmol/L 以下，空腹血糖＞11.2mmol/L（无糖尿病史），血尿淀粉酶突然下降。

(4) 腹腔穿刺有高淀粉酶活性的腹腔积液。

前已述及，胰腺外疾病也可出现淀粉酶升高，许多胸腹部疾病也会出现腹痛，故在诊断急性胰腺炎时，应结合病史、体征、心电图、有关的实验室检查和影像学检查加以鉴别。

五、急诊处理

（一）一般处理

1. 监护

严密观察体温、脉搏、呼吸、血压与尿量。密切观察腹部体征变化，不定期检测血、尿淀粉酶和电解质（K^+、Na^+、Cl^-、Ca^{2+}）、血气分析、肾功能等。

2. 维持血容量及水、电解质平衡

因呕吐、禁食、胃肠减压而丢失大量水分和电解质，需给予补充。尤其是重症急性胰腺炎，胰周大量渗出，有效血容量下降将导致低血容量性休克。每天补充 3000～4000mL 液体，包括晶体溶液和胶体溶液，如输新鲜血、血浆或白蛋白，注意电解质与酸碱平衡，尤其要注意低钾和酸中毒。

3. 营养支持

对重症胰腺炎尤为重要。早期给予全胃肠外营养 (TPN)，如无肠梗阻，应尽早进行空肠插管，过渡到肠内营养 (EN)。可增强肠道黏膜屏障，防止肠内细菌移位。

4. 止痛

可用哌替啶 50 ～ 100mg 肌内注射，必要时可 6 ～ 8h 重复注射。禁用吗啡，因吗啡对 Oddi 括约肌有收缩作用。

（二）抑制或减少胰液分泌

1. 禁食和胃肠减压

以减少胃酸和胰液的分泌，减轻呕吐与腹胀。

2. 抗胆碱能药物

如阿托品 0.5mg，每 6h 肌内注射 1 次，能抑制胰液分泌，并改善胰腺微循环，有肠麻痹者不宜使用。

3. 制酸药

如 H2 受体拮抗药法莫替丁静脉滴注，或质子泵抑制剂奥美拉唑 20 ～ 40mg 静脉注射，可以减少胃酸分泌以间接减少胰液分泌。

4. 生长抑素及其类似物奥曲肽

可抑制缩胆囊素、促胰液素和促胃液素释放，减少胰酶分泌，并抑制胰酶和磷脂酶活性。

（三）抑制胰酶活性

可抑制胰酶分泌及已释放的胰酶活性，适用于重症胰腺炎早期治疗。

1. 抑肽酶

(1) 抑制胰蛋白酶。

(2) 抑制纤溶酶和纤溶酶原的激活因子，从而阻止纤溶酶原的活化，可以防治纤维蛋白溶解引起的出血。

2. 加贝酯

加贝酯是一种合成胰酶抑制药，具有强力抑制胰蛋白酶、激肽酶、纤溶酶、凝血酶等活性作用，从而阻止胰酶对胰腺的自身消化作用。

（四）抗生素

因胆管感染、急性胰腺炎继发感染及肠道细菌移位，故可给予广谱抗生素。

（五）并发症的处理

急性呼吸窘迫综合征除用地塞米松、利尿药外，还应做气管切开，并使用呼吸终末正压人工呼吸器。有高血糖或糖尿病时，使用胰岛素治疗；有急性肾衰竭者采用透析治疗。

(六)内镜下 Oddi 括约肌切开术 (EST)

适用于胆源性胰腺炎合并胆管梗阻或胆管感染者，行 Oddi 括约肌切开术和（或）放置鼻胆管引流。

第三节 急性肠梗阻

急性肠梗阻是由于各种原因使肠内容物通过障碍而引起一系列病理生理变化的临床症候群。由于病因多种多样，临床表现复杂，病情发展迅速，使诊断比较困难，处理不当可导致不良后果。中医学对肠梗阻也早有记载，如关格、肠结、吐粪等均指此病。近年来对该病的认识虽然有了提高，但绞窄性肠梗阻的病死率仍高达 10% 以上，是病死率较高的急腹症之一。

一、病因及分类

(一)病因分类

肠梗阻是由不同原因引起，根据发病原因可分为三大类：

1. 机械性肠梗阻

在临床中最为常见，是由于肠道的器质性病变，形成机械性的压迫或堵塞肠腔而引起的肠梗阻。机械性肠梗阻的常见原因有肠粘连、肿瘤、嵌顿疝、肠套叠、肠扭转、炎症狭窄、肠内蛔虫团或粪块、先天性肠畸形（旋转不良、肠道闭锁）等。

2. 动力性肠梗阻

这是由于神经抑制或毒素作用使肠蠕动发生暂时性紊乱，使肠腔内容物通过障碍。根据肠功能紊乱的特点，又有麻痹性和痉挛性之分。麻痹性是由于肠管失去蠕动功能以致肠内容物不能运行，常见于急性弥漫性腹膜炎、腹部创伤或腹部手术后，当这些原因去除后，肠麻痹仍持续存在即形成麻痹性肠梗阻。痉挛性是由于肠壁肌肉过度收缩所致，在急性肠炎、肠道功能紊乱或慢性铅中毒时可以见到。

3. 血运性肠梗阻

由于肠系膜血管血栓形成而发生肠管血液循环障碍，肠腔内虽无梗阻，但肠蠕动消失，使肠内容物不能运行。

在临床上，以机械性肠梗阻最多见，麻痹性肠梗阻也有见及，而其他类型的肠梗阻少见。

(二)其他分类

(1) 根据是否有肠管血运障碍，肠梗阻可以分为单纯性和绞窄性肠梗阻两种。肠梗阻的同时不合并有肠管血循环障碍者称为单纯性肠梗阻，如肠腔堵塞、肠壁病变引起的狭窄或肠管压迫等一般无血运障碍，都属于单纯性肠梗阻。肠梗阻同时合并有血循环障碍者称为绞窄性肠梗阻，如嵌顿疝、肠套叠、肠扭转等随着病情发展，均可发生肠系膜血管受压，都属于绞窄性肠梗阻。在临床上鉴别是单纯性还是绞窄性对治疗有重要意义，绞窄性肠梗阻如不及时解除，可以很快导致肠坏死、穿孔，以致发生严重的腹腔感染和中毒性休克，病死率很高。但有时鉴别困难，粘连性肠梗阻可能是单纯性的，也可能是绞窄性的。

(2) 根据肠梗阻的部位，可分为高位小肠梗阻、低位小肠梗阻和结肠梗阻。梗阻部位不同，临床表现也有不同之处。如果一段肠襻两端受压，如肠扭转，则称为闭袢性肠梗阻，结肠梗阻时回盲瓣可以关闭防止逆流，也形成闭袢性肠梗阻。这类梗阻时，肠腔往往高度膨胀，容易发生肠壁坏死和穿孔。

(3) 根据肠梗阻的程度，分为完全性肠梗阻和不完全性肠梗阻。

(4) 根据梗阻发生的缓急，分为急性与慢性肠梗阻。

肠梗阻的这些分类主要是为了便于对疾病的了解及治疗上的需要，而且肠梗阻是处于不断变化的过程中，各类肠梗阻，在一定条件下是可以转化的。如单纯性肠梗阻治疗不及时，可能发展为绞窄性肠梗阻。机械性肠梗阻，梗阻以上的肠管由于过度扩张，到后来也可发展为麻痹性肠梗阻。慢性不完全性肠梗阻，也可由于炎症水肿加重而变为急性完全性肠梗阻。

二、病理生理

肠梗阻急性发生后，肠管局部和机体全身都将出现一系列复杂的病理生理变化。

(一) 局部变化

主要是肠蠕动增加，肠腔膨胀、积气积液、肠壁充血水肿、通透性增加而引起变化。

1. 肠蠕动增加

正常时肠蠕动由自主神经系统、肠管本身的肌电活动和多肽类激素的调节来控制。当发生肠梗阻时各种刺激增加而使肠管活动增加，梗阻近端肠管肠蠕动的频率和强度均增加，这是机体企图克服障碍的一种抗病反应。在高位肠梗阻时肠蠕动频率较快，每 3 ~ 5min 即可有一次，低位小肠梗阻时间隔较长，可 10 ~ 15min 1 次。因此，在临床上可以出现阵发性腹痛、反射性呕吐、肠鸣音亢进、腹壁可见肠型等。如梗阻长时间不解除，肠蠕动又可逐渐变弱甚至消失，出现肠麻痹。

2. 肠腔膨胀、积气积液

肠梗阻的进一步发展，在梗阻以上肠腔出现大量积气积液，肠管也随之逐渐扩张、肠壁变薄。梗阻以下肠管则塌陷空虚。肠腔内气体 70% 是咽下的空气，30% 是血液弥散至肠腔内和肠腔内细菌发酵所产生。这些气体大部分为氮气，很少能向血液内弥散，因而易引起肠腔膨胀。肠腔内的液体，一部分是饮入的液体，大部分则是胃肠道的分泌液。

肠腔膨胀及各种刺激使分泌增加，但扩张、壁薄的肠管吸收功能障碍，因而使肠腔积液不断增加。

3. 肠壁充血水肿、通透性增加

若肠梗阻再进一步发展，则出现肠壁毛细血管和小静脉的淤血、肠壁水肿、肠壁通透性增加、液体外渗，肠腔内液体可渗透至腹腔，血性渗液可进入肠腔。如肠腔内压力增高，使小动脉血流受阻，肠壁上出现小出血点，严重者，可出现点状坏死和穿孔。此时肠壁血运障碍，细菌和毒素可以透过肠壁渗至腹腔内，引起腹膜炎。

（二）全身性病理生理变化

由于不能进食、呕吐、脱水、感染而引起的体液、电解质和酸碱平衡失调以致中毒性休克等。

1. 水和电解质缺失

大量体液丧失是急性肠梗阻引起的一个重要的病理生理变化。正常时胃肠道分泌液每天约 8000mL，绝大部分在小肠吸收回到血液循环，仅约 500mL 通过回盲瓣到达结肠。肠梗阻时回吸收障碍而液体自血液向肠腔继续渗出，于是消化液不断地积聚于肠腔内，形成大量的第三间隙液，实际上等于丧失到体外。再加上梗阻时呕吐丢失，可以迅速导致血容量减少和血液浓缩。体液的丢失也伴随大量电解质的丢失，高位肠梗阻时更为显著，低位肠梗阻时，积存在肠管内的胃肠液可达 5～10L 之多。这些胃肠液约与血浆等渗，所以在梗阻初期是等渗性的脱水。胆汁、胰液及肠液均为碱性，含有大量的 HCO_3^-，加上组织灌注不良，酸性代谢产物增加，尿量减少，很容易引起酸中毒。胃液中钾离子浓度约为血清钾离子的两倍，其他消化液中钾离子浓度与血清钾离子浓度相等，因此，肠梗阻时也丧失大量钾离子，血钾浓度降低，引起肠壁肌张力减退，加重肠腔膨胀。

2. 对呼吸和心脏功能的影响

由于肠梗阻时肠腔膨胀使腹压增高，横膈上升，腹式呼吸减弱，可影响肺泡内气体交换。同时可影响下腔静脉血液回流，使心输出量明显减少，出现呼吸循环功能障碍，甚至加重休克。

3. 感染和中毒性休克

梗阻以上的肠内容物郁积、发酵、细菌繁殖并生成许多毒性产物，肠管极度膨胀，肠壁通透性增加，在肠管发生绞窄，失去活力时，细菌和毒素可透过肠壁到腹腔内引起感染，又经过腹膜吸收进入血液循环，产生严重的毒血症状甚至中毒性休克。这种感染性肠液在手术时如不经事先减压清除，梗阻解除后毒素可经肠道吸收迅速引起中毒性休克。再由于肠梗阻时，大量失水引起血容量减少，一旦发生感染和中毒，往往造成难复性休克，既有失液、失血，又有中毒因素的严重休克，可致脑、心、肺、肝、肾及肾上腺等重要脏器的损害，休克难以纠正。

总之，肠梗阻的病理生理变化程度随着梗阻的性质和部位不同而有差别。高位小肠梗阻容易引起脱水和电解质失衡，低位肠梗阻容易引起肠膨胀和中毒症状，绞窄性肠梗阻容易引起休克，结肠梗阻或闭袢性肠梗阻容易引起肠坏死、穿孔和腹膜炎。梗阻晚期，机体抗病能力明显低下，各种病理生理变化均可出现了。

三、临床表现

（一）症状

由于肠梗阻发生的急缓、病因不同、部位的高低及肠腔堵塞的程度不同而有不同的临床表现，但肠内容物不能顺利通过肠腔而出现腹痛、呕吐、腹胀和停止排便排气的四大症状是共同的临床表现。

1. 腹痛

腹痛是肠梗阻最先出现的症状。腹痛多在腹中部脐周围，呈阵发性绞痛，伴有肠鸣音亢进，这种疼痛是由于梗阻以上部位的肠管强烈蠕动所致。腹痛是间歇性发生，在每次肠蠕动开始时出现，由轻微疼痛逐渐加重，达到高峰后即行消失，间隔一段时间后，再次发生。腹痛发作时，患者常可感觉有气体在肠内窜行，到达梗阻部位而不能通过时，疼痛最重，如有不完全性肠梗阻时，气体通过后则感疼痛立即减轻或消失。如腹痛的间歇期不断缩短，或疼痛呈持续性伴阵发性加剧，且疼痛较剧烈时，则肠梗阻可能是单纯性梗阻发展至绞窄性梗阻的表现。腹痛发作时，还可出现肠型或肠蠕动波，患者自觉似有包块移动，此时可听到肠鸣音亢进。当肠梗阻发展至晚期，梗阻部位以上肠管过度膨胀，收缩能力减弱，则阵痛的程度和频率都减低，当出现肠麻痹时，则不再出现阵发性绞痛，而呈持续性的胀痛。

2. 呕吐

呕吐的程度和呕吐的性质与梗阻程度和部位有密切关系。肠梗阻的早期呕吐是反射性的，呕吐物为食物或胃液。然后有一段静止期，再发呕吐时间视梗阻部位而定，高位小肠梗阻，呕吐出现较早而频繁，呕吐物为胃液、十二指肠液和胆汁，大量丢失消化液，短期内出现脱水、尿少、血液浓缩，或代谢性酸中毒。如低位小肠梗阻时呕吐出现较晚，多为肠内容物在梗阻以上部位郁积到相当程度后，肠管逆蠕动出现反流性呕吐，吐出物可为粪样液体，或有粪臭味。如有绞窄性梗阻，呕吐物为血性或棕褐色。结肠梗阻仅在晚期才出现呕吐。麻痹性肠梗阻的呕吐往往为溢出样呕吐。

3. 腹胀

腹部膨胀是肠腔内积液、积气所致。一般在梗阻发生一段时间后才出现，腹胀程度与梗阻部位有关。高位小肠梗阻由于频繁呕吐，腹胀不显著，低位小肠梗阻则腹胀较重，可呈全腹膨胀，或伴有肠型。闭袢性肠梗阻可以出现局部膨胀，叩诊鼓音。而结肠梗阻如回盲部关闭可以显示腹部高度膨胀而且不对称。慢性肠梗阻时腹胀明显，肠型与蠕动波也较明显。

4. 停止排便排气

有无大便和肛门排气，与梗阻程度有关。在完全性梗阻发生后排便排气即停止。少数患者因梗阻以下的肠管内尚有残存的粪便及气体，由于梗阻早期，肠蠕动增加，这些粪便及气体仍可排出，不能因此而否定肠梗阻的存在。在某些绞窄性肠梗阻如肠套叠、肠系膜血管栓塞，患者可自肛门排出少量血性黏液或果酱样便。

（二）体征

1. 全身情况

单纯性肠梗阻早期多无明显全身变化。但随梗阻后症状的出现，呕吐、腹胀、丢失消化液，可发生程度不等的脱水。若发生肠绞窄、坏死穿孔，出现腹膜炎时，则出现发热、畏寒等中毒表现。

一般表现为急性痛苦病容，神志清楚，当脱水或有休克时，可出现神志萎靡、淡漠、恍惚、甚至昏迷。肠梗阻时由于腹胀使膈肌上升，影响心肺功能，呼吸受限、急促，有酸中毒时，呼吸深而快。体温在梗阻晚期或绞窄性肠梗阻时，由于毒素吸收，体温升高，伴有严重休克时体温反而下降。由于水和电解质均有丢失，多属等渗性脱水，表现全身乏力，眼窝、两颊内陷，唇舌干燥，皮肤弹性减弱或消失。急性肠梗阻患者必须注意血压变化，可由于脱水、血容量不足或中毒性休克发生，而使血压下降。患者有脉快、面色苍白、出冷汗、四肢厥冷等末梢循环衰竭时，血压多有下降，表示有休克存在。

2. 腹部体征

腹部体征可按视、触、叩、听的顺序进行检查。

急性肠梗阻的患者，一般都有不同程度的腹部膨胀，高位肠梗阻多在上腹部，低位小肠梗阻多在脐区，麻痹性肠梗阻呈全腹性膨隆。闭襻性肠梗阻可出现不对称性腹部膨隆。机械性梗阻时，常可见到肠型及蠕动波。

腹部触诊时，可了解腹肌紧张的程度、压痛范围和反跳痛等腹膜刺激征，应常规检查腹股沟及股三角，以免漏诊嵌顿疝。单纯性肠梗阻时腹部柔软，肠管膨胀可出现轻度压痛，但无其他腹膜刺激征。绞窄性肠梗阻时，可有固定性压痛和明显腹膜刺激征，有时可触及绞窄的肠襻或痛性包块。压痛明显的部位，多为病变所在，痛性包块常为受绞窄的肠襻。回盲部肠套叠时，腊肠样平滑的包块常在右中上腹；蛔虫性肠梗阻时可为柔软索状团块，有一定移动度；乙状结肠梗阻扭转时包块常在左下腹或中下腹；癌肿性包块多较坚硬而疼痛较轻；腹外疝嵌顿多为圆形突出腹壁的压痛性肿块。

腹部叩诊时，肠管胀气为鼓音，绞窄的肠襻因水肿、渗液为浊音。因肠管绞窄腹腔内渗液，可出现移动性浊音，必要时腹腔穿刺检查，如有血性腹腔积液，则为肠绞窄证据。

腹部听诊主要是了解肠鸣音的改变。机械性肠梗阻发生后，腹痛发作时肠鸣音亢进，随着肠腔积液增加，可出现气过水声，肠管高度膨胀时可听到高调金属音。麻痹性肠梗阻或机械性肠梗阻的晚期，则肠鸣音减弱或消失。正常肠鸣音一般在 3～5 次/分，

5 次／分以上为肠鸣音亢进，少于 3 次为减弱，3min 内听不到肠鸣音为消失。

（三）实验室检查

单纯性肠梗阻早期各种化验检查变化不明显。梗阻晚期或有绞窄时，由于失水和血液浓缩，化验检查为判断病情及疗效可提供参考。

(1) 血常规：血红蛋白、血球压积因脱水和血液浓缩而升高，与失液量成正比。尿比重升高，多在 1.025 ～ 1.030。白细胞计数对鉴别肠梗阻的性质有一定意义，单纯性肠梗阻正常或轻度增高，绞窄性肠梗阻可达 (15 ～ 20)×10^9/L，中性粒细胞亦增加。

(2) 血 pH 及二氧化碳结合力下降，说明有代谢性酸中毒。

(3) 血清 Na$^+$、K$^+$、Cl$^-$ 等离子在早期无明显变化，但随梗阻存在，自身代谢调节的作用，内生水和细胞内液进入循环而稀释，使 Na$^+$、Cl$^-$ 等逐渐下降，在无尿或酸中毒时，血清 K$^+$ 可稍升高，随着尿量的增加和酸中毒的纠正而大量排 K$^+$，血清 K$^+$ 可突然下降。

（四）X 线检查

这是急性肠梗阻常用的检查方法，常能对明确梗阻是否存在、梗阻的位置、性质及梗阻的病因提供依据。

1. 腹部平片检查

肠管的气液平面是肠梗阻特有的 X 线表现。摄片时最好取直立位，如体弱不能直立时可取侧卧位。在梗阻发生 4 ～ 6h 后，由于梗阻近端肠腔内积存大量气体和液体，肠管扩张，小肠扩张在 3cm 以上，结肠扩张在 6cm 以上，黏膜皱襞展平消失，小肠皱襞呈环形伸向腔内，呈"鱼骨刺"样的环形皱襞，多见于空肠梗阻。而回肠梗阻时，黏膜皱襞较平滑，至晚期时小肠肠襻内有多个液平面出现，典型的呈阶梯状。根据 Mall 描述将小肠分布位置分为五组：空肠上段为第一组，位于左上腹；第二组为空肠下段，在左下腹；第三组为回肠上段在脐周围；第四组为回肠中段，在右上腹；第五组为回肠下段，在右下腹。这样可以判断梗阻在小肠的上段、中段还是下段。结肠梗阻与小肠梗阻不同，因梗阻结肠近端肠腔内充气扩张，回盲瓣闭合良好时，形成闭袢性梗阻，结肠扩张十分显著，尤以壁薄的右半结肠为著，盲肠扩张超过 9cm。结肠梗阻时的液平面，多见于升、降结肠或横结肠的凹下部分。由于结肠内有粪块堆积，液平面可呈糊状。如结肠梗阻时回盲瓣功能丧失，小肠内也可出现气液平面，此时应注意鉴别。

2. 肠梗阻的造影检查

考虑有结肠梗阻时，可作钡剂灌肠检查。检查前清洁灌肠，以免残留粪块造成误诊。肠套叠、乙状结肠扭转和结肠癌等，可明确梗阻部位、程度及性质。多数为肠腔内充盈缺损及狭窄。在回结肠或结肠套叠时，可见套入的肠管头部呈新月形或杯口状阴影。乙状结肠扭转时，钡柱之前端呈圆锥形或鹰嘴状狭窄影像。另外钡剂或空气灌肠亦有治疗作用。早期轻度盲肠或乙状结肠扭转，特别是肠套叠，在钡（或空气）灌肠的压力下，就可将扭转或套叠复位，达到治疗目的。

肠梗阻时的钡餐检查，由于肠道梗阻，通过时间长，可能加重病情或延误治疗，多不宜应用。而水溶性碘油造影，视梗阻部位，特别是高位梗阻时，可以了解梗阻的原因及部位。

(五)B超检查

B超检查有助于了解肠管积液扩张的情况，判断梗阻的性质和部位，观察腹腔积液及梗阻原因。肠梗阻患者B超常见到梗阻部位以上的肠管有不同程度的扩张，管径增宽，肠腔内有形态不定的强回声光团和无回声的液性暗区。如为实质性病变显示更好，在肠套叠时B超横切面可见"靶环"状的同心圆回声，纵切面可显示套入肠管的长度，蛔虫团引起的肠梗阻可见局部平行旋涡状光带回声区。如肠管扩张明显，大量腹腔积液，肠蠕动丧失，可能发生绞窄性肠梗阻或肠坏死。

四、诊断与鉴别诊断

急性肠梗阻的诊断，首先需要确定是否有肠梗阻存在，还必须对肠梗阻的程度、性质、部位及原因做出较准确的判断。

(一)肠梗阻是否存在

典型的肠梗阻具有阵发性腹部绞痛、呕吐、腹胀、停止排气排便四大症状及肠型、肠鸣音亢进等表现，诊断一般并不困难。但对于不典型病例、早期病例及不完全性肠梗阻，诊断时有一定困难，可借助X线检查给予帮助。一时难以确诊者，可一边治疗，一边观察，以免延误治疗。诊断时应特别注意与急性胰腺炎、胆绞痛、泌尿系结石、卵巢囊肿扭转等鉴别，应作相关疾病的有关检查，以排除这些疾病。

(二)肠梗阻的类型

鉴别是机械性肠梗阻还是动力性肠梗阻（尤以麻痹性肠梗阻）。机械性肠梗阻往往有肠管器质性病变，如粘连、压迫或肠腔狭窄等，晚期虽可出现肠麻痹，但X线平片检查有助于鉴别。动力性肠梗阻常继发于其他原因，如腹腔感染、腹部外伤、腹膜后血肿、脊髓损伤或有精神障碍等，麻痹性肠梗阻虽有腹部膨胀，但肠型不明显、无绞痛、肠鸣音减弱或消失，这些与机械性梗阻的表现不同。

(三)肠梗阻的性质

鉴别是单纯性还是绞窄性肠梗阻。在急性肠梗阻的诊断中，这两者的鉴别极为重要。因为绞窄性肠梗阻肠壁有血运障碍，随时有肠坏死和腹膜炎、中毒性休克的可能，不及时治疗可危及生命。但两者的鉴别有时有一定困难，有以下表现时应考虑有绞窄性肠梗阻的可能：

(1)腹痛剧烈：阵发绞痛转为持续性痛伴阵发性加重。

(2)呕吐出现较早且频繁，呕吐物呈血性或咖啡样。

(3)腹胀不对称，有局部隆起或有孤立胀大的肠襻。

(4) 出现腹膜刺激征或有固定局部压痛和反跳痛，肠鸣音减弱或消失。

(5) 腹腔有积液，腹穿为血性液体。

(6) 肛门排出血性液体或肛指检查发现血性黏液。

(7) 全身变化出现早，如体温升高，脉率增快，白细胞计数升高，很快出现休克。

(8) X 线腹部平片显示有孤立胀大的肠襻，位置固定不变。

(9) B 超提示肠管扩张显著，大量腹腔积液。单纯性与绞窄性梗阻的预后不同，有人主张在两者不能鉴别时，在积极准备下以手术探查为妥，不能到绞窄症状很明显时才手术探查，以免影响预后。

（四）肠梗阻的部位

鉴别高位小肠梗阻还是低位小肠梗阻，或是结肠梗阻。由于梗阻部位不同，临床表现也有所差异。高位小肠梗阻呕吐早而频，腹胀不明显；低位小肠梗阻呕吐出现晚而次数少，呕吐物呈粪样，腹胀显著；结肠梗阻，由于回盲瓣作用，阻止逆流，以致结肠高度膨胀形成闭袢性梗阻，其特点是进行性结肠胀气，可导致盲肠坏死和破裂，而腹痛较轻，呕吐较少，腹胀不对称，必要时以钡灌肠明确诊断。

（五）梗阻的程度

鉴别完全性还是不完全性肠梗阻。完全性肠梗阻发病急，呕吐频，停止排便排气，X 线腹部平片显示小肠内有气液平面呈阶梯状，结肠内无充气；不完全性肠梗阻发病缓，病情较长，腹痛轻，间歇较长，可无呕吐或偶有呕吐，每有少量排便排气，常在腹痛过后排少量稀便，腹部平片示结肠内少量充气。

（六）肠梗阻的原因

肠梗阻的病因要结合年龄、病史、体检及 X 线检查等综合分析，尽可能做出病因诊断，以便进行正确的治疗。

1. 年龄因素

新生儿肠梗阻以肠道先天性畸形为多见，1 岁以内小儿以肠套叠最为常见，1～2 岁嵌顿性腹股沟斜疝的发生率较高，3 岁以上的儿童应注意蛔虫团引起的肠梗阻，青壮年以肠扭转、肠粘连、绞窄性腹外疝较多，老年人则以肿瘤、乙状结肠扭转、粪便堵塞等为多见。

2. 病史

如有腹部手术史、外伤史或腹腔炎症疾病史多为肠粘连或粘连带压迫所造成的肠梗阻；如患者有结核病史，或有结核病灶存在，应考虑有肠结核或腹腔结核引起的梗阻；如有长期慢性腹泻、腹痛应考虑有节段性肠炎合并肠狭窄；饱餐后剧烈活动或劳动考虑有肠扭转；如有心血管疾病，突然发生绞窄性肠梗阻，应考虑肠系膜血管病变的可能。

3. 根据检查结果

肠梗阻患者除了腹部检查外，一定要注意腹股沟部检查，除外腹股沟斜疝、股疝嵌顿引起的梗阻，直肠指诊应注意有无粪便堵塞及肿瘤等，指套有果酱样大便时应考虑肠套叠。腹部触及肿块应多考虑为肿瘤性梗阻。大多数肠梗阻的原因比较明显，少数病例一时找不到梗阻的原因，需要在治疗过程中反复检查，再结合 X 线表现，或者在剖腹探查中才能明确。

五、治疗

肠梗阻的治疗要根据病因、性质、部位、程度和患者的全身性情况来决定，包括非手术治疗和手术治疗。不论是否采取手术治疗，总的治疗原则：

(1) 纠正肠梗阻引起的全身生理紊乱，纠正水、电解质及酸碱平衡紊乱。

(2) 去除造成肠梗阻的原因，采用非手术治疗或手术治疗。

(一) 非手术治疗

非手术治疗措施也适用于每一个肠梗阻的患者，部分单纯性肠梗阻患者，经非手术疗法症状完全解除可免予手术，麻痹性肠梗阻，主要采用非手术疗法。对于需要手术的患者，这些措施为手术治疗创造条件也是必不可少的。

1. 禁食、胃肠减压

这是治疗肠梗阻的重要措施之一。肠梗阻患者应尽早给予胃肠减压，有效的胃肠减压可减轻腹胀，改善肠管的血运，有利于肠道功能的恢复。腹胀减轻还有助于改善呼吸和循环功能。胃肠减压的方法是经鼻将减压管放入胃或肠内，然后利用胃肠减压器的吸引或虹吸作用将胃肠中气体和液体抽出，由于禁饮食，下咽的空气经过有效的减压，可使扭曲的肠襻得以复位，肠梗阻缓解。减压管有较短的单腔管 (Levin 管)，可以放入胃或十二指肠内，这种减压管使用简便，对预防腹胀和高位小肠梗阻效果较好，另一种为较长的单腔或双腔管 (Miller-Abbot 管)，管头端附有薄囊，待通过幽门后，囊内注入空气，利用肠蠕动，可将管带至小肠内梗阻部位，对低位小肠梗阻可能达到更有效的减压效果。缺点是插管通过幽门比较困难，有时需在透视下确定管的位置，比较费时。

2. 纠正水、电解质和酸碱平衡紊乱

失水和电解质酸碱平衡紊乱是肠梗阻的主要生理改变，必须及时给予纠正。补给的液体应根据病史、临床表现及必要的化验结果来决定，掌握好"缺什么，补什么；缺多少，补多少"和"边治疗、边观察、边调整"的原则。

(1) 补充血容量：由于大量体液的丧失，引起血容量不足，甚至休克。应快速按"先快后慢"来补充液体。失水的同时有大量电解质的丧失，也应按"先盐后糖"(先补充足够的等渗盐水，然后再补充葡萄糖溶液)来补给，绞窄性肠梗阻患者有大量血浆和血液的丢失，还需补充血浆或全血。一般按下列方法来决定补液量：

当天补液量＝当天正常需要量＋当天额外丧失量＋既往丧失量的一半

当天正常需要量：成人每天 2000 ～ 2500mL，其中等渗盐水 500mL，余为 5％或 10％葡萄糖液。

当天额外丧失量：指当天因呕吐、胃肠减压等所丧失的液体。胃肠液一般按等渗盐

水：糖＝2：1补给。

既往丧失量：指发病以来，因呕吐、禁食等所欠缺的液体量，可按临床症状来估计。

在补液过程，必须注意血压、脉搏、静脉充盈程度、皮肤弹性及尿量和尿比重的变化，必要时监测中心静脉压 (CVP) 变化，在 CVP 不超过 1.18kPa(12cmH$_2$O) 时认为是安全的。

肠梗阻时，一般都缺钾，待尿量充分时可适量补充钾盐。

(2) 纠正酸中毒：肠梗阻患者大多伴有代谢性酸中毒，患者表现为软弱、嗜睡、呼吸深快，血液 pH、HCO$_3^-$、BE 均降低。估计碱量补充的常用方法。

补充碱量 (mmol) ＝ (正常 CO$_2$ － CP －测得患者 CO$_2$ － CP)mmol× 患者体重 (kg)

1 克 NaHCO$_3$ 含 HCO$_3^-$ 12mmol

1 克乳酸钠含 HCO$_3^-$ 9mmol

补碱时可先快速给予 1/2 计算量，以后再作血气分析结果及患者呼吸变化情况决定是否继续补充。

3. 抗生素的应用

应用抗生素可以减低细菌性感染，抑制肠道细菌，减少肠腔内毒素的产生和吸收，减少肺部感染等。一般单纯性肠梗阻不需应用抗生素，但对绞窄性肠梗阻或腹腔感染者，需应用抗生素以控制感染。抗生素选择应针对肠道细菌，以广谱抗生素及对厌氧菌有效的抗生素为好。

4. 中医中药治疗

(1) 针刺治疗：针刺疗法具有增强和调整胃肠蠕动作用，对较轻病例可达治疗目的，特别对麻痹性肠梗阻效果较好。常用主穴：足三里、合谷、天枢、中脘。呕吐者加上脘，腹胀重者加大肠俞，腹痛加内关。可用强刺激手法，或用电针，留针半小时至 1h。还可用耳针：交感、大肠、小肠。也有水针穴位注射，可选用新斯的明，足三里各注射 0.25mg，或 10% 葡萄糖各注射 10mL。

(2) 中药治疗：中药以通里攻下为主，辅以理气活血化瘀、清热解毒等方剂。常用的有：

复方大承气汤：适用于痞结型肠梗阻，肠腔积液少者。组成：炒莱菔子 30g，厚朴、枳实各 15g，生军 158(后下)，芒硝 15 ～ 308(冲服)。水煎服或胃管注入，每日 1 ～ 2 付。

甘遂通结汤：适用于痞结型肠梗阻，肠腔积液多者。组成：甘遂末 0.6 ～ 0.9g(冲服)，桃仁、牛膝各 10g，木香 10g，生军 10 ～ 24g(后下)。水煎服或胃管注入，每日 1 ～ 2 付。

肠粘连松解汤：用于粘连性肠梗阻或不完全性肠梗阻，表现为气滞血瘀者。组成：炒莱菔子、厚朴各 15g，木香、乌药、桃仁、赤芍、番泻叶、芒硝 (冲服) 各 10g0 水煎服，每日 1 ～ 2 付。

温脾汤：用于偏寒型肠梗阻。组成：大黄 15g，附子 10g，干姜、人参、甘草各 6g。水煎服，每日 1 ～ 2 付。

(3) 其他疗法：颠簸疗法：适用于早期肠扭转的患者。推拿、按摩疗法：适用于腹胀不重，无腹膜刺激症状的单纯性肠梗阻、肠粘连、肠扭转、蛔虫性肠梗阻时。总攻疗法：在一段时间内，综合各种中西医有效措施，发挥协同作用，产生最大的通下作用，以克服肠内容物通过障碍，缩短疗程。但总攻疗法应慎重，时间应控制在 20h 之内。

在非手术治疗过程中，要严格观察患者的全身和腹部变化，必要时进行 X 线检查，随时判断梗阻是否解除，或是否需要中转手术。

肠梗阻解除的指征：全身情况改善，患者安静入睡；自觉腹痛明显减轻或基本消失；腹胀明显减轻或消失，肠型包块消散；高调肠鸣音消失；通畅的排气排便；X 线腹部平片液平面消失。

在非手术治疗过程中，观察不宜过长，一般单纯性肠梗阻可观察 24～48h，而绞窄性肠梗阻不宜超过 4～6h，根据情况及时中转手术。

(4) 中转手术指征：全身情况恶化，神志恍惚，烦躁甚至昏迷，脉率增快，体温升高；腹痛加重，由阵发性疼痛转为持续性疼痛，或腹痛很重转为无腹痛反应；腹软或轻压痛变为腹肌紧张及反跳痛，肠鸣音亢进转为减弱或消失；出现移动性浊音，腹腔穿刺有血性液体！白细胞及中性粒细胞计数增多；X 线腹部平片显示肠管膨胀加重，横径增宽，液平面增大；粘连性肠梗阻或反复发作的肠梗阻，梗阻缓解不满意，有复发因素存在者；老年肠梗阻患者，有肿瘤可能时亦应考虑中转手术。

(二) 手术治疗

手术是急性肠梗阻的重要治疗方法，大多数急性肠梗阻需要手术解除。手术治疗原则：争取较短时间内以简单可靠的方法解除梗阻，恢复肠道的正常功能。手术大致有四种：

(1) 解决引起梗阻的原因。

(2) 肠切除肠吻合术。

(3) 短路手术。

(4) 肠造瘘或肠外置术。肠梗阻的手术方式应根据梗阻的性质、原因、部位及患者的具体情况决定，各种术式有其不同的适应证和要求，选择得当则可获得最佳临床效果。

1. 肠切除术

由于某种原因使一段肠管失去生理功能或存活能力，如绞窄性肠坏死、肠肿瘤、粘连性团块、先天性肠畸形(狭窄、闭锁)需要行肠段切除术。切除范围要视病变范围而决定。

在绞窄性肠梗阻行肠切除时要根据肠襻的血运情况而决定部分肠切除术，合理判断肠壁生机是否良好，这是正确处理绞窄性肠梗阻的基础，如将可以恢复生机的肠襻行不必要的切除，或将已丧失活力的肠襻纳回腹腔，均会给患者带来损害，甚至危及生命。首先应正确鉴定肠壁生机，在肠襻的绞窄已经解除以后，用温热盐水纱布包敷 5～10min，或在肠系膜根部用 0.5% 奴夫卡因行封闭注射以解除其可能存在的血管痉挛现象，如仍有下列现象存在，可作为判断肠管坏死的依据：

(1) 肠管颜色仍为暗紫色或发黑无好转。

时诊断、恰当的处理，减少病死率。

急性肠梗阻的预防在某些类型的肠梗阻是可能的。如术后粘连性肠梗阻，在进行腹部手术时，操作轻柔，尽量减少脏器浆膜和腹膜的损伤，防止或减少术中胃肠道内容物对腹腔的污染，术后尽早恢复胃肠道蠕动功能，对预防粘连性肠梗阻有积极作用。有报告近年来在腹部手术后，腹腔内置入透明质酸酶可有效减少肠粘连的发生。积极防治肠蛔虫病是预防蛔虫团堵塞性肠梗阻的有效措施。避免饱食后强体力劳动或奔跑，可减少肠扭转的发生。腹腔内炎症及结核等病变，应积极治疗避免发展成粘连或狭窄，如患者存在发生肠梗阻的因素，应嘱患者注意饮食，以防止或减少肠梗阻的发病。

第四节 急性腹膜炎

一、病因及分类

（一）病因

1. 原发性腹膜炎

原发性腹膜炎是指腹腔内并无明显的原发感染病灶，病原体经血行、淋巴或经肠壁、女性生殖系统进入腹腔而引起的腹膜炎，较继发性腹膜炎少见。

(1) 常发病的患者：

1) 婴儿和儿童。

2) 患肾病综合征的儿童。

3) 肝硬化腹腔积液患者。

4) 免疫功能抑制的患者，如肾移植或用皮质类固醇治疗的血液病患者。

5) 全身性红斑狼疮患者。

(2) 致病因素：儿童期原发性腹膜炎的主要致病菌是肺炎球菌和链球菌，可能经呼吸道或泌尿道侵入，经血行播散到达腹膜腔；在成人则多为肠道的内源性细菌所致，经女性生殖道上行性感染的细菌种类较多。

2. 继发性脓性腹膜炎

(1) 腹内脏器穿孔以急性阑尾炎穿孔最为常见，其次是胃、十二指肠溃疡穿孔，其他还有胃癌、结肠癌穿孔、胆囊穿孔、炎症性肠病和伤寒溃疡穿孔等。

(2) 肠道和腹内脏器炎症，如阑尾炎、憩室炎、坏死性肠炎、克罗恩病、胆囊炎、胰腺炎和女性生殖器官的化脓性炎症等。

(3) 腹部钝性或穿透性损伤致腹内脏器破裂或穿孔。

(4) 手术后腹腔污染或吻合瘘。

(5) 机械性绞窄性肠梗阻和血运性肠梗阻，如肠扭转、肠套叠、闭袢性肠梗阻、肠坏死、肠系膜血管栓塞或血栓形成等。

(6) 医源性损伤，如结肠镜检查时结肠穿孔、肝活检或经皮肝穿刺、胆管造影的胆管瘘、腹腔穿刺后小肠损伤等。

（二）分类

将腹膜炎分为不同类型，主要是为了治疗上的需要。然而这些类型在一定条件下是可以互相转化的，如溃疡穿孔早期为化学性腹膜炎，经过 6 ～ 12h 后可转变成为细菌性化脓性腹膜炎；弥漫性腹膜炎可发展为局限性腹膜炎。相反，局限性腹膜炎也可发展为弥漫性腹膜炎。

1. 根据腹膜炎的发病机制分类

(1) 原发性腹膜炎：临床上较少见，是指腹腔内无原发病灶，病原菌是经由血液循环、淋巴途径或女性生殖系统等而感染腹腔所引起的腹膜炎。

(2) 继发性腹膜炎：是临床上最常见的急性腹膜炎，继发于腹腔内的脏器穿孔，脏器的损伤破裂，炎症和手术污染。常见病因有阑尾炎穿孔，胃及十二指肠溃疡急性穿孔，急性胆囊炎透壁性感染或穿孔，伤寒肠穿孔，及急性胰腺炎，女性生殖器官化脓性炎症或产后感染等含有细菌的渗出液进入腹腔引起的腹膜炎。

2. 根据病变范围分类

(1) 局限性腹膜炎：腹膜炎局限于病灶区域或腹腔的某一部分，如炎症由于大网膜和肠曲的包裹形成局部脓肿，如阑尾周围脓肿，膈下脓肿，盆腔脓肿等。

(2) 弥漫性腹膜炎：炎症范围广泛而无明显界限，临床症状较重，若治疗不及时可造成严重后果。

3. 根据炎症性质分类

(1) 化学性腹膜炎：是由于胃酸、十二指肠液、胆盐、胆酸、胰液的强烈刺激而致化学性腹膜炎，见于溃疡穿孔，急性出血坏死性胰腺炎等，此时腹腔渗液中无细菌繁殖。

(2) 细菌性腹膜炎：是由细菌及其产生的毒素刺激引起的腹膜炎。如空腔脏器穿孔 8h 后多菌种的细菌繁殖化脓，产生毒素。

二、病理生理

(1) 腹膜受细菌侵犯或消化液（胃液、肠液、胆汁、胰液）刺激后，腹膜充血，由肥大细胞释放组胺和其他渗透因子，使血管通透性增加，渗出富于中性粒细胞、补体、调理素和蛋白质的液体。细菌和补体及调理素结合后就被吞噬细胞在局部吞噬，或进入区域淋巴管。间皮细胞受损伤可释放凝血活酶，使纤维蛋白原变成纤维素。纤维素在炎症病灶的周围沉积，使病灶与游离腹腔隔开，阻碍细菌和毒素的吸收。如果感染程度轻，机体抵抗力强，治疗及时，腹膜炎可以局限化，甚至完全吸收消退。反之，局限性腹膜炎亦可发展成为弥漫性腹膜炎。由于大量中性粒细胞的死亡、组织坏死、细菌和纤维蛋白凝固，渗出液逐渐由清变浊，呈脓性。大肠杆菌感染的脓液呈黄绿色，稍稠，如合并厌氧菌混合感染，脓液有粪臭味。

（2）肠道浸泡在脓液中，可发生肠麻痹。肠管内积聚大量空气和液体，使肠腔扩张。肠腔内积液、腹腔内大量炎性渗液、腹膜和肠壁及肠系膜水肿，使水、电解质和蛋白质丢失在第三间隙，细胞外液体量锐减，加上细菌和毒素吸入血，导致低血容量和感染中毒性休克，引起内分泌、肾、肺、心、脑代谢等一系列改变。常发生代谢性酸中毒、急性肾衰竭和成人型呼吸窘迫综合征，最终导致不可逆性休克和患者死亡。

三、临床表现

（一）症状

急性腹膜炎的主要临床表现，早期为腹膜刺激症状如（腹痛、压痛、腹肌紧张和反跳痛等）。后期由于感染和毒素吸收，主要表现为全身感染中毒症状。

1. 腹痛

腹痛是腹膜炎最主要的症状。疼痛的程度随炎症的程度而异，但一般都很剧烈，不能忍受，且呈持续性。深呼吸、咳嗽，转动身体时都可加剧疼痛，故患者不易变动体位。疼痛多自原发灶开始，炎症扩散后蔓延及全腹，但仍以原发病变部位较为显著。

2. 恶心、呕吐

恶心、呕吐为早期出现的常见症状。开始时因腹膜受刺激引起反射性的恶心呕吐，呕吐物为胃内容物。后期出现麻痹性肠梗阻时，呕吐物转为黄绿色的含胆汁液，甚至为棕褐色粪样肠内容物。由于呕吐频繁可出现严重脱水和电解质紊乱。

3. 发热

突然发病的腹膜炎，开始时体温可以正常，之后逐渐升高。老年衰弱的患者，体温不一定随病情加重而升高。脉搏通常随体温的升高而加快。如果脉搏增快而体温下降，多为病情恶化的征象，必须及早采取有效措施。

4. 感染中毒

当腹膜炎进入严重阶段时，常出现高热、大汗口干、脉快，呼吸浅促等全身中毒表现。后期由于大量毒素吸收，患者则处于表情淡漠，面容憔悴，眼窝凹陷，口唇发绀，肢体冰冷，舌黄干裂，皮肤干燥、呼吸急促、脉搏细弱，体温剧升或下降，血压下降、休克、酸中毒。若病情继续恶化，终因肝肾功能衰弱及呼吸循环衰竭而死亡。

（二）体征

由于致病原因的不同，腹膜炎可以突然发生，也可以逐渐发生。例如，胃、十二指肠溃疡急性穿孔或空腔脏器损伤破裂所引起的腹膜炎，常为突然发生；而急性阑尾炎等引起者，则多先有原发病的症状，而后再逐渐出现腹膜炎征象。

1. 腹胀

腹部体征表现为腹式呼吸减弱或消失，并伴有明显腹胀。腹胀加重常是判断病情发展的一个重要标志。

2. 压痛及反跳痛

压痛及反跳痛是腹膜炎的主要体征，始终存在，通常是遍及全腹而以原发病灶部位最为显著。

3. 腹肌紧张程度

腹肌紧张程度随病因和患者全身情况的不同而轻重不一。突发而剧烈的刺激，胃酸和胆汁这种化学性的刺激，可引起强烈的腹肌紧张，甚至呈"木板样"强直，临床上称"板样腹"。而老年人、幼儿或极度虚弱的患者，腹肌紧张可以很轻微而被忽视。

4. 腹部叩诊

当全腹压痛剧烈而不易用扣诊的方法去辨别原发病灶部位时，轻轻叩诊全腹部常可发现原发病灶部位有较显著的叩击痛，对定位诊断很有帮助。腹部叩诊可因胃肠胀气而呈鼓音。

5. 腹部听诊

胃肠道穿孔时，因腹腔内有大量游离气体平卧位叩诊时常发现肝浊音界缩小或消失。腹腔内积液多时，可以叩出移动性浊音，也可以用来为腹腔穿刺定位。听诊常发现肠鸣音减弱或消失。

6. 直肠指诊

如直肠前窝饱满及触痛，则表示有盆腔感染存在。

四、辅助检查

（一）化验检查

血常规检查示白细胞计数增高，但病情严重或机体反应低下时，白细胞计数并不高，仅有中性粒细胞比例升高或毒性颗粒出现。

（二）X线检查

腹部 X 线检查可见肠腔普遍胀气并有多个小气液面等肠麻痹征象，胃肠穿孔时，多数可见膈下游离气体存在（应立位透视），这在诊断上具有重要意义。体质衰弱的患者，或因有休克而不能站立透视的患者，可行侧卧摄片也能显示有无游离气体存在。

五、诊断

根据腹痛病史，结合典型体征，白细胞计数及腹部 X 线检查等，诊断急性腹膜炎一般并不困难。

（一）致病菌

一般空腔脏器穿孔引起的腹膜炎多是杆菌为主的感染，只有原发性腹膜炎是球菌为主的感染。

（二）病因诊断

病因诊断是诊断急性腹膜炎的重要环节。在诊断时需要进一步的辅助检查，如肛指检查、盆腔检查、低半卧位下诊断性腹腔穿刺和女性后穹窿穿刺检查。

1. 诊断性腹腔穿刺

(1) 如果腹腔液体在 100mL 以下，诊断性腹穿不易成功。

(2) 根据穿刺所得液体颜色，气味、性质及涂片镜检，或淀粉酶值的定量测定等来判定病因，也可做细菌培养。

(3) 腹腔抽出的液体大致有透明、混浊、脓性、血性和粪水样几种。

(4) 结核性腹膜炎为草黄色透明的黏性液，上消化道穿孔为黄绿色混浊液含有胃液、胆汁。

(5) 急性阑尾炎穿孔为稀薄带有臭味的脓液。

(6) 而绞窄性肠梗阻肠坏死，可抽出血性异臭的液体。

(7) 急性出血坏死性胰腺炎可抽出血性液而且胰淀粉酶含量很高。

(8) 若腹穿为完全的新鲜不凝血则考虑为腹腔内实质性脏器损伤。

2. 诊断性腹腔冲洗

为明确诊断，可行诊断性腹腔冲洗，在无菌下注入生理盐水后再抽出，进行肉眼检查和镜检，给明确诊断提供可靠资料。

3. 剖腹探查

对病因实在难以确定而又有肯定手术指征的病例，则应尽早进行剖腹探查以便及时发现和处理原发病灶，不应为了等待确定病因而延误手术时机。

（三）根据腹膜炎的类型诊断

1. 原发性腹膜炎

原发性腹膜炎常发生于儿童呼吸道感染期间。患儿突然腹痛呕吐、腹泻并出现明显的腹部体征。病情发展迅速。

2. 继发性腹膜炎

继发性腹膜炎病因很多，只要仔细询问病史结合各项检查和体征进行综合分析即可诊断，腹肌的紧张程度并不一定反应腹内病变的严重性。例如，儿童和老人的腹肌紧张度不如青壮年显著；某些疾病如伤寒肠穿孔或应用肾上腺皮质激素后，腹膜刺激征往往有所减轻。故不能单凭某一项重要体征的有无而下结论，要进行全面分析。

六、鉴别诊断

（一）内科疾病

有不少内科疾病具有与腹膜炎相似的临床表现，必须严加区别，以免错误治疗。

1. 肺炎、胸膜炎、心包炎、冠心病等

肺炎、胸膜炎、心包炎、冠心病都可引起反射性腹痛，疼痛也可因呼吸活动而加重。

因此，呼吸短促、脉搏变快，有时出现腹上区腹肌紧张而被误认为腹膜炎，但详细追问疼痛的情况，细致检查胸部，及腹部缺乏明显和肯定的压痛及反跳痛，即可做出判断。

2. 急性胃肠炎、痢疾等

急性胃肠炎、痢疾也有急性腹痛、恶心、呕吐、高热、腹部压痛等，易误认为腹膜炎。但急性胃肠炎及痢疾等有饮食不当的病史、腹部压痛不重、无腹肌紧张、听诊肠鸣音增强等，均有助于排除腹膜炎的存在。

3. 其他

其他如急性肾盂肾炎、糖尿病酮中毒、尿毒症等也均可有不同程度的急性腹痛、恶心、呕吐等症状，而无腹膜炎的典型体征，只要加以分析，即可鉴别。

（二）外科疾病

1. 急性肠梗阻

多数急性肠梗阻具有明显的阵发性腹部绞痛、肠鸣音亢进、腹胀，而无肯定压痛及腹肌紧张，易与腹膜炎鉴别。但如梗阻不解除，肠壁水肿淤血，肠蠕动由亢进转为麻痹，临床可出现肠鸣音减弱或消失，易与腹膜炎引起肠麻痹混淆。除细致分析症状及体征，并通过腹部 X 线摄片和密切观察等予以区分外，必要时需做剖腹探查，才能明确。

2. 急性胰腺炎

水肿性或出血坏死性胰腺炎均有轻重不等的腹膜刺激症状与体征，但并非腹膜感染；在鉴别时，血清或尿淀粉酶升高有重要意义，从腹腔穿刺液中测定淀粉酶值有时能确定诊断。

3. 腹腔内或腹膜后积血

各种病因引起腹内或腹膜后积血，均可出现腹痛、腹胀、肠鸣音减弱等临床表现，但缺乏压痛、反跳痛、腹肌紧张等体征。腹部 X 线摄片、腹腔穿刺和观察往往可以明确诊断。

4. 其他

泌尿系结石症、腹膜后炎症等均各有其特征，只要细加分析，诊断并不困难。

七、治疗

治疗原则上应积极消除引起腹膜炎的病因，并彻底清洗吸尽腹腔内存在的脓液和渗出液，或促使渗出液尽快吸收或通过引流而消失。为了达到上述目的，应根据不同的病因，不同的病变阶段，不同的患者体质，采取不同的治疗措施。总的来说，急性腹膜炎的治疗可分为非手术治疗和手术治疗两种。

（一）适应证

1. 非手术治疗的适应证

非手术治疗应在严密观察及做好手术准备的情况下进行，其指征如下所述。

(1) 原发性腹膜炎或盆腔器官感染引起的腹膜炎，前者的原发病灶不在腹腔内，后者对抗生素有效一般不需手术，但在非手术治疗的同时，应积极治疗其原发病灶。

(2) 急性腹膜炎的初期尚未遍及全腹，或因机体抗病力强，炎症已有局限化的趋势，临床症状也有好转，可暂时不急于手术。

(3) 急性腹膜炎病因不明病情也不严重，全身情况也较好，腹腔积液不多，腹胀不明显，可以进行短期的非手术治疗进行观察 (一般 4 ～ 6h)。观察其症状、体征、化验及特殊检查结果等，根据检查结果和发展情况决定是否需要手术。

2. 手术治疗的适应证

手术治疗通常适用于病情严重，非手术治疗无效者，其指征如下所述：

(1) 腹腔内原发病灶严重者，如腹内脏器损伤破裂、绞窄性肠梗阻、炎症引起的肠坏死、肠穿孔、胆囊坏疽穿孔、术后胃肠吻合口瘘所致的腹膜炎。

(2) 弥漫性腹膜炎较重而无局限趋势者。

(3) 患者一般情况差，腹腔积液多，肠麻痹重，或中毒症状明显，尤其是有休克者。

(4) 经保守治疗 (一般不超过 12h)，如腹膜炎症状与体征均不见缓解，或反而加重者。

(5) 原发病必须手术解决的，如阑尾炎穿孔、胃及十二指肠穿孔等。

(二) 非手术治疗

1. 体位

在无休克时，患者应取半卧位，有利于腹内的渗出液积聚在盆腔，因为盆腔脓肿中毒症状较轻，也便于引流处理。半卧位时要经常活动两下肢，改变受压部位，以防发生静脉血栓和褥疮。

2. 禁食

对胃肠道穿孔患者必须绝对禁食，以减少胃肠道内容物继续漏出。对其他病因引起的腹膜炎已经出现肠麻痹者，进食则使肠内积液积气腹胀加重，必须待肠蠕动恢复正常后，才可开始进饮食。

3. 胃肠减压

胃肠减压可以减轻胃肠道膨胀，改善胃肠壁血运，减少胃肠内容物通过破口漏入腹腔，是腹膜炎患者不可少的治疗，但长期胃肠减压妨碍呼吸和咳嗽，增加体液丢失，可造成低氯低钾性碱中毒，故一旦肠蠕动恢复正常应及早拔去胃管。

4. 静脉输液

腹膜炎禁食患者必须通过输液以纠正水、电解质和酸碱失调。对严重衰竭患者应增加血和血浆的输入量，白蛋白以补充因腹腔渗出而丢失的蛋白，防止低蛋白血症和贫血。对轻症患者可输注葡萄糖液或平衡盐，对有休克的患者在输入晶胶体液同时要有必要的监护，包括血压、脉率、心电、血气、中心静脉压，尿相对密度和酸碱度、血细胞比容、电解质定量观察、肾功能等，以便及时修正液体的内容和速度，增加必要的辅助药物，也可给予一定量的激素治疗。在基本扩容后可酌情使用血管活性药，其中以多巴胺较为安全，确诊后可边抗休克边进行手术。

5. 补充热量与营养

急性腹膜炎需要大量的热量与营养以补其需要，其代谢率为正常的 140%，每日需要热量达 12558～16744kJ。当不能补足所需热量时，机体内大量蛋白质被消耗，则患者承受严重损害，目前除输入葡萄糖供给部分热量外，尚需输注复方氨基酸液以减轻体内蛋白的消耗，对长期不能进食的患者应考虑深静脉高营养治疗。

6. 抗生素的应用

由于急性腹膜炎病情危重且多为大肠杆菌和粪链菌所致的混合感染，早期即应选用大量广谱抗生素，再根据细菌培养结果加以调整，给药途径以静脉滴注较好，除大肠杆菌、粪链球菌外，要注意有耐药的金黄色葡萄球菌和无芽孢的厌氧菌（如粪杆菌）的存在，特别是那些顽固的病例，适当的选择敏感的抗生素，如氯霉素、氯林可霉素、甲硝唑、庆大霉素、氨基青霉素等。对革兰阴性杆菌败血症者可选用第三代头孢菌素如头孢曲松钠（菌必治）等。

7. 镇痛

为减轻患者痛苦适当地应用镇静止痛剂是必要的。对于诊断已经明确，治疗方法已经决定的患者，用哌替啶或吗啡来制止剧痛也是允许的，而且在增强肠壁肌肉张力和防止肠麻痹有一定作用。但如果诊断尚未确定，患者还需要观察时，不宜用止痛剂以免掩盖病情。

（三）手术治疗

1. 病灶处理

清除腹膜炎的病因是手术治疗的主要目的。感染源消除的越早，则预后愈好，原则上手术切口应该愈靠近病灶的部位愈好，以直切口为宜，便于上下延长，并适合于改变手术方式。

(1) 探查应轻柔细致，尽量避免不必要的解剖和分离，防止因操作不当而引起感染扩散，对原发病灶要根据情况做出判断后再行处理，坏疽性阑尾炎和胆囊炎应予切除，若局部炎症严重，解剖层次不清或病情危重而不能耐受较大手术时可简化操作，只做病灶周围引流或造瘘术。待全身情况好转、炎症愈合后 3～6 个月择期行胆囊切除或阑尾切除术。

(2) 对于坏死的肠段必须切除。条件不允许时可做坏死肠段外置术。一边抗休克一边尽快切除坏死肠段以挽救患者，此为最佳手术方案。

(3) 对于胃十二指肠溃疡穿孔在患者情况允许下，如穿孔时间短，处在化学性腹膜炎阶段，空腹情况下穿孔、腹腔污染轻，病变需切除时应考虑行胃大部切除术，若病情严重，患者处于中毒性休克状态，且腹腔污染重，处在化脓性腹膜炎阶段，则只能行胃穿孔修补术，待体质恢复，3～6 个月后住院择期手术。

2. 清理腹腔

在消除病因后，应尽可能的吸尽腹腔内脓汁、清除腹腔内的食物和残渣、粪便、异物等，清除最好的办法是负压吸引，必要时可以辅以湿纱布擦拭，应避免动作粗糙而伤及浆膜表面的内皮细胞。

(1) 若有大量胆汁,胃肠内容物严重污染全腹腔时,可用大量生理盐水进行腹腔冲洗,一边洗一边吸引,为防止冲洗时污染到膈下,可适当将手术床摇为头高的斜坡位,冲洗到水清亮为止,若患者体温高时,亦可用 4 ~ 10℃ 的生理盐水冲洗腹腔,也能收到降温效果。

(2) 当腹腔内大量脓液已被形成的假膜和纤维蛋白分隔时,为达到引流通畅的目的,必须将假膜和纤维蛋白等分开、去除,虽有一定的损伤但效果较好。

3. 引流

引流的目的是使腹腔内继续产生的渗液通过引流物排出体外,以便残存的炎症得到控制、局限和消失,防止腹腔脓肿的发生。弥漫性腹膜炎手术后,只要清洗干净,一般不需引流。

(1) 必须放置腹腔引流的病例:

1) 坏疽病灶未能切除,或有大量坏死组织未能清除时。

2) 坏疽病灶虽已切除,但因缝合处组织水肿影响愈合有漏的可能时。

3) 腹腔内继续有较多渗出液或渗血时。

4) 局限性脓肿。

(2) 腹腔引流的方式:通常采用的引流物有烟卷引流,橡皮管引流,双套管引流,潘氏引流管,橡皮片引流,引流物一般放置在病灶附近和盆腔底部。

第五节 急性重症胆管炎

急性重症胆管炎 (ACST) 过去称为急性梗阻性化脓性胆管炎 (AOSC),是由于胆管梗阻和细菌感染,胆管内压升高,肝脏胆血屏障受损,大量细菌和毒素进入血液循环,造成以肝胆系统病损为主,合并多器官损害的全身严重感染性疾病,是急性胆管炎的严重形式。

一、病因及发病机制

其病因及发病机制主要与以下因素有关:

(一)胆管内细菌感染

正常人胆汁中无细菌。当胆管系统发生病变时 (如结石、蛔虫、狭窄、肿瘤和胆管造影等),可引起胆汁含菌数剧增,并在胆管内过度繁殖,形成持续菌胆症。细菌的种类绝大多数为肠源性细菌,以需氧革兰阴性杆菌阳性率最高,其中以大肠杆菌最多见,也可见大肠埃希菌、副大肠杆菌、产气杆菌、铜绿假单胞菌、变形杆菌和克雷伯杆菌属等。需氧和厌氧多菌种混合感染是 ACST 细菌学特点。细菌产生大量强毒性毒素是引起本病全身严重感染综合征、休克和多器官衰竭的重要原因。

（二）胆管梗阻和胆压升高

导致胆管梗阻的原因有多种，常见的病因依次为：结石、寄生虫感染（蛔虫、中华支睾吸虫）、纤维性狭窄。较少见的梗阻病因有：胆肠吻合术后吻合口狭窄、医源性胆管损伤狭窄、先天性肝内外胆管囊性扩张症、先天性胰胆管汇合畸形、十二指肠乳头旁憩室、原发性硬化性胆管炎、各种胆管器械检查操作等。胆管梗阻所致的管内高压是 ACST 发生、发展和恶化的首要因素。

（三）内毒素血症和细胞因子的作用

内毒素是革兰阴性菌细胞壁的一种脂多糖成分，其毒性存在于类脂 A 中。内毒素具有复杂的生理活性，在 ACST 的发病机制中发挥重要作用。

（四）高胆红素血症

当胆管压力超过 3.43kPa(25.7mmHg) 时，肝毛细胆管上皮细胞坏死、破裂，胆汁经肝窦或淋巴管逆流入血，即胆小管静脉反流，胆汁内结合和非结合胆红素大量进入血液循环，引起以结合胆红素升高为主的高胆红素血症。

（五）机体应答反应

(1) 机体应答反应异常：各种损伤因所触发的体内多种内源性介质反应，在脓毒症和多器官功能障碍的发病中所起的介导作用也非常重要。

(2) 免疫防御功能减弱：本病所造成的全身和局部免疫防御系统的损害是感染恶化的重要影响因素。

二、分型

（一）病理分型

1. 胆总管梗阻型胆管炎

主要由于胆总管的梗阻而发生的 ACST，此型占 80％ 以上。病理范围波及整个胆管系统，较早出现胆管高压和梗阻性黄疸，病情发展迅速，很快成为全胆管胆管炎。

2. 肝内胆管梗阻型胆管炎

主要是肝内胆管结石合并胆管狭窄发生的胆管炎。因病变常局限于肝内的一叶或一段，虽然有严重感染存在，可无明显腹部疼痛，黄疸也往往较少发生。此型胆管炎的临床症状比较隐蔽，同时由于肝内感染灶因胆管梗阻，得不到通畅引流，局部胆管扩张，很快出现胆管高压，胆血屏障被破坏，大量细菌内毒素进入血内，发生败血症。

3. 胰源性胆管炎

胆管急性感染时，可发生急性胰腺炎。反之，胰腺炎时，胰液反流入胆管引起胰源性胆管炎或胆囊炎。此型患者往往是胰腺炎与胆管炎同时存在，增加了病理的复杂性与严重性。

4. 胆管反流性胆管炎

在胆管肠道瘘或胆肠内引流术后，特别是胆总管十二指肠吻合术后，由于肠道内容物和细菌进入胆管，尤其是当胆管有梗阻时，可引起复发性反流性胆管炎。

5. 寄生虫性胆管炎

临床上常见的寄生虫性胆管炎，多由胆管蛔虫所引起，占胆管疾病的 8%～12%。中华分支睾吸虫被人体摄入，寄生于肝胆管和胆囊内。如引起胆管梗阻和感染，可发生急性胆管炎，严重病例可出现梗阻性黄疸和肝脓肿。肝包囊虫破入胆管后，也可发生急性胆管炎。严重的胆管感染可引起中毒性休克。

6. 医源性胆管炎

内镜技术和介入治疗的发展，相应一些操作如 PTC、PTCD、ERCP、EST、经"T"形管进行胆管造影、经"T"形管窦道胆管镜取石等，术后发生急性胆管炎的几率越来越多，特别是在胆管梗阻或感染的情况下更易发生。

（二）临床分型

1. 暴发型

有些 ACST 可迅速发展为感染性休克和胆源性败血症，进而转变为弥散性血管内凝血 (DIC) 或多器官系统衰竭 (MODS)。肝胆系统的病理改变呈急性蜂窝织炎，患者很快发展为致命的并发症。

2. 复发型

若胆管由结石或蛔虫形成活塞样梗阻或不完全梗阻，感染胆汁引流不畅，肝胆系统的急性、亚急性和慢性病理改变可交替出现并持续发展。胆管高压使毛细胆管和胆管周围发生炎症、局灶性坏死和弥漫性胆源性肝脓肿。感染也可扩散到较大的肝内、外胆管壁，引起胆管壁溃疡及全层坏死穿孔，形成膈下或肝周脓肿。肝内或肝周脓肿可能是化脓性细菌的潜在病灶，使急性胆管炎呈多次复发的病理过程。感染灶内血管胆管瘘，可导致胆管感染和周期性大出血。

3. 迁延型

在胆管不全性梗阻和慢性炎症情况下，胆管壁发生炎性肉芽肿和纤维性愈合，继而发展为瘢痕性胆管狭窄、胆汁性肝硬化和局灶性肝萎缩等病理改变。这些改变又常合并肝内隐匿性化脓性病灶，在肝功能逐渐失代偿情况下，致使急性化脓性胆管炎的临床经过呈迁延性，最终发展为整个肝胆系统多种不可逆性病理损害，预后不良。

4. 弥漫型

ACST 的感染成为全身性脓毒血症。由于感染的血液播散，引起肝、肺、肾、脾、脑膜等器官的急性化脓性炎症或脓肿形成。在急性化脓性胆管炎反复发作的同时，出现多器官和系统的功能衰竭。

三、临床表现

（一）原发胆管疾病

多数患者有长期胆管感染病史，部分患者有过 1 次以上胆管手术史。原发胆管疾病不同，临床表现也有所不同。

1. 胆管蛔虫病和先天性胆管病

多见于儿童和青年，胆管蛔虫症多为剑突下阵发性钻头顶样绞痛，症状与体征分离。

2. 胆管结石

多于青壮年起病，持续而呈阵发性加剧的剑突下或右上腹绞痛，可伴不同程度的发热和黄疸。

3. 胆管肿瘤

以中老年最为常见，多表现为持续性上腹胀痛，放射至同侧肩背部，常伴有进行性重度梗阻性黄疸。可在胆管造影或介入治疗后出现腹痛加剧、寒战发热和全身中毒症状。接受过胆管手术治疗的患者，多在反复发作急性胆管炎后出现 AOSC。

（二）急性胆管感染和全身脓毒性反应

急性胆管感染的症状为各类胆管炎所共有。典型表现为右上腹痛、发热和黄疸的 Charcot 三联征，临床表现因原发病不同而异。根据梗阻部位不同，将其分为肝内梗阻和肝外梗阻两型。

1. 肝外胆管梗阻型

肝外胆管梗阻型一般起病较急骤，腹上区较剧烈疼痛、畏寒发热及黄疸，即 Charcot 三联征，这是肝外梗阻型 AOSC 的典型临床表现。腹痛多为持续性，并有阵发性加剧。高热是此症的特点，热型多为弛张热，常是多峰型，体温一般持续在 39℃以上，不少患者可达 41℃。发热前常有畏寒或寒战，有时每日可能有多次寒战及弛张高热。

(1) 恶性胆管梗阻：多有深度黄疸和高胆红素血症，尿黄如茶、大便秘结，少数患者胆管完全阻塞，黄疸在不断加深的同时粪便变成灰白色，常伴恶心、呕吐。腹部检查时发现腹上区饱满，腹式呼吸减弱，右上腹及剑突下有明显压痛及肌紧张，肝呈一致性增大，并有明显的压痛和叩击痛，肋下触及肿大的胆囊。

(2) 合并肝脓肿时：该处的肋间饱满，凹陷性水肿，并有定点压痛。炎症波及周围者，腹上区压痛及肌紧张更明显。胆管、胆囊发生坏疽穿孔后，则表现局限性或弥漫性腹膜炎刺激征，即有明显压痛、反跳痛和肌紧张。

2. 肝内胆管梗阻型

肝内胆管梗阻型指左右肝胆管汇合以上的梗阻，在我国最常见。其主要特点是阻塞部位越高腹痛越轻，甚至可无疼痛，仅以寒热为主诉而就诊者并不罕见。若非双侧一级胆管同时受阻，则无黄疸或轻度黄疸。缺乏上腹压痛和腹膜刺激征，肝脏常呈不均匀的肿大，以患侧肿大为著，并有明显压痛和叩击痛，胆囊一般不肿大。病变侧肝脏可因长期或反复梗阻致肝纤维化、萎缩。由于梗阻部位高而局限，胆管内高压缺乏缓冲余地，更易发生胆管周围炎及败血症，故全身感染症状常更突出。由于临床症状不典型，易延误诊治。

（三）感染性休克和多器官功能衰竭（MODS）

ACST 常起病急骤，多在腹痛和寒战之后出现低血压，病情严重者可发生于发病后数小时内。出现低血压之前，患者常烦躁不安，脉搏增快，呼吸急促，血压可短暂上升，随后迅速下降，脉搏细弱。随着病情加重发生神志障碍，以反应迟钝、神志恍惚、烦躁不安、谵妄、嗜睡多见，重者可发展至昏迷状态。过去曾认为，低血压和肝性脑病是主要表现，事实上脓毒性反应可累及、循环、呼吸、中枢神经系统及肝脏、肾脏等全身各重要系统及器官而出现相应的症状，因而其临床表现是复杂多样的。

四、辅助检查

（一）实验室检查

除年老体弱和机体抵抗力很差者外，多有血白细胞计数显著增高，其上升程度与感染严重程度成正比，分类可见核左移；胆管梗阻和肝细胞坏死可引起血清胆红素、尿胆红素、尿胆素、碱性磷酸酶、血清转氨酶、γ-谷氨酰转肽酶、乳酸脱氢酶等升高。如同时有血清淀粉酶升高，表示伴有胰腺炎。血小板计数降低和凝血酶原时间延长，提示有 DIC 倾向。此外，常可有低氧血症、代谢性酸中毒、低血钾、低血糖等。血细菌培养阳性，细菌种类与胆汁中培养所得一致。

（二）B 超检查

B 超检查是最常应用的简便、快捷、无创伤性辅助诊断方法，可显示胆管扩大范围和程度以估计梗阻部位，可发现结石、蛔虫、直径大于 1cm 的肝脓肿、膈下脓肿等。可见胆总管甚至肝内胆管均有明显扩大（一般直径在 1.5～2.5cm），胆管内有阻塞因子存在（主要是胆石和胆管蛔虫，偶可为胆管癌或壶腹部癌），肝脏或胆囊也常有增大。

（三）胸、腹部 X 线检查

胸、腹部 X 线检查有助于诊断脓胸、肺炎、肺脓肿、心包积脓、膈下脓肿、胸膜炎等。胆肠吻合手术后反流性胆管炎的患者，腹部 X 线平片可见胆管积气。上消化道钡餐示肠胆反流。腹部 X 线平片还可同时提供鉴别诊断，可排除肠梗阻和消化道穿孔等。

（四）CT 检查

ACST 的 CT 图像，不仅可以看到肝胆管扩张、结石、肿瘤、肝脏增大、萎缩等的征象，有时尚可发现肝脓肿。若怀疑急性重症胰腺炎，可做 CT 检查。

（五）经内镜逆行胆管引流（ERBD）、经皮肝穿刺引流（PTCD）

ERBD、PTCD 既可确定胆管阻塞的原因和部位，又可做应急的减压引流，但有加重胆管感染或使感染淤积的胆汁漏入腹腔的危险。如果 B 超检查发现肝内胆管有扩张，进一步做经皮胆管穿刺 (PTC)，更可以明确真相，抽出的胆汁常呈脓性，细菌培养结果阳性者往往达 90％ 以上；胆管内压也明显增高，一般均在 2.45kPa(250mmH$_2$O) 以上，有时可高达 3.92kPa(400mmH$_2$O)。

（六）磁共振胆胰管成像 (MRCP)

MRCP 可以详尽地显示肝内胆管树的全貌、阻塞部位和范围。图像不受梗阻部位的限制，是一种无创伤性的胆管显像技术，已成为目前较理想的影像学检查手段。MRCP 比 PTC 更清晰，它可通过三维胆管成像 (3DMRC) 进行多方位不同角度扫描观察，弥补平面图上由于组织影像重叠遮盖所造成的不足，对梗阻部位的确诊率达 100％，对梗阻原因确诊率达 95.8％。

五、诊断

（一）诊断标准

除根据病史、体征和辅助检查外，可参照全国座谈会制订的标准诊断，即有胆管梗阻，出现休克 (动脉收缩压低于 9.3kPa) 或有以下两项者，即可诊断为重症急性胆管炎：

(1) 精神症状。

(2) 脉搏大于 120 次 / 分。

(3) 白细胞计数 20×10^9/L。

(4) 体温 39℃或低于 36℃。

(5) 胆汁为脓性伴有胆管压力明显增高。

(6) 血培养阳性或内毒素升高。

ACST 可因胆管穿孔、肝脓肿溃破引起脓毒败血症、胆管出血、邻近体腔脓肿及多脏器化脓性损害和功能障碍，故可出现相应的多种症状，须密切观察，及时检查确诊。但是，重症急性胆管炎的病理情况复杂，不能待所有症状全部出现。肝外胆管梗阻型患者，术中探查见胆总管压力较高，内有脓性胆汁，常伴有结石和蛔虫等，胆汁细菌培养常为阳性。肝内胆管梗阻型，则手术中可见肝外胆管内压不高，胆汁也可无脓性改变，但当松动肝内胆管的梗阻后，即有脓性胆汁涌出，便可确定哪侧肝胆管梗阻。

（二）临床分期

ACST 的病理情况复杂，临床过程也不一致，根据疾病发展的基本规律，按"华西分级标准"可以归纳为四级：I 级 (单纯 ACST)，胆管有梗阻和感染的因素，并出现急性胆管炎的症状，病变局限于胆管范围内；II 级 (ACST 伴感染性休克)，胆管梗阻和感染发展，产生胆管高压，胆管积脓，出现内毒素血症、败血症和感染性休克；III 级 (ACST 伴胆源性肝脓肿)，胆管压力进一步增高，肝脏的病理损伤加重，继发肝脓肿，患者表现为顽固性败血症、脓毒血症和感染性休克，内环境紊乱难以纠正；IV 级 (ACST 伴多器官衰竭)，患者休克进一步发展，引起多器官系统衰竭，危及患者生命。

分级是病情程度的划分，但病情恶化并不一定按顺序逐级加重，患者可因暴发性休克而迅速死亡，也可不经休克或肝脓肿而发生多器官功能衰竭。经有效的治疗后，病情又可出现不同程度的缓解，甚至痊愈。

六、治疗

（一）处理原则

ACST一经诊断，应迅速采用强有力的非手术治疗措施。根据患者对治疗的早期反应来决定进一步采取何种治疗对策。如经过数小时的非手术治疗和观察，病情趋于稳定，全身脓毒症表现减轻，腹部症状和体征开始缓解，则继续采用非手术疗法。一旦非手术治疗反应不佳，即使病情没有明显恶化或病情一度好转后再度加重，则应积极地进行胆管减压引流。早期有效地解除胆管梗阻、降低胆压是急性重症胆管炎治疗的基本着眼点和关键环节。长期实践证明，外科手术是最迅速、最确切的胆管减压方法。但急症手术也存在一些不足之处。

首先，患者处于严重感染中毒状态下，对手术和麻醉的耐受能力均差，手术病死率和并发症发生率较择期手术高。

其次，局部组织因急性炎症，有时合并凝血功能障碍甚至伴有肝硬化、门静脉高压，加上过去胆管手术所形成的瘢痕性粘连等，常给手术带来很大困难，少数极困难者亦有由于渗血不止或找不到胆管而被迫终止手术的。

最后，由于此症常发生在合并有复杂胆管病理改变的基础上，如广泛的肝内胆管结石或肝胆管狭窄，在全身和局部恶劣条件下，不允许较详细探查和处理肝内胆管和肝脏病变，常需再次手术解决。

近年来，非手术胆管减压术已成为急性重症胆管炎急症处理方法之一，对胆管起到一定的减压作用，使患者度过急性期，经充分检查和准备后，行计划性择期手术，从而避免因紧急手术时可能遗留的病变而需二期手术处理。但是，各种非手术胆管减压方法的治疗价值是有限的，有其特定的适应证，并且存在一定的并发症，不能完全取代传统的手术引流。因此，外科医生应根据患者的具体病情、梗阻病因及可能的肝胆系统病变范围来选择有利的胆管减压方式和时机，并处理好全身治疗和局部治疗、手术与非手术治疗的关系。

（二）全身治疗

全身治疗的目的是有效的控制感染、恢复内环境稳定、纠正全身急性生理紊乱、积极的防治休克及维护重要器官功能，为患者创造良好的手术时机，是急性重症胆管炎治疗的基本措施，也是胆管减压术围手术期处理的重要内容。

1.一般处理措施

(1) 全面检查，了解患者的主要脏器功能。

(2) 改善全身状态。

(3) 禁食及胃肠减压；保持呼吸道通畅，给予吸氧；高热者采取物理降温，因应用药物降温常对肝脏不利，故应慎用；解痉止痛。

2. 纠正全身急性生理紊乱

(1) 补充血容量和纠正脱水应在动脉压、中心静脉压、尿量、血气和电解质、心肺功能等监测下补充血容量，纠正脱水。

(2) 纠正电解质紊乱和代谢性酸中毒。

(3) 营养和代谢支持急性重症胆管炎患者处于全身高代谢状态，同时由于肝脏首先受累而易于发生代谢危机。因此，当循环稳定后，应即经胃肠外途径给予营养和代谢支持。

3. 抗菌药物治疗合理的选择

抗菌药物是有效的控制感染的重要环节之一。急性重症胆管炎的细菌大多来自肠道，最常见的是混合细菌感染。在选用药物时，应首先选用对细菌敏感的广谱抗菌药物，既要注意能控制需氧菌，又要注意控制厌氧菌，同时强调要足量和联合用药，这既可扩大抗菌谱、增强抗菌效果，又可降低和延缓耐药性的产生。

4. 防治休克

出现休克时，要严密监护，做好中心静脉压的测定、监护和动态分析。留置导尿管，记录每小时的尿量和密度。防治休克主要包括以下几个方面：

(1) 扩充血容量：维持每小时尿量在 30mL 以上。

(2) 纠正酸中毒：纠正酸中毒可以改善微循环，防止弥散性血管内凝血的发生和发展，并可使心肌收缩力加强和提高血管对血管活性药物的效应。

(3) 血管活性药物的应用：血管活性药物包括扩血管和缩血管两类药物。无论应用何种血管活性药物，必须补足有效血容量，纠正酸中毒，这对扩血管药物来讲尤为重要。除早期轻型休克或高排低阻型可单独应用缩血管药物外，晚期病例或低排高阻型宜应用扩血管药物，如山莨菪碱、阿托品、苄胺唑啉等。也可将扩血管药物和缩血管药物联合应用，常用的药物为多巴胺或多巴酚丁胺与间羟胺联用，既可增加心输出量，又不增加外围血管阻力，并扩张肾动脉，以维护肾功能。缩血管药物单独应用时以选用间羟胺或新福林为宜。

(4) 肾上腺糖皮质激素：能抑制脓毒症时活化巨噬细胞合成、释放促炎性细胞因子，及改善肝脏代谢，因而有助于控制急性重症胆管炎时肝内及全身炎症反应。能使血管扩张以改善微循环，增强对血管活性药物的反应，在一定程度上具有稳定细胞溶酶体膜的作用，减轻毒血症症状。强调早期、大剂量、短程使用。常用剂量为氢化可的松每日200 ～ 400mg，地塞米松每日 10 ～ 20mg，待休克纠正后即应停用。

(5) 防治弥散性血管内凝血：可用复方丹参注射液 20 ～ 40mL 加入 10％葡萄糖液250mL 中静脉滴注，每日 1 ～ 2 次。亦可用短程小量肝素治疗，剂量为 0.5 ～ 1.0mg/kg，每 4 ～ 6h 静脉滴注 1 次，使凝血时间（试管法）延长至正常的 2 ～ 3 倍。

(6) 强心剂的应用：急性重症胆管炎时，多为低排高阻型休克，故宜早期使用毛花苷丙 0.4mg 加入 5% 葡萄糖溶液 40mL 中静脉滴注，以增强心肌功能，使肺循环及体循环得以改善。如发生心功能衰竭，4 ～ 6h 可重复 1 次。

（五）积极支持各器官系统功能和预防多器官功能衰竭

1. 注意肝脏功能变化

ACST 往往引起肝脏功能的严重损害，目前监测方法尚不能及早发现肝功能衰竭，多在出现精神症状、肝性脑病后做出诊断，因此必须高度重视肝脏功能的保护。

2. 防止肾衰竭

肾衰竭的临床判定指标虽然明确，多能及早发现，但肾脏不像肝脏那样具有较大储备力，一旦发生衰竭，救治亦比较困难，因此应注意预防肾衰竭和对肾脏的监护。应在充分补足液体量的同时间断应用利尿剂，以利于排除毒性物质、"冲洗"沉积于肾小管内的胆栓。当少尿或无尿时，应给予大剂量呋塞米 (400 ～ 500mg/d) 及苄胺唑啉、普萘洛尔，也可用微量泵持续静脉泵入多巴胺。

3. 预防呼吸功能衰竭

呼吸功能衰竭早期临床上也无简便易行的观察指标，一旦症状明显，肺功能障碍处于不可逆状态，往往缺乏有效治疗措施。必要时可用呼吸道持续加压呼吸 (PEEP)，以提高组织的氧供应。

（三）非手术胆管减压

胆管梗阻所致的胆管内高压是炎性病变发展和病情加重的基本原因，不失时机的有效胆管减压，是缓解病情和降低病死率的关键。近年来，非手术性胆管减压术已用于 ACST 的治疗，并获得了一定的疗效。

1. 内镜鼻胆管引流 (ENBD)

ENBD 是通过纤维十二指肠镜，经十二指肠乳头向胆管内置入 7F 鼻胆管引流管，由十二指肠、胃、食管、鼻引出体外。此法具有快捷、简便、经济、创伤小、患者痛苦小、并发症少、恢复快、不用手术和麻醉等特点，是一种安全可靠的非手术引流减压方法。ENBD 可重复行胆管造影，具有诊断价值，能明确胆管梗阻的原因和程度，可抽取胆汁进行细菌培养、取出胆管蛔虫，对于泥沙样结石、胆泥或结石小碎片，可经鼻胆管冲洗引流。通过胆管口括约肌切开，用气囊导管或取石篮将结石取出，如胆管内的结石太大，取出困难，可用特制的碎石篮先将结石夹碎。部分病例经单用此法可得到治愈。但这一积极措施只适用于部分胆管病变，如胆总管下端结石的病例，而在高位胆管阻塞时引流常难达到目的。对于胆总管多发结石包括需机械碎石的大结石，在紧急情况下完全清除胆管病变，建立满意胆管减压并非必要，并具有潜在的危险性。通过胆管口括约肌切开还有利于胰液的引流，降低胰管压力，减少胰腺炎的发生。影响其治疗效果的主要因素是鼻导管管径较细，易为黏稠脓性胆汁、色素性结石沉渣和胆泥所堵塞。

因此，泥沙样胆结石引起者，不宜采用 ENBD。最常见的并发症是咽部不适、咽炎及导管脱出。导管反复插入胰管，也有感染扩散，可诱发胰腺炎，甚至发生急性重症胰腺炎。ENBD 前后应用生长抑素及直视下低压微量注射造影剂可降低胰腺炎的发生。

2. 内镜下乳头切开术 (EST)

这是一项在 ERCP 基础上发展而来的治疗性新技术，随着该项技术的不断改良，其安全性和成功率也在提高，乳头括约肌切开以后，胆管内的结石可以随即松动、排出，胆管内的高压脓性胆汁也可以向下引流而达到胆管减压的目的。

3. 内镜胆管内支撑管引流

经纤维内镜置入胆管内支撑管引流，它不仅可以解除胆管梗阻，通畅胆汁引流，排出淤滞的胆汁，而且保证了胆肠的正常循环，是一种比较理想的、符合生理的非手术引流方法。内支撑管分别由聚乙烯、聚四氟乙烯制成。现多采用一种有许多侧孔且两端各有侧瓣的直的内支撑管 (5 ~ 9F)。最常见的并发症是胆汁引流不通畅引起胆管炎。缺点是不能重复造影，支撑管堵塞时不能冲洗，只有在内镜下换管。

4. 经皮经肝穿刺胆管引流 (PTCD)

PTCD 是在 PTC 的基础上，经 X 线透视引导将 4 ~ 6F 导管置入阻塞以上胆管的适当位置，可获得满意的引流效果。它既可以引流肝外胆管，也可以引流单侧梗阻的肝内胆管。本法适用于肝内胆管扩张者，特别适用于肝内阻塞型。具有操作方便、成功率高、疗效显著等特点。可常规作为此症的初期治疗措施，为明确胆管病变的诊断及制订确定性治疗对策赢得时间。

PTCD 内引流是使用导丝通过梗阻部位进入梗阻下方，再将有多个侧孔的引流管沿导丝送入梗阻下方，使胆汁经梗阻部位进入十二指肠。若肝门部梗阻，需要在左、右肝管分别穿刺置管。PTCD 本身固有的并发症包括出血、胆瘘、诱发加重胆管感染及脓毒症。进行完善的造影，应在 PTCD 后数日病情确已稳定后进行。当肝内结石致肝内胆管系统多处梗阻，或肝内不同区域呈分隔现象，及色素性结石沉渣和胆泥易堵塞引流管时，引流出来的胆汁量常不能达到理想程度。

因此，应选择管径足够大的导管，在超声引导下有目的的做选择性肝内胆管穿刺。PTCD 后每日以抗菌药物溶液常规在低压下冲洗导管和胆管 1 ~ 2 次。引流过程中，一旦发现 PTCD 引流不畅或引流后病情不能改善时，应争取中转手术。经皮肝穿刺后，高压脓性胆汁可经穿刺孔或导管脱落后的窦道发生胆管腹腔漏，形成局限性或弥漫性腹膜炎，还可在肝内形成胆管血管漏而导致脓毒败血症、胆管出血等并发症，故仍须谨慎选用，不能代替剖腹手术引流。在老年、病情危重不能耐受手术者，可作为首选对象。对于凝血机制严重障碍、有出血倾向或肝。肾功能接近衰竭者，应视为禁忌证。

以上几种非手术的胆管引流法各有其适应证：

(1) 对于胆管结石已引起肝内胆管明显扩张者，一般以 PTCD 最为相宜。

（2）对嵌顿在壶腹部的胆石，可考虑做内镜括约肌切开。

（3）对壶腹部癌或胆管癌估计不可能根治者，可通过内镜做内引流术作为一种姑息疗法。总之，胆石症患者一旦急性发作后引起急性胆管炎，宜在患者情况尚未恶化以前及时做手术治疗，切开胆管、取尽胆石并设法使胆管通畅引流，这是防止病变转化为 AOSC 的关键措施。

（四）手术治疗

近年来由于强有力的抗菌药物治疗和非手术胆管减压措施的应用，使需要急症手术处理的 ACST 病例有减少趋势。然而，各种非手术措施并不能完全代替必要的手术处理，急症手术胆管减压仍是降低此病病死率的基本措施。目前，摆在外科医生面前的是手术的适应证和时机的选择。因此，应密切观察病情变化，及对全身支持治疗和非手术胆管减压的反应，在各器官功能发生不可逆损害病变之前，不失时机的手术行胆管引流。

1. 手术治疗的目的

手术治疗的目的是解除梗阻，祛除病灶，胆管减压，通畅引流。

2. 手术适应证

手术时机应掌握在 Charcot 三联征至 Reynold 五联征之间，如在已发生感染性休克或发生多器官功能衰竭时手术，往往为时过晚。恰当的掌握手术时机是提高疗效的关键，延误手术时机则是患者最主要的死亡因素。若出现下列情况时应及时手术。

（1）经积极非手术治疗，感染不易控制，病情无明显好转，黄疸加深、腹痛加剧、体温在 39℃以上，胆囊胀大并有持续压痛。

（2）出现精神症状或预示出现脓毒性休克。

（3）肝脓肿破裂、胆管穿孔引起弥漫性腹膜炎。对于年老体弱或有全身重要脏器疾病者，因代偿功能差，易引起脏器损害，一旦发生，难以逆转，故应放宽适应证，尽早手术。

3. 手术方法

手术方法主要根据患者的具体情况而定，其基本原则是以抢救生命为主，关键是行胆管减压，解除梗阻，通畅引流。手术方法应力求简单、快捷、有效，达到充分减压和引流的目的即可。有时为了避免再次手术而追求一次性彻底解决所有问题，在急症手术时做了过多的操作和过于复杂的手术，如术中胆管造影、胆囊切除、胆肠内引流术等，对患者创伤大，手术时间延长，反而可加重病情。对于复杂的胆管病变，难以在急症情况下解决者，可留做二期手术处理。分期分阶段处理，适应病情的需要，也是正常、合理的治疗过程。强调应根据患者具体情况采用个体化的手术方法。

（1）急诊手术：急诊手术并非立即施行手术、在实施手术前，需要 4～8h 的快速准备，以控制感染、稳定血压及微循环的灌注，保护重要器官，使患者更好地承受麻醉和手术，以免发生顽固性低血压及心搏骤停，更有利于手术后恢复。

1）胆总管切开减压、解除梗阻及"T"形管引流是最直接而有效的术式，可以清除结石和蛔虫，但必须探查肝内胆管有无梗阻，尽力去除肝胆管主干即 1～2 级分支内的阻塞因素，以达到真正有效的减压目的。胆管狭窄所致梗阻常不允许在急症术中解除或附加更复杂的术式，但引流管必须置于狭窄以上的胆管内。遗漏肝内病灶是急诊手术时容易发生的错误。怎样在手术中快速和简便了解胆系病变和梗阻是否完全解除，应引起足够重视。术中胆管造影时，高压注入造影剂会使有细菌感染的胆汁逆流进入血液循环而使感染扩散，因而不适宜于急诊手术时应用。术中 B 超受人员和设备的限制，术中纤维胆管镜检查快捷安全，图像清晰，熟练者 5～10min 即可全面观察了解肝内外胆管系统，尚有助于肝内外胆管取石及病灶活组织检查，值得推广。若病情允许，必要时可劈开少量肝组织，寻找扩大的胆管置管引流。失败者可在术中经肝穿刺近侧胆管并置管引流，也可考虑"U"形管引流。术后仍可用胆管镜经"T"形管窦道取出残留结石，以减少梗阻与感染的发生。

2) 胆囊造瘘：胆囊管细而弯曲还可有炎性狭窄或阻塞因素，故一般不宜以胆囊造瘘代替胆管引流，在肝内胆管梗阻更属禁忌。肝外胆管梗阻者，若寻找胆管非常艰难，病情又不允许手术延续下去，亦可切开肿大的胆囊，证实其与胆管相通后行胆囊造瘘术。

3) 胆囊切除术：胆管减压引流后可否同时切除胆囊，须慎重考虑。对一般继发性急性胆囊炎，当胆管问题解决后，可恢复其形态及正常功能，故不应随意切除。严重急性胆囊炎症如坏疽、穿孔或合并明显慢性病变，可行胆囊切除术。有时也要根据当时病情具体对待，如全身感染征象严重、休克或生命体征虽有好转但尚不稳定者，均不宜切除胆囊，以行胆囊造瘘更恰当。

4) 胆肠内引流术：胆肠内引流术应慎重，我国肝内胆管结石、狭窄多见，在不了解肝内病变情况下，即使术中病情允许，加做胆肠内引流术也带有相当盲目性，可因肝内梗阻存在而发生术后反复发作的反流性化脓性胆管炎，给患者带来更多痛苦及危险。但是，对于部分无全身严重并发症，主要是由于胆管高压所致神经反射性休克，在解除梗阻，大量脓性胆汁涌出后，病情有明显好转，血压等重要生命体征趋于平稳。梗阻病变易于一次彻底解决的年轻患者，可适当扩大手术范围，包括对高位胆管狭窄及梗阻的探查如狭窄胆管切开整形和胆肠内引流术。

第四章 呼吸系统危急重症

第一节 急性呼吸窘迫综合征

急性呼吸窘迫综合征 (ARDS) 是指严重感染、创伤、休克等非心源性疾病过程中，肺毛细血管内皮细胞和肺泡上皮细胞损伤造成弥漫性肺间质及肺泡水肿，导致的急性低氧性呼吸功能不全或衰竭，属于急性肺损伤 (ALI) 的严重阶段。以肺容积减少、肺顺应性降低、严重的通气 / 血流比例失调为病理生理特征。临床上表现为进行性低氧血症和呼吸窘迫，肺部影像学表现为非均一性的渗出性病变。本病起病急、进展快、死亡率高。

ALI 和 ARDS 是同一疾病过程中的两个不同阶段，ALI 代表早期和病情相对较轻的阶段，而 ARDS 代表后期病情较为严重的阶段。发生 ARDS 时患者必然经历过 ALI，但并非所有的 ALI 都要发展为 ARDS。引起 ALI 和 ARDS 的原因和危险因素很多，根据肺部直接损伤和间接损伤对危险因素进行分类，可分为肺内因素和肺外因素。肺内因素是指致病因素对肺的直接损伤，包括：①化学性因素：如吸入毒气、烟尘、胃内容物及氧中毒等。②物理性因素：如肺挫伤、放射性损伤等。③生物性因素：如重症肺炎。肺外因素是指致病因素通过神经体液因素间接引起肺损伤，包括严重休克、感染脓毒症、严重非胸部创伤、大面积烧伤、大量输血、急性胰腺炎、药物或麻醉品中毒等。ALI 和 ARDS 的发生机制非常复杂，目前尚不完全清楚。多数学者认为，ALI 和 ARDS 是由多种炎性细胞、细胞因子和炎性介质共同参与引起的广泛肺毛细血管急性炎症性损伤过程。

一、临床特点

ARDS 的临床表现可以有很大差别，取决于潜在疾病和受累器官的数目和类型。

（一）临床表现

(1) 发病迅速：ARDS 多发病迅速，通常在发病因素攻击 (如严重创伤、休克、败血症、误吸) 后 12 ～ 48 小时发病，偶尔有长达 5 天者。

(2) 呼吸窘迫：呼吸窘迫是 ARDS 最常见的症状，主要表现为气急和呼吸频率增快，呼吸频率大多在 25 ～ 50 次 / 分钟。其严重程度与基础呼吸频率和肺损伤的严重程度有关。

(3) 咳嗽、咳痰、烦躁和神志变化：ARDS 可有不同程度的咳嗽、咳痰，可咳出典型的血水样痰，可出现烦躁、神志恍惚。

(4) 发绀：发绀是未经治疗 ARDS 的常见体征。

(5) ARDS 患者也常出现呼吸类型的改变，主要为呼吸浅快或潮气量的变化。病变越严重，这一改变越明显，甚至伴有吸气时鼻翼煽动及三凹征。在早期自主呼吸能力强时，常表现为深快呼吸，当呼吸肌疲劳后，则表现为浅快呼吸。

(6) 早期可无异常体征，或仅有少许湿啰音，后期多有水泡音，也可出现管状呼吸音。

(二) 影像学表现

1. X 线胸片

早期病变以间质性为主，胸部 X 线片常无明显异常或仅见血管纹理增多，边缘模糊，双肺敢在分布的小斑片状阴影。随着病情进展，上述的斑片状阴影进一步扩展，融合成大片状，或两肺均匀一致增加的毛玻璃样改变，伴有支气管充气征，心脏边缘不清或消失，称为"白肺"。

2. 胸部 CT

胸部 CT 与 X 线胸片相比，胸部 CT 尤其是高分辨 CT(HRCT) 可更清晰地显示出肺部病变分布、范围和形态，为早期诊断提供帮助。由于肺毛细血管膜通透性一致性增高，引起血管内液体渗出，两肺斑片状阴影呈现重力依赖性现象，还可出现变换体位后的重力依赖性变化。在 CT 上表现为病变分布不均匀：

(1) 非重力依赖区 (仰卧时主要在前胸部) 正常或接近正常。

(2) 前部和中间区域呈毛玻璃样阴影。

(3) 重力依赖区呈现实变影。这些提示肺实质的实变出现在受重力影响最明显的区域。无肺泡毛细血管膜损伤时，两肺斑片状阴影均匀分布，既不出现重力依赖现象，也无变换体位后的重力依赖性变化。这一特点有助于与感染性疾病鉴别。

(三) 实验室检查

1. 动脉血气分析

$PaO_2 < 8.0kPa(60mmHg)$，有进行性下降趋势，在早期 $PaCO_2$ 多不升高，甚至可因过度通气而低于正常，早期多为单纯呼吸性碱中毒，随病情进展可合并代谢性酸中毒，晚期可出现呼吸性酸中毒。氧合指数较动脉氧分压更能反映吸氧时呼吸功能的障碍，而且与肺内分流量有良好的相关性，计算简便。氧合指数参照范围为 $53.2 \sim 66.5kPa(400 \sim 500mmHg)$，在 ALI 时 $\leqslant 300mmHg$，ARDS 时 $\leqslant 200mmHg$。

2. 血流动力学监测

通过漂浮导管，可同时测定并计算肺动脉压 (PAP)、肺动脉楔压 (PAWP) 等，不仅对诊断、鉴别诊断有价值，而且对机械通气治疗也是重要的监测指标。肺动脉楔压一般 < $1.6kPa(12mmHg)$，若 > $2.4kPa(18mmHg)$，则支持左侧心力衰竭的诊断。

3. 肺功能检查

ARDS 发生后呼吸力学发生明显改变，包括肺顺应性降低和气道阻力增高，肺无效腔 / 潮气量是不断增加的，肺无效腔 / 潮气量增加是早期 ARDS 的一种特征。

二、诊断及鉴别诊断

中华医学会呼吸病学分会制订的诊断标准如下。

(1) 有 ALI 和 (或)ARDS 的高危因素。

(2) 急性起病、呼吸频数和 (或) 呼吸窘迫。

(3) 低氧血症：ALI 时氧合指数 ≤ 300mmHg，ARDS 时氧合指数 ≤ 200mmHg。

(4) 胸部 X 线检查显示两肺浸润阴影。

(5) 肺动脉楔压 ≤ 2.4kPa(18mmHg) 或临床上能除外心源性肺水肿。

符合以上 5 项条件者，可以诊断 ALI 或 ARDS。必须指出，ARDS 的诊断标准并不具有特异性，诊断时必须排除大片肺不张、自发性气胸、重症肺炎、急性肺栓塞和心源性肺水肿 (表 4-1)。

表 4-1　ARDS 与心源性肺水肿的鉴别

类别	ARDS	心源性肺水肿
特点	高渗透性	高静水压
病史	创伤、感染等	心脏疾病
双肺浸润阴影	＋	＋
重力依赖性分布现象	＋	＋
发热	＋	可能
白细胞增多	＋	可能
胸腔积液	－	＋
吸纯氧后分流	较高	可较高
肺动脉楔压	正常	高
肺泡液体蛋白	高	低

三、急症处理

ARDS 是呼吸系统的一个急症，必须在严密监护下进行合理治疗。治疗目标是：改善肺的氧合功能，纠正缺氧，维护脏器功能和防治并发症。

(一) 氧疗

应采取一切有效措施尽快提高 PaO_2，纠正缺氧。可给高浓度吸氧，使 $PaO_2 \geq 8.0kPa$ (60mmHg) 或 $SaO_2 \geq 90\%$。轻症患者可使用面罩给氧，但多数患者需采用机械通气。

(二) 去除病因

病因治疗在 ARDS 的防治中占有重要地位，主要是针对涉及的基础疾病。感染是 ALI 和 ARDS 常见原因，也是首位高危因素，而 ALI 和 ARDS 又易并发感染。如果 ARDS 的基础疾病是脓毒症，除了清除感染灶外，还应选择敏感抗生素，同时收集痰液或血液标本分离培养病原菌和进行药敏试验，指导下一步抗生素的选择，一旦建立人工气道并进行机械通气，即应给予广谱抗生素，以预防呼吸道感染。

（三）机械通气

机械通气是最重要的支持手段。如果没有机械通气，许多 ARDS 患者会因呼吸衰竭在数小时至数天内死亡。机械通气的指征目前尚无统一标准，多数学者认为，一旦诊断为 ARDS，就应进行机械通气。在 ALI 阶段可试用无创正压通气，使用无创机械通气治疗时应严密监测患者的生命体征及治疗反应。神志不清、休克、气道自洁能力障碍的 ALI 和 ARDS 患者不宜应用无创机械通气。如无创机械通气治疗无效或病情继续加重，应尽快建立人工气道，行有创机械通气。

为了防止肺泡萎陷，保持肺泡开放，改善氧合功能，避免机械通气所致的肺损伤，目前常采用肺保护性通气策略，主要措施包括以下两方面。

1. 呼气末正压

适当加用呼气末正压可使呼气末肺泡内压增大，肺泡保持开放状态，从而达到防止肺泡萎陷，减轻肺泡水肿，改善氧合功能和提高肺顺应性的目的。应用呼气末正压应首先保证有效循环血容量足够，以免因胸内正压增加而降低心排血量，而减少实际的组织氧运输；呼气末正压先从低水平 $0.29 \sim 0.49kPa(3 \sim 5cmH_2O)$ 开始，逐渐增加，直到 $PaO_2 > 8.0kPa(60mmHg)$、$SaO_2 > 90\%$ 时的呼气末正压水平，一般呼气末正压水平为 $0.49 \sim 1.76kPa(5 \sim 18cmH_2O)$。

2. 小潮气量通气和允许性高碳酸血症

ARDS 患者采用小潮气量 $(6 \sim 8mL/kg)$ 通气，使吸气平台压控制在 $2.94 \sim 34.3kPa$ $(30 \sim 35cmH_2O)$ 以下，可有效防止因肺泡过度充气而引起的肺损伤。为保证小潮气量通气的进行，可允许一定程度的 CO_2 潴留 $[PaCO_2$ 一般不宜高于 $10.7 \sim 13.3kPa(80 \sim 100mmHg)]$ 和呼吸性酸中毒 $(pH7.25 \sim 7.30)$。

（四）控制液体入量

在维持血压稳定的前提下，适当限制液体入量，配合利尿药，使出入量保持轻度负平衡（每天 500mL 左右），使肺脏处于相对"干燥"状态，有利于肺水肿的消除。液体管理的目标是在最低 $(0.7 \sim 1.1kPa$ 或 $5 \sim 8mmHg)$ 的肺动脉楔压下维持足够的心排血量及氧运输量。在早期可给予高渗晶体液，一般不推荐使用胶体液。存在低蛋白血症的 ARDS 患者，可通过补充清蛋白等胶体溶液和应用利尿药，有助于实现液体负平衡，并改善氧合指数。若限液后血压偏低，可使用多巴胺和多巴酚丁胺等血管活性药物。

（五）加强营养支持

营养支持的目的在于不但纠正现有的患者的营养不良，还应预防患者营养不良的恶化。营养支持可经胃肠道或胃肠外途径实施。如有可能应尽早经胃肠补充部分营养，不但可以减少补液量，而且可获得经胃肠营养的有益效果。

（六）加强护理、防治并发症

有条件时应在 ICU 中动态监测患者的呼吸、心律、血压、尿量及动脉血气分析等，及时纠正酸碱失衡和电解质紊乱。注意预防呼吸机相关性肺炎的发生，尽量缩短病程和机械通气时间，加强物理治疗，包括体位、翻身、拍背、排痰和气道湿化等。积极防治应激性溃疡和多器官功能障碍综合征。

（七）其他治疗

糖皮质激素、肺泡表面活性物质替代治疗、吸入一氧化碳在 ALI 和 ARDS 的治疗中可能有一定价值，但疗效尚不肯定。不推荐常规应用糖皮质激素预防和治疗 ARDS。糖皮质激素既不能预防 ARDS 的发生，对早期 ARDS 也没有治疗作用。ARDS 发病 > 14 天应用糖皮质激素会明显增加病死率。感染性休克并发 ARDS 的患者，如合并肾上腺皮质功能不全，可考虑应用替代剂量的糖皮质激素。肺表面活性物质有助于改善氧合，但是还不能将其作为 ARDS 的常规治疗手段。

第二节　慢性阻塞性肺病急性发作

一、概述

慢性阻塞性肺疾病 (COPD) 是一种具有气流受限特征的肺部疾病，气流受限不完全可逆，呈进行性发展。确切的病因不清楚。

二、病因及发病机制

（一）吸烟

吸烟是导致 COPD 最重要的因素。吸烟的时间愈长、吸烟量愈大，COPD 的发病率就愈高。烟草中有多重有害化学成分。

（二）感染

反复感染是导致 COPD 发生与发展的重要因素。主要病毒有流感病毒、鼻病毒、呼吸道合胞病毒等。常见细菌有肺炎球菌、流感嗜血杆菌、卡他莫拉菌及葡萄球菌，支原体感染也是重要因素之一。

（三）理化因素

长期接触职业粉尘和化学物质，如接触烟雾、粉尘、有害气体（二氧化硫、二氧化氮、氯气、臭氧等)对支气管黏膜造成损伤,为细菌入侵创造条件。接触变应原(尘埃、虫螨、细菌、寄生虫、花粉和化学气体等)可引起支气管痉挛、组织损害和炎症反应,使气道阻力增加。理化因素的致病性与接触浓度与致病性呈正相关。

(四)其他因素

蛋白酶—抗蛋白酶失衡,氧化应激,自主神经功能失调,老年人呼吸道防御功能降低,营养缺乏,遗传和环境因素的突变等。

三、临床表现

(一)慢性咳嗽

随病程发展可终生不愈。常晨间咳嗽明显,夜间有阵咳或排痰。

(二)咳痰

一般为白色黏液或浆液性泡沫痰,偶可带血丝,清晨排痰较多。

(三)气短或呼吸困难

早期在劳累时出现,然后逐渐加重,以致在日常活动甚至休息时也感到气短。是COPD 的标志性症状。

(四)喘息和胸闷

部分患者特别是重度患者或急性加重时出现喘息。

(五)其他

晚期患者有体重下降、食欲减退等。

四、辅助检查

(一)呼吸功能检查

呼吸功能检查是判断气流受阻主要的客观指标,反映阻塞性通气障碍。第 1 秒用力呼气容积占用力肺活量的百分比 (FEV$_1$/FVC) < 70% 及第 1 秒用力呼气容积占预计值百分比 (FEV$_1$%) < 80% 预计值,可确定为不完全可逆的气流受限。肺总量 (TLC)、功能残气量 (FRC) 和残气量 (RV) 增加,肺活量 (VC) 增加,表示肺过度充气。依据呼吸功能检查可进行 COPD 病情严重性分级。

2. 血气分析

血气分析早期无异常,随病情进展可出现动脉血氧分压降低,进一步发展出现二氧化碳分压升高,可导致酸碱平衡失调。

3. 影像学检查

胸部 X 线检查对 COPD 诊断的特异性不高。可见肺纹理增粗、紊乱等非特异性改变,也可出现两肺透亮度增加、肋间隙增宽、膈降低等肺气肿改变。

4. 其他

急性发作或并发肺部感染时，血白细胞计数和中性粒细胞增多，痰涂片或培养可查到致病菌。

五、治疗

急性加重是指咳嗽、咳痰、呼吸困难加重或痰量增多或呈黄色，最主要的原因是细菌或病毒感染。故以控制感染为主，辅助祛痰止咳、解痉平喘。应选择敏感抗生素，如β- 内酰胺类 /β- 内酰胺酶抑制剂，如青霉素、阿莫西林；第二代或第三代头孢菌素，如头孢唑肟或头孢曲松；大环内酯类，如阿奇霉素等；氟喹诺酮类，如左氧氟沙星等，以消除炎症。对痰不易咳出者，应使用盐酸氨溴索或溴己新祛痰剂能有效祛痰。对严重喘息者，可给予沙丁胺醇等 β_2 受体激动剂、异丙托溴铵等抗胆碱能药，进行雾化治疗及氨茶碱口服舒张支气管。病情严重者可在应用抗生素及支气管舒张药的基础上使用糖皮质激素，缺氧者可给予低流量吸氧。

六、急救措施

(1) 确定急性加重期的原因及病情严重程度，最多见的加重原因是细菌或病毒感染。

(2) 按医嘱正确使用药物：① β_2 肾上腺素受体激动剂：主要有沙丁胺醇气雾剂，每次 $100 \sim 200\mu g$，雾化吸入。②抗胆碱药：主要有异丙托溴铵气雾剂，起效较沙丁胺醇慢。③茶碱类：茶碱缓释或控释片，0.2g，早晚各 1 次。④抗生素：当患者呼吸困难加重，咳嗽伴痰量增加、有脓性痰时，应根据致病菌和感染程度选用敏感的抗生素进行治疗。⑤糖皮质激素：对急性加重期患者可考虑口服泼尼松龙也可静脉给予甲泼尼龙，连续 $5 \sim 7$ 天。

(3) 控制性吸氧：发生低氧血症者可鼻导管吸氧，一般吸入氧浓度为 $28\% \sim 30\%$。

(4) 临床观察：①严密观察病情，注意生命体征变化，定期测量体温。②注意观察呼吸节律、频率、深浅度，动态监测血气分析，观察痰色、量及性质，并做好记录。

(5) 药物的观察：①沙丁胺醇在静脉滴注时易引起心悸。因此，在用药中要严密观察患者心率、心律的变化。②糖皮质激素吸入治疗，少数患者可引起口咽念珠菌感染、声音嘶哑等不良反应，治疗中应注意保持患者口腔清洁，防止感染。

(6) 并发症的观察和预防：①慢性呼吸衰竭：常在 COPD 急性加重时发生，可出现缺氧和二氧化碳潴留的临床表现，护理中应警惕。②自发性气胸：如有突然加重的呼吸困难，并伴有明显的发绀，患侧肺部叩诊为鼓音，听诊呼吸音减弱或消失，应考虑自发性气胸，通过 X 线检查可确诊。

第三节 急性重症哮喘

一、概述

支气管哮喘（简称哮喘）是由多种细胞（如嗜酸性粒细胞、肥大细胞、T细胞、中性粒细胞、气道上皮细胞等）和细胞组分参与的气道慢性炎症性疾病。支气管哮喘可分为急性发作期、慢性持续期和缓解期。哮喘急性发作时其程度轻重不一，病情加重可在数小时或数天内出现，偶尔可在数分钟内危及生命，故应对病情作出正确评估，以便给予及时有效的紧急治疗。如哮喘严重发作持续达24小时以上，经一般治疗无效者，称为哮喘持续状态。

二、病因

重症哮喘形成的原因很多，发生机制也较为复杂，哮喘患者发展成为重症哮喘的原因往往是多方面的。目前已基本明确的病因主要有以下7点。

（一）变应原或其他致喘因素持续存在

哮喘是由于支气管黏膜感受器在特定的刺激下发生的速发相及迟发相反应而引起的支气管痉挛、气道炎症和气道高反应性，造成的呼吸道狭窄所致的疾病。如果患者持续吸入或接触变应原或其他致喘因子（包括呼吸道感染），可导致支气管平滑肌的持续痉挛和进行性加重的气道炎症，上皮细胞剥脱并损伤黏膜，使黏膜充血水肿、黏液大量分泌甚至形成黏液栓，加上气道平滑肌极度痉挛，可严重阻塞呼吸道，引起哮喘持续状态而难以缓解。

（二）β_2受体激动药的应用不当和（或）抗感染治疗不充分

目前已证实，哮喘是一种气道炎症性疾病，因此，抗炎药物已被推荐为治疗哮喘的第一线药物。然而，临床上许多哮喘患者长期以支气管扩张剂为主要治疗方案，抗感染治疗不充分或抗感染治疗药物使用不当，导致气道变态反应性炎症未能有效控制，使气道炎症日趋严重，气道高反应性加剧，哮喘病情日益恶化。而且长期盲目地大量应用β_2受体激动药，可使β_2受体发生下调，导致其"失敏"。在这种情况下突然停止用药可造成气道反应性显著增高，从而诱发危重哮喘。

（三）脱水、电解质紊乱和酸中毒

哮喘发作时，患者出汗多和张口呼吸使呼吸道丢失水分增多；吸氧治疗时，加温湿化不足；氨茶碱等强心、利尿药使尿量相对增加；患者呼吸困难，饮水较少等也是致病因素。因此，哮喘发作的患者常存在不同程度的脱水。因而造成组织脱水，痰液黏稠，形成无法咳出的黏液痰栓，广泛阻塞中小气道，加重呼吸困难，导致通气功能障碍，形成低氧血症和高碳酸血症。同时，由于缺氧、进食少，体内酸性代谢产物增多，可合并代谢性酸中毒。在酸中毒情况下，气道对许多平喘药的反应性降低，进一步加重哮喘病情。

（四）突然停用激素，引起"反跳现象"

某些患者因对一般平喘药无效或因医生治疗不当，长期反复应用糖皮质激素，使机体产生依赖性或耐受性，一旦某种原因如缺药、手术、妊娠、消化道出血、糖尿病或治疗失误等导致突然停用糖皮质激素，可使哮喘不能控制并加剧。

（五）情绪过分紧张

患者对病情的担忧和恐惧一方面可通过皮层和自主神经反射加重支气管痉挛和呼吸困难；另一方面昼夜不眠，可使患者体力不支。此外，临床医师和家属的精神情绪也会影响患者，促使哮喘病情进一步恶化。

（六）理化因素和因子的影响

有些报道发现，一些理化因素如气温、湿度、气压、空气离子等，对某些哮喘患者可产生不同程度的影响，但迄今为止机制不清楚。有人认为，气候因素能影响人体的神经系统、内分泌功能、体液中的 pH 值、钾与钙的平衡及免疫机制等。空气中阳离子过量也可使血液中钾与钙起变化，导致支气管平滑肌收缩。

（七）有严重并发症或伴发症

如并发气胸、纵隔气肿或伴发心源性哮喘发作、肾衰竭、肺栓塞或血管内血栓形成等均可使哮喘症状加重。

三、临床表现

（一）症状

与哮喘相关的症状有咳嗽、喘息、呼吸困难、胸闷、咳痰等。典型的表现是发作时伴有哮鸣音的呼气性呼吸困难。严重者可被迫采取坐位或呈端坐呼吸，干咳或咯大量白色泡沫痰，甚至出现发绀等。哮喘症状可在数分钟内发作，经数小时至数天，用支气管扩张药可缓解或自行缓解。早期或轻症的患者多数以发作性咳嗽和胸闷为主要表现。这些表现缺乏特征性。

哮喘的发病特征如下。

1. 发作性

当遇到诱发因素时呈发作性加重。

2. 时间节律性

常在夜间及凌晨发作或加重。

3. 季节性

常在秋冬季节发作或加重。

4. 可逆性

平喘药通常能够缓解症状，可有明显的缓解期。

（二）体征

缓解期可无异常体征。发作期胸廓膨隆，叩诊呈过清音，多数有广泛的呼气相为主的哮鸣音，呼气延长。严重哮喘发作时常有呼吸费力、大汗淋漓、发绀、胸腹反常运动、心率增快、奇脉等体征。

四、实验室和其他检查

（一）血液常规检查

发作时可有嗜酸性粒细胞增高，但多数不明显，如并发感染可有白细胞数增高，中性粒细胞比例增高。

（二）痰液检查

涂片在显微镜下可见较多嗜酸性粒细胞，可见嗜酸性粒细胞退化形成的尖棱结晶 (Charcot-Leyden 结晶体)、黏液栓 (Curschmann 螺旋) 和透明的哮喘珠 (Laennec 珠)。如合并呼吸道细菌感染，痰涂片革兰染色、细胞培养及药物敏感试验有助于病原菌诊断及指导治疗。

（三）肺功能检查

缓解期肺通气功能多数在正常范围。在哮喘发作时，由于呼气流速受限，表现为第一秒用力呼气量 (FEV_1)、一秒率 (FEW/FVC)、最大呼气中期流速 (MMER)、呼出 50％肺活量与 75％肺活量时的最大呼气流量 ($MEF50\%$ 与 $MEF75\%$) 以及呼气峰值流量 (PEFR) 减少。可出现用力肺活量减少、残气量增加、功能残气量和肺总量增加，残气占肺总量百分比增高。经过治疗后可逐渐恢复。

（四）血气分析

哮喘严重发作时可出现缺氧，PaO_2 和 SaO_2 降低，过度通气时可使 $PaCO_2$ 下降，PH 值上升，表现为呼吸性碱中毒。如重症哮喘，病情进一步发展，气道阻塞严重，可有缺氧及潴留，$PaCO_2$ 上升，表现为呼吸性酸中毒。如缺氧明显，可合并代谢性酸中毒。

（五）胸部 X 线检查

早期在哮喘发作时可见两肺透亮度增加，呈过度充气状态，在缓解期多无明显异常。如并发呼吸道感染，可见肺纹理增加及炎症性浸润阴影。同时要注意肺不张、气胸或纵隔气肿等并发症的存在。

（六）特异性过敏原的检测

可用放射性过敏原吸附试验 (RAST) 测定特异性 IgE，过敏性哮喘患者血清 IgE 可较正常人高 2～6 倍。在缓解期可做皮肤过敏试验判断相关的过敏原，但应防止发生过敏反应。

五、治疗

重症哮喘患者病情危重，严重者甚至有生命危险，护理人员应具备良好的专业素养，配合医生尽快为患者实施抢救。

（一）氧疗

重症哮喘患者常有不同程度的低氧血症，因此原则上都应吸氧，根据病情需要，可选用鼻导管或面罩给氧。氧气需要加温湿化，以免干燥、过冷刺激气道。对于伴有 CO_2 潴留的患者应给予低流量低浓度吸氧。

（二）解除支气管痉挛

在治疗过程中，可以应用 β₂ 受体激动剂 (控制哮喘急性发作的首选用药)、茶碱类药物、抗胆碱能药物、糖皮质激素 (治疗重症哮喘最有效的药物) 等药物降低气道阻力，改善通气功能。可以通过雾化吸入，借助储雾器使用 MDI 给药及静脉给药。

（三）纠正脱水兼顾纠正酸碱失衡和电解质紊乱

重症哮喘患者由于哮喘过度呼吸、发热、出汗及摄入不足等原因，常有不同程度的脱水，使气道分泌物黏稠，痰液难以咳出，影响通气，故必须及时纠正脱水，根据心功能和脱水程度，一般每日补液 2000～3000mL。若 pH < 7.2 且合并代谢性酸中毒时，应适度补充碱性药物。若呼吸性酸中毒，应积极改善肺通气，排出潴留的 CO_2，及时补钾，注意监测电解质变化。

（四）控制感染，促进痰液排出

重症哮喘患者由于气道炎症、痰液黏稠及支气管痉挛等导致气道阻塞，因此加强排痰，保持呼吸道通畅尤其重要。可选择药物去痰、雾化吸入、机械性排痰，必要时给予吸痰。

（五）机械通气

对经上述治疗症状仍无明显改善的患者，特别是 $PaCO_2$ 进行性增高伴酸中毒者，为了避免严重并发症的发生，应及时建立人工气道，实施机械通气，包括无创正压通气和气管插管及气管切开机械通气。

第四节 急性呼吸道感染

急性呼吸道感染是具有一定传染性的呼吸系统疾病，急性呼吸道感染通常包括急性上呼吸道感染和急性气管－支气管炎。急性上呼吸道感染是鼻腔、咽或喉部急性炎症的总称。常见病原体为病毒，仅有少数由细菌引起。本病全年皆可发病，但冬春季节多发，具有一定的传染性，有时引起严重的并发症，应积极防治。急性气管－支气管炎是指感染、物理、化学、过敏等因素引起的气管－支气管黏膜的急性炎症。可由急性上呼吸道感染蔓延而来。多见于寒冷季节或气候多变时。或气候突变时多发。

一、病因与发病机制

（一）急性上呼吸道感染

急性上呼吸道感染有 70%～80% 由病毒引起。其中主要包括流感病毒、副流感病毒、呼吸道合胞病毒、腺病毒、鼻病毒等。由于感染病毒类型较多，又无交叉免疫，人体产生的免疫力较弱且短暂，同时在健康人群中有病毒携带者，故一个人可有多次发病。细菌感染占 20%～30%，可直接或继病毒感染之后发生，以溶血性链球菌最为多见，其次为流感嗜血杆菌、肺炎球菌和葡萄球菌等。偶见革兰阴性杆菌。当全身或呼吸道局部防御功能降低时，尤其是年老体弱或有慢性呼吸道疾病者更易患病，原先存在于上呼吸道或外界侵入的病毒和细菌迅速繁殖，引起本病。通过含有病毒的飞沫或被污染的用具传播，引起发病。

（二）急性气管－支气管炎

1. 感染

由病毒、细菌直接感染，或急性上呼吸道病毒（如腺病毒、流感病毒）、细菌（如流感嗜血杆菌、肺炎链球菌）感染迁延而来，也可在病毒感染后继发细菌感染。也可为衣原体和支原体感染。

2. 物理、化学性因素

过冷空气、粉尘、刺激性气体或烟雾的吸入使气管－支气管黏膜受到急性刺激和损伤，引起本病。

3. 变态反应

花粉、有机粉尘、真菌孢子等的吸入以及对细菌蛋白质过敏等，均可引起气管－支气管的变态反应。寄生虫（如钩虫、蛔虫的幼虫）移行至肺，也可致病。

二、临床表现

急性上呼吸道感染主要症状和体征个体差异大，根据病因不同可有不同类型，各型症状、体征之间无明显界定，也可互相转化。

（一）普通感冒

又称急性鼻炎或上呼吸道卡他，以鼻咽部卡他症状为主要表现，俗称"伤风"。成人多为鼻病毒所致，起病较急，初期有咽干、咽痒或咽痛，同时或数小时后有打喷嚏、鼻塞、流清水样鼻涕，2～3日后分泌物变稠，伴咽鼓管炎可引起听力减退，伴流泪、味觉迟钝、声嘶、少量咳嗽、低热不适、轻度畏寒和头痛。检查可见鼻腔黏膜充血、水肿、有分泌物，咽部轻度充血。如无并发症，一般经5～7日痊愈。

（二）流行性感冒（简称流感）

流行性感冒由流感病毒引起，起病急，鼻咽部症状较轻，但全身症状较重，伴高热、全身酸痛和眼结膜炎症状。而且常有较大或大范围的流行。

（三）病毒性咽炎和喉炎

临床特征为咽部发痒、不适和灼热感、声嘶、讲话困难、咳嗽、咳嗽时咽喉疼痛，无痰或痰呈黏液性，有发热和乏力，伴有咽下疼痛时，常提示有链球菌感染，体检发现咽部明显充血和水肿、局部淋巴结肿大且触痛，提示流感病毒和腺病毒感染，腺病毒咽炎可伴有眼结合膜炎。

（四）疱疹性咽峡炎

疱疹性咽峡炎主要由柯萨奇病毒A引起，夏季好发。有明显咽痛、常伴有发热，病程约1周。体检可见咽充血，软腭、腭垂、咽和扁桃体表面有灰白色疱疹及浅表溃疡，周围有红晕。多见儿童，偶见于成人。

（五）咽结膜热

咽结膜热常为柯萨奇病毒、腺病毒等引起。夏季好发，游泳传播为主，儿童多见。表现为发热、咽痛、畏光、流泪、咽及结膜明显充血。病程4～6日。

（六）细菌性咽－扁桃体炎

细菌性咽－扁桃体炎多由溶血性链球菌感染所致，其次为流感嗜血杆菌、肺炎球菌、葡萄球菌等引起。起病急，咽痛明显、伴畏寒、发热，体温超过39℃。检查可见咽部明显充血，扁桃体充血肿大，其表面有黄色点状渗出物，颌下淋巴结肿大伴压痛，肺部无异常体征。

本病如不及时治疗可并发急性鼻窦炎、中耳炎、急性气管－支气管炎。部分患者可继发病毒性心肌炎、肾炎、风湿热等。

三、实验室及其他检查

（一）血常规

病毒感染者白细胞正常或偏低，淋巴细胞比例升高；细菌感染者白细胞计数和中性粒细胞增高，可有核左移现象。

（二）病原学检查

可做病毒分离和病毒抗原的血清学检查，确定病毒类型，以区别病毒和细菌感染。细菌培养及药物敏感试验，可判断细菌类型，并可指导临床用药。

（三）X线检查

胸部 X 线多无异常改变。

四、治疗

1. 对症治疗

选用抗感冒复合剂或中成药减轻发热、头痛，减少鼻、咽充血和分泌物，如对乙酰氨基酚、银翘解毒片等。干咳者可选用右美沙芬、喷托维林等；咳嗽有痰可选用复方氯化铵合剂、溴己新（必嗽平或雾化祛痰。咽痛者可含服喉片或草珊瑚片等。气喘者可用平喘药，如特布他林、氨茶碱等。

2. 抗病毒药物

早期应用抗病毒药有一定疗效，可选用利巴韦林、奥司他韦、金刚烷胺、吗啉胍和抗病毒中成药等。

3. 抗菌药物

如有细菌感染，最好根据药物敏感试验选择有效抗菌药物治疗，常可选用大环内酯类、青霉素类、氟喹诺酮类及头孢菌素类。

根据医嘱选用药物，告知患者药物的作用、可能发生的不良反应和服药的注意事项，如按时服药；应用抗生素者，注意观察有无迟发过敏反应发生；对于应用解热镇痛药者注意避免大量出汗引起虚脱等。发现异常及时就诊等。

第五节　肺动脉高压

肺动脉高压 (PAH) 是发病率较低、预后较差的恶性肺血管疾病，表现为肺动脉压力和肺血管阻力进行性升高，最终导致右心室衰竭和死亡。肺动脉高压是一种肺动脉循环血流受限引起肺血管阻力病理性增高，并最终导致右心衰竭的综合征。从血流动力学角度来看，是指海平面水平，右心导管测得平均肺动脉压 (mPAP) $\geqslant$ 25mmHg(1mmHg=0.133kPa)，同时心排血量减少或正常和肺小动脉楔压 (PAWP) $\leqslant$ 15mmHg 和肺血管阻力 (PVR) > 3WU。

一、发病机制

PAH 的研究已有 100 多年，但其发病机制尚未完全明了。PAH 的病理改变为肺小动脉闭塞及有效循环血管床数量的锐减，肺血管内皮细胞损伤引起血管收缩反应增强和肺动脉平滑肌细胞增生、肥厚，外周小血管肌化，以及细胞外基质的增多，导致肺血管重构。研究认为与肺血管内皮功能异常、血管收缩及血栓形成有关。从病理学角度分析，是由于各种原因引起肺动脉内皮细胞，平滑肌细胞，包括离子通道的损伤，导致细胞内钙离子浓度升高，平滑肌细胞过度收缩和增殖，及凋亡减弱等一系列血管重构过程，引起肺血管闭塞，血管阻力增加。可能与缺氧、神经体液、先天性、遗传等因素有关。其组织病理学改变主要累及内径为 $100 \sim 1000\mu m$ 的肺毛细血管前肌型小动脉，早期病变为血管中层平滑肌细胞和内膜细胞增生，晚期为血管壁纤维化，胶原沉着，呈特征性的丛样病变。

随着 PAH 发病机制的深入研究，发现一氧化氮 (NO)、内皮素 (ET-1)、5- 羟色胺 (5-HT)、血栓烷 (TX_2) 和前列环素失衡、血管生成素等细胞因子、基因分子等成分对肺血管的舒张和收缩调节失衡，引起肺血管收缩、增厚、内皮细胞瘤样增生、血栓形成等病理形态学改变，导致血管重塑、心力衰竭、静脉淤血等使病情进行性加重近年来，细胞生物学和分子遗传学的飞速发展促进了对肺动脉高压发病机制的深入研究，进而带动了肺动脉高压诊断学和治疗学研究的进步。

二、临床表现

肺动脉高压缺乏特异性的临床症状，患者早期可无自觉症状或仅出现原发疾病的临床表现，随肺动脉压力升高出现一些非特异性症状，如劳力性呼吸困难、乏力、昏厥、胸痛、水肿、腹胀等。

(一) 气短、呼吸困难

气短、呼吸困难是早期常见的症状，其特征是劳力性，发生率超过 98%。主要表现为活动后气短，休息时好转，严重患者休息时也可出现。

(二) 疲乏

因心排血量下降，氧交换和运输减少引起的组织缺氧。各人的表现不尽相同，严重程度常与气喘相似。

(三) 胸痛

约 30% 的患者会出现胸痛，多在活动时出现。其持续时间、部位和疼痛性质多变，并无特异性表现。

(四) 昏厥

PAH 患者由于小肺动脉存在广泛狭窄甚至闭塞样病变，肺血管阻力明显增加，导致心脏排血量下降，患者活动时由于心排血量不能相应增加，脑供血不足，容易引起低血压甚至昏厥。诱发昏厥的可能因素：

(1) 肺血管高阻力限制运动，心排血量的增加。

(2) 低氧性静脉血通过开放的卵圆孔分流向体循环系统。

(3) 体循环阻力下降。

(4) 肺小动脉痉挛。

(5) 大的栓子堵塞肺动脉。

(6) 突发心律失常，特别是恶性心动失常。有些患者昏厥前没有前驱症状，如患者出现胸痛、头晕、肢体麻木感应警惕昏厥发生。

（五）水肿

右心功能不全时可出现身体不同部位的水肿，严重时可有颈静脉充盈、怒张，肝大，腹腔积液、胸腔积液甚至心包积液，这些症状的出现标志着患者右心功能不全已发展到比较严重的程度。

（六）咳嗽、咯血

PAH 患者肺小动脉狭窄、闭塞，引起侧支循环血管开放，由于侧支循环血管的管壁较薄，在高压力血流的冲击下容易破裂出血，出血主要发生在毛细血管前小肺动脉及各级分支和（或）肺泡毛细血管，约 20% 的 PAH 患者有咳嗽，多为干咳，有时可能伴痰中带血或咯血，咯血量较少，也可因大咯血死亡。

（七）发绀

1. 中心性发绀

多见于先天性心脏病、艾森曼格综合征、心力衰竭、支气管扩张的患者。出现中心性发绀提示患者全身组织缺氧，是疾病严重的标志之一。

2. 差异性发绀

差异性发绀是动脉导管未闭、艾森曼格综合征患者特有的临床表现，有很高的诊断价值。

（八）杵状指

有些先天性心脏病和慢性肺疾病的患者，其手指或足趾末端增生、肥厚、呈杵状膨大，这种现象称为杵状指。

（九）雷诺现象

雷诺现象是由于手指和足趾对寒冷异常敏感所致，10% ~ 14% 的 PAH 患者存在雷诺现象，提示预后不佳。

（十）其他

如 PAH 患者出现声音嘶哑，是肺动脉扩张挤压左侧喉返神经所致，病情好转后可消失。

所有类型的 PAH 患者症状都类似，但上述症状都缺乏特异性，PAH 以外的疾病也可引起。PAH 患者症状的严重程度与 PAH 的发展程度有直接相关性。

三、肺动脉高压诊断标准与检查

（一）诊断标准

根据肺动脉高压诊治指南，PAH 的诊断标准：静息状态下，右心导管测得的平均肺动脉压 (mPAP) ≥ 25mmHg，并且 PAWP ≤ 15mmHg，PVR > 3WU。肺动脉高压的诊断应包含两部分：①确诊肺动脉高压；②确定肺动脉高压的类型和病因。

（二）检查

PAH 的早期诊断和治疗，是决定其预后的关键。美国胸科医师学会 (ACCP)PAH 诊断和治疗指南推荐对高危人群进行筛查。2009 年欧洲心脏病学会和欧洲呼吸病学会 (ESC/ERS) 发布的《肺动脉高压诊治指南》提到下列实验室和辅助检查有助于 PAH 的诊断，确定 PAH 的分类。

1. 实验室检查

主要包括脑钠肽、肌钙蛋白、C- 反应蛋白水平、代谢生化标志物等。脑钠肽能反应 PAH 患者病情的严重程度、疗效、生存和预后，且与血流动力学变化密切相关，是监测右心衰竭的重要指标。肌钙蛋白 T 检测敏感性和特异性很高，其血浆中浓度与心肌受损程度成正相关。C- 反应蛋白水平在 PAH 患者中明显升高，与疾病严重程度密切相关，是预测 PAH 死亡和临床恶化独立的风险因素。

2. 心电图

PAH 特征性的心电图改变：

(1) 电轴右偏。

(2) Ⅰ 导联出现 s 波。

(3) 肺型 P 波。

(4) 右心肥厚的表现，右胸前导联可出现 ST-T 波低平或倒置。心电图检查作为筛查手段，其敏感性和特异性均不是很高。

3. 胸部 X 线

PAH 患者胸片的改变包括肺动脉扩张和周围肺纹理减少。胸片检查可以帮助排除中至重度的肺部疾病或肺静脉高压患者。但肺动脉高乐的严重程度和肺部 X 线检查的结果可不一致。

4. 肺功能检查和动脉血气分析

PAH 患者的肺功能特点为通气功能相对正常，弥散功能减退，运动肺功能异常。由于过度换气，动脉二氧化碳分压通常降低。

5. 超声心动图

超声心动图是筛选 PAH 最重要的无创性检查方法，它提供肺动脉压力估测数值，同时能评估病情严重程度和预后。每个疑似 PAH 患者都应该进行该项检查。右心的形态、功能与 PAH 患者的预后密切相关，也是超声心动图评价 PAH 的核心。研究显示，临床常规采集的一些指标可以反应 PAH 患者的预后，超声探测到中量至大量心包积液的 PAH 患者病死率增加。

6. 腹部超声

腹部超声可以排除肝硬化和门脉高压。应用造影剂和彩色多普勒超声能够提高准确率。门脉高压可以通过右心导管检查阻塞静脉和非阻塞静脉压力差确诊。

7. 高分辨率计算机体层成像 (CTPA)

高分辨率计算机体层成像作为一种成熟的技术在肺动脉高压鉴别诊断中有重要的作用，也是不明原因的肺动脉高压的一线检查手段。

8. 胸部磁共振 (MRI)

MRI 诊断 PAH 可以从肺动脉形态改变，也可以从其功能变化上进行较全面分析肺动脉及其分支管径和右心功能情况。

9. 通气 / 灌注显像

通气 / 灌注显像用于 PAH 中怀疑慢性血栓栓塞性肺动脉高压 (CETPH) 的患者。通气 / 灌注扫描在确诊 CTEPH 中比 CT 的敏感性高。

10. 肺动脉造影 (PAA)

肺动脉造影是了解肺血管分布、解剖结构、血流灌注的重要手段之一。

11. 右心导管检查 (RHC)

右心导管检查是目前临床测定肺动脉压力最为准确的方法，也是评价各种无创性测压方法准确性的"金标准"，能准确评价血流动力学受损的程度、测试肺血管反应性。

12. 急性血管扩张试验

这一试验现已成为国际上公认筛选钙离子拮抗药敏感患者的最可靠检查手段。研究证实，急性血管扩张试验阳性患者使用钙离子拮抗药治疗可以使预后得到显著的改善。

四、肺动脉高压患者功能分级评价标准

功能分级是临床上选择用药方案的根据及评价用药后疗效的重要指标世界卫生组织 (WHO) 根据 PAH 患者临床表现的严重程度将 PAH 分为 4 级，从 Ⅰ 级到 Ⅳ 级表示病情逐渐加重，是评估患者病情的重要指标。WHO 心功能分级是对患者运动耐力的粗略评估，研究显示心功能分级是预后的强预测因子，与 WHO 心功能 Ⅱ 级患者相比，心功能 Ⅲ 级及 Ⅳ 级的患者预后差，而经治疗后心功能分级改善的患者生存率也改善 (详见表 4-2)。

表 4-2　世界卫生组织肺动脉高压患者功能分级评价标准

分级	描述
I	患者体力活动不受限，日常体力活动＋会导致气短、乏力、胸痛或黑矇
II	患者体力活动轻度受限，休息时无不适，但日常体力活动会出现气短、乏力、胸痛或近乎昏厥
III	患者体力活动明显受限，休息时无不适，但轻微日常活动即导致气短、乏力、胸痛或近乎昏厥
IV	患者不能做任何体力活动，有右心衰竭的征象，休息时可有气短和（或）乏力，任何体力活动都可加重症状

五、肺动脉高压的治疗

目前 PAH 仍是一种无法根治的恶性疾病。现有的治疗手段无法从根本上逆转 PAH，只能相对延缓病情恶化。

20 世纪 90 年代前对 PAH 缺少治疗手段，医学界常采用主要针对右心功能不全和肺动脉原位血栓形成的、无特异性的传统治疗（氧疗、利尿、强心和抗凝等）。20 世纪 90 年代后，联合新型靶向药物治疗（目前公认的 PAH 三大治疗途径靶向药物，如钙离子拮抗药、内皮素受体拮抗药、前列环素及其类似物、吸入一氧化氮和 5 型磷酸二酯酶抑制等），生存率得到明显提高。但 PAH 患者的治疗不能仅仅局限于单纯的药物治疗，专科医师根据 PAH 的不同临床类型、PAH 的功能分类，评估患者的病情、血管反应性、药物有效性和不同药物联合治疗等，制订一套完整的个体化治疗方案，其中包括原发病、基础疾病的治疗，靶向治疗及手术治疗。

（一）肺动脉高压的传统治疗

吸氧、强心、利尿、抗凝是肺动脉高压的基本治疗措施低氧是强烈的肺血管收缩因子，可影响肺动脉高压的发生和发展。通常认为将患者的动脉血氧饱和度持续维持在 90% 以上很重要。肺动脉高压患者合并右心衰竭失代偿时使用利尿剂可明显减轻症状。在使用利尿剂时，应密切观察电解质和肾功能的变化。肺动脉高压患者常有心力衰竭和体力活动减少等危险因素存在，易发生静脉血栓栓塞，抗凝治疗可提高患者生存率。

（二）肺动脉高压靶向药物治疗

肺动脉高压靶向药物治疗包括钙离子拮抗药类，前列环素类似物（贝前列素钠、吸入用伊洛前列素溶液）、内皮素受体拮抗药（波生坦、安立生坦）、5 型磷酸二酯酶抑制剂（西地那非、伐地那非）、RhO 激酶抑制剂等。

1. 钙离子拮抗药（CCB）

钙通道阻滞剂在急性血管反应试验阳性患者中有较好的疗效，长期应用大剂量 CCB

可以延长此类患者的生存期，与 CCB 治疗无效的患者相比，其 5 年生存率明显提高，分别为 95% 和 27%。但需指出的是，其仅对 5% ～ 10% 的急性血管扩张试验阳性的轻、中度 PAH 患者有效，在不出现不良事件的情况下，可以最高耐受量进行治疗。

2. 前列环素及类似物 (PGI_2)

前列环素及类似物能明显扩张肺循环和体循环，抑制血小板聚集，抑制平滑肌细胞的迁移和增殖，延缓肺血管结构重建，抑制 ET 合成和分泌等作用。PGI_2 类似物伊洛前列素、曲前列环素等药物相继在欧洲、美国、日本等国家上市用于治疗肺动脉高压，均取得较好疗效。

3. 内皮素受体拮抗药 (ET)

ET-A 受体激活引起血管收缩和血管平滑肌细胞增殖，ET-B 受体激活后调节血管内皮素的清除和诱导内皮细胞产生 NO 和前列环素。内皮素受体拮抗药有双重内皮素受体拮抗药波生坦和选择性内皮素 A 受体拮抗药西他生坦。多中心对照临床试验结果证实，该药可改善肺动脉高压患者的临床症状和血流动力学指标，提高运动耐量，改善患者生活质量和生存率，推迟临床恶化的时间。欧洲和美国的指南认为，该药是治疗心功能Ⅲ级肺动脉高压患者首选治疗药物。

4. 磷酸二酯酶 (PDEs) 抑制剂

西地那非是一种选择性口服 PDEs 的抑制剂，通过升高细胞内环磷鸟苷水平舒张血管并起到抗血管平滑肌细胞增殖的作用。多项临床试验证实，西地那非能够改善 PAH 患者的运动力，降低肺动脉压力和改善血流动力学。

肺动脉高压是由多因素导致肺血管损伤的病理生理过程。药物联合治疗可以使药物的治疗作用相互叠加，互相促进，从而疗效增加。开展药物联合治疗可能寻找到长期有效的肺动脉高压治疗方案。

第六节　肺栓塞

肺栓塞 (PE) 作为严重威胁生命的危重病，受到普遍关注。肺栓塞是指外来栓子，进入血液循环，造成肺动脉堵塞所引起的一系列肺循环障碍临床和病理生理综合征。肺栓塞是一组疾病的统称，除肺血栓栓塞症 (PTE) 外，还包括脂肪、羊水、空气、异物栓塞等。肺动脉栓塞发生后，若所支配区域的肺组织因血流受阻或中断发生坏死，被称为肺梗死 (PI)。引起 PTE 的血栓主要来源于深静脉血栓 (DVT)，常为 DVT 的并发症。DVT 与 PTE 为同一种疾病发生过程中在不同部位、不同阶段的两种临床表现形式，二者共属静脉血栓栓塞症 (VTE)。

一、发病率、易患因素与病理

（一）国内外 PTE 与 DVT 发生率

肺栓塞是临床以呼吸困难为主的急症，病死率及误、漏诊率高。西方资料显示，美国每年新发患者可达 65 万～70 万，在心血管疾病中仅次于冠心病及高血压，占第三位。每年有 10 万 PTE 患者死亡，病死率仅次于肿瘤及心肌梗死，西方国家总人群中 DVT 形成和肺栓塞的年发病率估计分别为 1.0‰ 和 0.5‰。我国 PTE 病死率为 20%～30%。

（二）易患因素

1. 先天性易患因素

主要包括遗传性抗凝血酶－Ⅲ（AT-Ⅲ）缺乏症，遗传性蛋白 C 缺乏症，遗传性蛋白 S 缺乏症，以及活化的蛋白 C 抵抗，凝血酶原基因 G20210A 变异，先天性纤溶异常等。

2. 获得性易患因素

年龄与性别；血栓性静脉炎，静脉曲张；外科手术，骨折和创伤；心肺脑血管疾病，恶性肿瘤，制动；妊娠和服用避孕药，结缔组织病。其他如肥胖、吸烟、肾病综合征、糖尿病、长途旅行、植入人工假体等。

（三）病理

引起肺栓塞最多见的栓子为血栓，其他少见的有空气、脂肪、羊水等。栓子大小不一，可从微血栓到巨大的骑跨型血栓，累及 2 个或 2 个以上肺叶动脉为"大块肺栓塞"。就肺栓塞发生部位，右肺多于左肺，下叶多于上叶；可发生在单侧，也可发生在双侧，后者多于前者；发生在肺动脉主干者 < 10%，PI 发生率低，仅占尸检 PTE 的 10%～15%，且多发生在原有心、肺疾病，支气管循环障碍或肺静脉高压的患者。若纤溶机制不能完全溶解血栓，24 小时后栓子表面即逐渐为内皮样细胞被覆，2～3 周后牢固贴于动脉壁，血管重建。早期栓子退缩，血流再通的冲刷作用，覆盖于栓子表面的纤维素、血小板凝集物及溶栓过程，都可以产生新栓子，进一步栓塞小的血管分支。梗死的肺组织主要表现为出血性改变，多靠近肋膈角附近的下肺叶，常累及邻近胸膜，发生血性胸腔渗液或浆液性胸腔渗液。梗死的坏死组织被吸收，常不遗留瘢痕或仅有少量条状瘢痕形成。慢性患者在愈合的梗死区或机化的血栓栓塞部位，可通过扩大毛细血管，发生支气管－肺动脉侧支吻合。

二、临床表现

（一）临床症候群

1. 急性肺源性心脏病

突然发作性的呼吸困难，濒死感、发绀、右心功能不全、低血压、肢端湿冷等，常见于突然栓塞 2 个以上肺叶的患者。

2. 出血性肺不张和肺梗死

突然发作性呼吸困难、胸痛、咯血、胸膜摩擦音和胸腔积液。

3. 不能解释的呼吸困难

栓塞面积相对较小，是提示无效腔增加的唯一症状。

4. 慢性血栓栓塞性肺动脉高压

起病缓慢，可有间断发作性呼吸困难，但多较轻或被误诊，发现较晚，主要表现为重症肺动脉高压和右心功能不全，是一种进行性发展的临床类型。

5. 猝死

有少见的矛盾性栓塞和非血栓性肺栓塞，前者多系与肺栓塞同时存在的脑卒中等，由肺动脉高压卵圆孔开放、静脉栓子达到体循环系统引起；后者可能是由长骨骨折引起的脂肪栓塞综合征或与中心静脉导管有关的空气栓塞。

（二）临床分型

1. 大面积 PTE

临床多以休克和低血压为主要表现，即体循环压＜ 90mmHg，或较基础值下降幅度≥ 40mmHg，持续 15 分钟以上，须除外新发的心律失常、低血容量或感染中毒症所致的血压下降。

2. 非大面积 PTE

此型患者中，一部分人的超声心动图表现有右心室运动功能减弱或临床上表现右心功能不全表现，归为次大面积 PTE 亚型。

大面积 PTE 和次大面积 PTE 属于危重症和重症 PTE，临床上一般需要积极采取合理治疗方案进行治疗。

（三）临床症状

1. 呼吸困难

呼吸频率＞ 20 次 / 分钟，伴或不伴发绀，是肺栓塞最常见的症状，约占 80% ～ 90%，多于栓塞后即刻出现，尤以活动后明显，静息时缓解，有时很快消失，数日或数月后可重复发生，是肺栓塞复发所致，应予重视。呼吸困难可轻可重，特别要重视轻度呼吸困难者。

2. 胸痛

胸痛包括胸膜炎性胸痛和心绞痛样胸痛。胸膜炎性胸痛发生率为 40% ～ 70%，程度多为轻到中度，有时胸痛可十分强烈，主要与局部炎症反应程度、胸腔积液量和患者的痛觉敏感性有关系，与患者病情转归并无明显关联，相反胸痛却往往提示栓塞部位比较靠近外周，预后可能较好。心绞痛样胸痛发生率为 4% ～ 12%，发生时间较早，往往在栓塞后迅速出现，严重者可出现心肌梗死，胸痛剧烈，且持续不缓解。

3. 咯血

咯血发生率约占 30%。其原因除了肺梗死外，可能更多的是由于出血性肺不张引起。多于栓塞后 24 小时左右出现，量不多，鲜红色，数日后可变成暗红色。慢性栓塞性肺动脉高压患者，可由于支气管黏膜下代偿性扩张的支气管动脉系统血管破裂引起出血。

4. 惊恐

惊恐发生率约为 55%，原因不清，可能与胸痛或低氧血症有关。忧虑和呼吸困难不要轻易诊断为癔症或高通气综合征。

5. 咳嗽

咳嗽约占 37%，多为干咳，或有少量白痰，也可伴有喘息，发生率约 9%。

6. 心悸

心悸发生率为 10% ～ 18%，多于栓塞后即刻出现，主要由快速心律失常引起。

7. 昏厥

昏厥约占 11% ～ 20%，其中约 30% 的患者表现为反复昏厥发作。主要表现是突然发作的一过性意识丧失，多合并有呼吸困难和气促表现，可伴有昏厥前症状，如头晕、黑矇、视物旋转等。多数患者在短期内恢复知觉。昏厥往往提示患者预后不良，有昏厥症状的 PTE 患者病死率高达 40%，其中部分患者可表现为猝死。

8. 腹痛

肺栓塞有时有腹痛发作，可能与膈肌受刺激或肠缺血有关。

9. 猝死

主要表现为突发严重呼吸困难，极度焦虑和惊恐，濒死感强烈。部分患者在数秒至数分钟内即出现意识丧失、心搏骤停、呼吸停止。

(四) 临床体征

低热占 43%，可持续 1 周左右，也可发生高热达 38.5℃ 以上；70% 的患者呼吸频率增快，最高可达 40 ～ 50 次 / 分钟；19% 的患者出现发绀；病变部位叩呈浊音；15% 的患者可听及哮鸣音和湿啰音，也可闻及肺血管性杂音及胸膜摩擦音；30% ～ 40% 的患者出现心动过速，P2 亢进，也可听到右心性房性奔马律 (24%) 和室性奔马律 (3%)；可出现颈静脉充盈，肝脏增大，肝颈静脉反流征和下肢水肿等。

三、肺栓塞的诊断与辅助检查

(一) 诊断标准

对可疑肺栓塞患者，根据其危险因素、临床症状、体征、实验室检查等进行综合分析，若满足以下四项标准之一者即可考虑 PE。

(1) 肺血管造影阳性，即肺动脉造影阳性或 CTPA 阳性。

(2) 肺核素通气灌注显像高度可疑。

(3) 肺核素通气灌注显像中度可疑和静脉彩色 Doppler 检查发现下肢 DVT。

(4) 临床表现高度可疑和彩色 Doppler 检查发现下肢 DVT。

(二) 辅助检查

1. 实验室检查

白细胞数增多，但很少超过 $15×10^9/L$。血沉增快。血清胆红素升高。谷草转氨酶正常或轻度升高。乳酸脱氢酶和磷酸肌酸激酶升高。血浆 D- 二聚体含量异常增高对诊断肺栓塞的敏感性在 90% 以上，但其特异性较差。D- 二聚体含量升高也可见于术后至少 1 周的患者、心肌梗死、脓毒症或其他全身疾病。当 D- 二聚体含量小于 500mg/L，强烈提示无急性肺栓塞，有排除诊断的价值。胸腔积液多为血性，也可呈浆液血性及浆液性，含红细胞、白细胞和蛋白质等。近年来，国内外临床评价 PTE 的动脉血气标准为：$PaO_2 < 80mmHg$、$PaCO_2 < 35mmHg$，肺泡－动脉氧分压差 ($DA-aO_2$) $> 20mmHg$，如果能测定 VD(生理无效腔)/VT(潮气量) 的变化 (参考值为 $> 40\%$) 即会大大提高 PTE 诊断的准确度。如 PaO_2 及 $DA-aO_2$ 正常，可能是诊断 PTE 的反指证。

2. 心电图

PTE 时，心电图改变包括心律失常 (窦性心动过速、房扑、房颤房性心动过速和房性早搏等)、非特异性 ST 段 /T 波改变，右侧胸前导联 T 波倒置，电轴右偏右束支传导阻滞，S I Q III T III 征等。比较有意义的改变是 S I Q III T III 征，即 I 导联 S 波变深 ($> 1.5mm$)，III 导联出现深的 Q 波和 T 波倒置。PTE 的心电图改变无特异性，需结合病情综合评价。

3. 肺动脉造影

肺动脉造影是目前诊断肺栓塞唯一可靠的方法，常见征象为肺动脉及其分支充盈缺损，诊断价值最高，栓子堵塞造成的肺动脉截断现象，肺动脉堵塞引起的肺野无血流灌注，不对称的血管纹理减少，肺透过度增强；栓塞区出现"剪枝征"，如同一棵大树被剪截掉一分枝一样；肺动脉分支充盈和排空延迟，反映栓子的不完全堵塞。肺动脉造影术的费用昂贵、有创和复杂，因而限制了其广泛应用，其适应证是：

(1) 核素肺通气 / 灌注扫描缺损与 X 线胸片所见匹配时。

(2) 考虑外科治疗的患者。

(3) 肺扫描诊断不肯定，且抗凝治疗可能发生高危险的患者。

(4) 肺栓塞或肺血管炎或肺血管发育异常需进一步鉴别者。肺动脉造影的禁忌证是对造影剂过敏；相对禁忌证是急性心肌梗死、心室激动性增强，左束支传导阻滞，重度肺动脉高压和右心功能不全。

4. CT 征象

PTE 的 CT 诊断主要依靠 CT 肺血管造影 (CTPA)，其直接征象为在纵隔窗观察到增强肺动脉中栓子形成的充盈缺损、管腔狭窄及梗阻。可以表现为中心的、偏心的或附壁的充盈缺损，造成管腔不同程度的狭窄或完全性梗阻。间接征象有："马赛克"征，即由于血管栓塞造成区域性血流灌注减少，与正常或过度灌注区形成明显密度差，构成肺野"黑白相嵌"现象；还有出血，肺梗死及继发肺炎；陈旧瘢痕及索条，伴发的胸腔积液。仅有间接征象不足以诊断肺栓塞，但在某些病例仅能看到管腔内的少量直接征象时，间接征象有助于帮助确定诊断。

5. 核素肺扫描

核素肺灌注/通气显像对确诊 PTE 具有重要的作用，当有下肢静脉血栓形成的其他易发因素存在的患者，出现肺栓塞的症状，体征和实验室检查三个方面表现时，即应行该检查。由于 PTE 是外源性栓子阻塞肺动脉引起肺循环障碍，但肺通气功能往往正常。因此，肺通气/灌注显像的主要影像特征是肺灌注异常而肺通气大致正常，即 V/Q 显像不匹配。

四、肺栓塞治疗

（一）急性 PE 的治疗

1. 处理

对高度疑诊或确诊 PE 的患者，应进行严密监护，监测呼吸、心率、血压、静脉压、心电图及血气的变化，对大面积 PE 可收入重症监护室。为防止栓子再次脱落，要求绝对卧床，保持大便通畅，避免用力。对于有焦虑和惊恐症状的患者应予安慰并可适当使用镇静剂，胸痛者可予止痛剂，对于发热、咳嗽等症状可给予相应的对症治疗。

2. 循环支持治疗

对有低氧血症的患者，采用经鼻导管或面罩吸氧。当合并严重的呼吸衰竭时，可使用经鼻/面罩无创性机械通气或经气管插管行机械通气。应避免做气管切开，以免在抗凝或溶栓过程中局部大量出血。应用机械通气中需注意尽量减少正压通气对循环的不利影响。对于出现右心功能不全，心排血量下降，但血压尚正常的病例，可予多巴酚丁胺和多巴胺；若出现血压下降，可增大剂量或使用其他血管加压药物，如间羟胺、肾上腺素等。

3. 溶栓治疗

溶栓可迅速溶解部分血栓或全部血栓，恢复肺组织再灌注，减小肺动脉阻力，降低肺动脉压，改善右室功能，减少严重 PE 患者的病死率和复发率。溶栓治疗主要适用于大面积 PE 病例。对于次大面积 PE，若无禁忌证也可以进行溶栓，对于血压和右室运动均正常的病例不推荐进行溶栓。溶栓治疗宜高度个体化：溶栓的时间窗一般定为 14 天以内，但鉴于可能存在血栓的动态形成过程，对溶栓的时间窗不作严格规定。溶栓应尽可能在 PE 确诊的前提下慎重进行。对有溶栓指征的病例宜尽早开始溶栓。溶栓治疗的主要并发症为出血，用药前应充分评估出血的危险性与后果，必要时应配血，做好输血准备。溶栓前宜留置外周静脉套管针，以方便溶栓中取血监测，避免反复穿刺血管。溶栓治疗的绝对禁忌证有：活动性内出血，近期自发性颅内出血等。相对禁忌证有：两周内的大手术、分娩、器官活检或不能以压迫止血部位的血管穿刺；两个月内的缺血性卒中；10 天内的胃肠道出血；15 天内的严重创伤；1 个月内的神经外科或眼科手术；难于控制的重度高血压 (收缩压 > 180mmHg，舒张压 > 110mmHg)；近期曾行心肺复苏；血小板计数低于 100000/mm³；妊娠；细菌性心内膜炎；严重肝肾功能不全；糖尿病出血性视网膜病变；出血性疾病等。对于大面积 PE，因其对生命的威胁极大，上述绝对禁忌证也应被视为相对禁忌证。常用的溶栓药物有尿激酶 (UK)、链激酶 (SK) 和重组组织型纤溶酶原激活剂 (rt-PA)。三者溶栓效果相仿，临床上可根据条件选用。rt-PA 可能对血栓有较快的溶解作用。目前尚未确定完全适用于国人的溶栓药物剂量。

4. 抗凝治疗

抗凝治疗为 PE 和 DVT 的基本治疗方法，可以有效地防止血栓再形成和复发，同时机体自身纤溶机制溶解已形成的血栓。目前临床上应用的抗凝药物主要有普通肝素 (以下简称肝素)、低分子肝素和华法林。一般认为，抗血小板药物的抗凝作用尚不能满足 PE 或 DVT 的抗凝要求。临床疑诊 PE 时，即可安排使用肝素或低分子肝素进行有效的抗凝治疗。口服华法林最初 3 天应与肝素 (或低分子肝素) 合用至少 4 ～ 5 天，当国际标准化比率达 2.0 ～ 3.0 持续 2 天，则可停用肝素。初次发生肺栓塞的患者，如有逆转的危险因素，则抗凝至少 3 个月，特发性静脉血栓形成的患者则至少抗凝 6 个月。再发静脉血栓形成，或有持续危险因素如癌症的患者，应长期口服抗凝药。应用肝素 / 低分子肝素前应测定基础 APTT、PE 及血常规 (含血小板计数，血红蛋白)；注意是否存在抗凝的禁忌证，如活动性出血，凝血功能障碍，血小板减少，未予控制的严重高血压等。对于确诊的 PE 病例，大部分禁忌证属相对禁忌证。

5. 肺动脉血栓摘除术

肺动脉血栓摘除术适用于经积极的保守治疗无效的紧急情况，要求医疗单位有施行手术的条件与经验。患者应符合以下标准：

(1) 大面积 PE，肺动脉主干或主要分支次全堵塞，不合并固定性肺动脉高压者 (尽可能通过血管造影确诊)。

(2) 有溶栓禁忌证者。

(3) 经溶栓和其他积极的内科治疗无效者。

6. 经静脉导管碎解和抽吸血栓

用导管碎解和抽吸肺动脉内巨大血栓或行球囊血管成形，同时还可进行局部小剂量溶栓。适应证：肺动脉主干或主要分支大面积 PE 并存在以下情况者：溶栓和抗凝治疗禁忌；经溶栓或积极的内科治疗无效；缺乏手术条件。

7. 静脉滤器

为防止下肢深静脉大块血栓再次脱落阻塞肺动脉，可于下腔静脉安装滤器。适用于①下肢近端静脉血栓，而抗凝治疗禁忌或有出血并发症；②经充分抗凝而仍反复发生 PE；③伴血流动力学变化的大面积 PE；④近端大块血栓溶栓治疗前；⑤伴有肺动脉高压的慢性反复性 PE；⑥行肺动脉血栓切除术或肺动脉血栓内膜剥脱术的病例。对于上肢 DVT 病例还可应用上腔静脉滤器，置入滤器后，如无禁忌证，宜长期口服华法林抗凝，定期复查有无滤器上血栓形成。

（二）慢性栓塞性肺动脉高压的治疗

(1) 严重的慢性栓塞性肺动脉高压病例，若阻塞部位处于手术可及的肺动脉近端，可考虑行肺动脉血栓内膜剥脱术。

(2) 介入治疗，球囊扩张肺动脉成形术，已有报道，但经验尚少。

(3) 口服华法林可以防止肺动脉血栓再形成和抑制肺动脉高压进一步发展。使用方法为：3.0 ～ 5.0mg/d，根据 (INR) 调整剂量，保持 INR 为 2.0 ～ 3.0。

(4) 存在反复下肢深静脉血栓脱落者，可放置下腔静脉滤器。

(5) 使用血管扩张药降低肺动脉压力，治疗心力衰竭。

第五章　心血管急危重症的紧急处理

第一节　交感风暴的紧急处理

一、定义

交感风暴是指在 24 小时内发作 2 次或 2 次以上的室性心动过速和 (或) 心室颤动，引起严重血流动力学障碍而需要立即电复律或电除颤等治疗的急危重症，也称交感电风暴、室性心律失常风暴、儿茶酚胺风暴、埋藏式心脏转复除颤器 (ICD) 电风暴。

交感电风暴提示心电学极度不稳定，如不及时纠正，患者将很快死亡。研究表明，电风暴患者多为男性，冠心病占 75%、扩张性心肌病占 10%、其他心脏病占 5%。

二、病因

交感风暴发生的根本原因是交感神经的过度兴奋，见于器质性心脏病，也可出现在非器质性心脏病。

（一）器质性心脏病

是交感电风暴最常见的原因。可见于急性冠状动脉综合征、心肌病、瓣膜性心脏病、先天性心脏病、急性心肌炎，以及各种心脏病引起的左心室肥大伴心功能不全。其中以急性冠状动脉综合征的电风暴发生率高。

（二）非器质性心脏病

主要指原发性离子通道病等遗传性心律失常及精神心理障碍性疾病。遗传性心律失常包括长 QT 综合征、短 QT 综合征、Brugada 综合征、儿茶酚胺敏感性多行性室性心动过速、特发性室性心动过速、家族性猝死综合征等。精神心理障碍性疾病包括极度愤怒、恐惧、悲痛、绝望等。此类患者交感电风暴发生率较高，可发生于任何时间。

（三）置入 ICD 后

随着 ICD/CRT-D 置入数的增多，ICD 电风暴已成为较为常见的并发症。

三、常见诱因

大多数交感电风暴都有一定的诱因，如应急状态、电解质紊乱、心力衰竭及心肌缺血等，但也有患者不能找到明确的促发因素。

四、临床表现

交感风暴常突然起病，病情凶险，急剧恶化，发生时心脏电活动出现急剧严重的紊乱，表现为快速室速和心室颤动反复发作，常需反复多次的电复律和电除颤，反复发作的时间间隔有逐渐缩短的趋势，每次心室颤动发作前窦性心率有升高的趋势；原来治疗室性心动过速有效的药物，如胺碘酮、普卡胺等变得无效或疗效不佳，并且常伴有发作性晕厥、血压急骤升高、呼吸增快、心率加快、发绀、抽搐等全身症状及相关原发病临床表现，如胸痛、劳力性呼吸困难、电解质紊乱、颅脑损伤等和心脏增大、心律失常等，甚至心脏停搏和坏死。患者多存在病因基础和诱因，例如急性冠状动脉综合征、电解质紊乱、心力衰竭、颅脑损伤、躯体或精神应激，以及遗传性心律失常等。

五、紧急处理

（一）尽快转复心律失常

在电风暴发作期，尽快进行电除颤和电复律是恢复血流动力学稳定的首要措施，其中对于心室颤动、无脉性室速、极速型多形性室速等患者更为重要。

（二）纠正潜在的原因或触发因素

注意补钾和镁，尤其Q-T间期延长和低血钾（利尿药易致低钾）；最大限度地改善心功能的治疗；应积极改善心肌缺血。

（三）抗心律失常药物治疗

抗心律失常药物的应用能有效协助电除颤和电复律控制心室电风暴的发作和减少心室电风暴的复发。

1. β受体阻滞药（常选用美托洛尔）

为首选药物，可降低心源性猝死。静注β受体阻滞药为治疗心室电风暴的唯一有效方法，应尽可能地使用或加大此类药物的用量，抑制交感神经活性，并可与苯二氮类镇静药物合用。

2. 胺碘酮

能有效抑制室性心动过速/心室颤动，静脉使用胺碘酮可使大部分ICD电风暴患者在较短的时间内获得稳定。胺碘酮可和β受体阻滞药联合用于治疗交感风暴，若胺碘酮和β受体阻滞药无效可考虑应用利多卡因。

（四）置入ICD及加强管理

置入ICD是目前及时纠治电风暴发作的最佳非药物治疗方法，特别对于无法去除或未能完全去除电风暴病因（如遗传性离子通道病等）的患者。凡有心性猝死病史者或者有室速、心室颤动者均为ICD置入的绝对适应证。对于已置入ICD发生电风暴的患者，应去除相关诱因，同时应酌情调整ICD的相关参数和抗心律失常药物。置入ICD患者发生交感风暴时应积极给予β受体阻滞药或β受体阻滞药联合胺碘酮治疗可以减少心室颤动发生。

(五) 射频消融治疗

射频消融技术在特发性单形性室速患者，具有相对较高的治愈率，可消除电风暴潜在的电生理学病理基础；而射频消融治疗主要是针对恶化为心室颤动的室早、室速进行消融，从而防止心室颤动对于特发性心脏病的电风暴。

(六) 其他治疗

近些年艾司洛尔在抑制交感风暴的优点逐渐被发现。它能迅速起效且在停药后短时间内其临床作用基本消失，可根据临床状况的变化及时调整剂量，尤其对于病情不稳定的患者具有较高的安全性。

六、预防及健康教育

(1) 积极治疗引发电风暴的心脏疾病，如急性冠状动脉综合征、心肌病、瓣膜性心脏病、先天性心脏病、急性心肌炎及 Brugada 综合征等。

(2) 预防引发电风暴的危险因素，如躯体创伤、精神创伤、代谢性酸中毒、电解质紊乱、剧烈运动及应激等。

(3) 摄入高营养、高热量、高维生素、含钾丰富清淡易消化饮食，少食多餐，以免加重心脏负担。含钾高的食物，如西红柿、芹菜、包心菜、黑木耳、橘子、香蕉、西瓜、山楂和猕猴桃等。限制浓茶、咖啡及饮酒。

(4) 保持排便通畅，多食水果、蔬菜及高纤维食品，腹部环形按摩，必要时应用缓泻药。

(5) 保持情绪稳定，积极抗焦虑、消除精神心理障碍常可使心室电风暴易于纠正和防止再发。

(6) 教会家属掌握心脏复苏等基本急救技能，便于电风暴发生时抢救。

(7) 遵医嘱用药治疗原发病，不可擅自停药或更改药物剂量，如遇病情变化及时就诊。

第二节　ST 段抬高型心肌梗死的紧急处理

一、定义

急性冠状动脉综合征 (ACS) 是指冠状动脉内不稳定的动脉粥样斑块破裂或糜烂引起血栓形成所导致的心脏急性缺血综合征，即急性心肌缺血引起的一组临床症状。包括 ST 段抬高型心肌梗死与非 ST 段抬高型心肌梗死及不稳定型心绞痛 (UA)。

二、临床表现

取决于冠状动脉粥样硬化病变造成管腔狭窄的程度、血栓形成造成管腔狭窄的程度、两者造成管腔狭窄所占的比例及两者造成管腔狭窄的总和，出现胸痛、胸闷、心律失常、心力衰竭甚至猝死。

三、紧急处理

一旦确诊，应尽快、充分、持续开通"罪犯血管"，挽救心肌，挽救生命，时间就是生命，紧急血运重建是最有效的治疗。

（一）紧急处理

(1) 保持安静，卧床休息，持续心电监测、血压监测、血氧饱和度和血气检测。

(2) 吸氧：常规鼻导管吸氧 2 ~ 4L/min，无并发症的患者吸氧时间为 6 小时，尚无证据表明给氧 6 小时以上仍有益。应当注意，高浓度给氧一可能导致全身血管及冠状动脉收缩，而不利于心肌灌注，而且高流量给氧对合并慢性肺疾病患者也不利。

(3) 立即给予拜阿司匹林 300mg 嚼服和氯吡格雷 300mg 口服。

(4) 镇痛

①吗啡：首选吗啡 3 ~ 5mg 缓慢静脉推注，5 ~ 10min 可重复应用，总量不应超过 10 ~ 15mg。吗啡一直是缓解疼痛和焦虑的一线用药，它能够有效控制患者的焦虑与烦躁，降低自主神经活性，从而降低心肌耗氧，还有扩张血管而降低心脏前、后负荷的作用，其副作用有恶心呕吐、呼吸抑制和低血压。注意不同年龄和不同体重的人，吗啡的用量差异很大，如体重大的年轻患者，用量可达 10 ~ 30mg。如出现明显的低血压和心动过缓，静脉注射阿托品 0.5 ~ 1mg 有助于改善吗啡引起的迷走神经过度兴奋。呼吸抑制可用纳洛酮拮抗。

②哌替啶：是人工合成的镇痛药。可给予 50 ~ 100mg 肌内注射，每 6 小时可重复 1 次，不良反应包括恶心、呕吐、直立性低血压、呼吸抑制等。不良反应可用纳洛酮拮抗。

③罂粟碱：对血管、支气管、胆管平滑肌有松弛作用。胸痛轻者可用 30mg 入液静脉滴注，每日 90 ~ 120mg。

（二）再灌注治疗

包括溶栓治疗、经皮冠状动脉介入治疗 (PCI) 或冠状动脉旁路移植术的再灌注治疗，能使急性闭塞的冠状动脉再通，恢复心肌灌注，挽救缺血心肌，缩小梗死面积；从而改善血流动力学，保护心功能和降低病死率；已成为治疗 ST 段抬高型心肌梗死的首要急救措施，而且开始越早越好。

（三）抗血小板、抗凝治疗

目前多用在溶栓治疗后，应给予辅助抗凝治疗。常用药物为肝素或低分子肝素，口服抗凝药物有阿司匹林或氯吡格雷等。

（四）抗心肌缺血治疗

药物治疗是基础，如β受体阻滞药、硝酸酯类和血管紧张素转化酶抑制药，只要无禁忌证必须使用；另外，他汀类药物主张早用并长期维持。

1. 硝酸甘油

通过抗心肌缺血而镇痛和改善心功能的作用，可给予 10 ～ 20μg/min 特续静脉滴注。副作用有低血压，可以通过停药、抬高下肢、扩容或静脉推注多巴胺 2.5 ～ 5mg 纠正。尽管硝酸甘油可以缓解缺血性疼痛，但急性心肌梗死时的疼痛常不能用此药缓解，因此不应作为镇痛药替代吗啡。

2. β受体阻滞药

适用于伴窦性心动过速和高血压的 AMI 患者，推荐 3 ～ 5mg 静脉缓慢推注，然后改为口服，能使心肌耗氧量降低，缩小梗死面积。AMI 伴心力衰竭、低血压、心动过缓和房室传导阻滞者禁用。

四、预防及健康教育

(1) 发病 24 小时内无论血流动力学是否稳定均应绝对卧床休息，24 小时后血流动力学稳定或无持续性心肌缺血的患者在床边洗漱、排便排尿。研究资料表明，卧床 6 小时后患者的生理适应能力降低，长期卧床会失去心血管系统的正常反射。大多数患者出院后 1 周内就能恢复性生活，2 周内就能恢复工作。

(2) 清淡饮食、少量多餐，降低脂肪和胆固醇的摄入，饱和脂肪酸不应超过总热量的37%，每天进胆固醇不超过 200mg；伴有高血压或心力衰竭的患者应严格限制盐的摄入，每天 5g 左右。

(3) 保持排便通畅，避免排便用力，可常规口服缓泻药，3 天未排便应及时灌肠通便。

(4) 放松精神，缓解焦虑情绪。因为心肌梗死后强烈的应激反应易出现精神症状，心理护理尤为重要。

(5) 日常生活指导

①改变不良生活方式，积极控制危险因素，包括降血压、降血脂和降血糖或治疗糖尿病，预防冠状动脉斑块的进展。

②改变不良生活习惯，如戒烟、不提倡过量饮酒；合理膳食，饮食应清淡少油腻，避免过饱；严格控制体重。

③适当运动，指导患者根据病情轻重、体质强弱、年龄大小、个人爱好等条件，选择能够长期坚持的项目，最好是步行、慢跑、打太极拳、练养生功、骑自行车等项目。

④坚持服药，提高服药的依从性。包括抗血小板 (如阿司匹林) 或双抗血小板 (冠状动脉置入支架者，氯吡格雷)、抗心肌缺血 (硝酸酯类、β受体阻滞药、Ca_2^+拮抗药等)、抗神经内分泌因子 (ACEL 或 ARBS，β受体阻滞药) 和他汀类药物，外出应当携带舌下含服的硝酸甘油备用。

⑤定期随访。监测血常规、血生化和心肌缺血、心功能等。

⑥指导患者掌握有关心血管疾病预防和急救知识，一旦发现立即采取急救措施：A.停止任何主动活动和运动；B.立即舌下含服硝酸甘油 1 片 (0.6mg)，每 5min 可重复使用。若含服硝酸甘油 3 片仍无效则拨打急救电话，将其运送到附近医院救治。

⑦由于大多数心肌梗死患者心搏骤停易发生在出院后 18 个月以内，教会患者家属学会基本的心肺复苏术 (CPR)。

第三节　心源性休克的紧急处理

一、定义

休克是由于各种原因导致的急性循环障碍，使周围组织血流灌注量严重不足 (微循环障碍)，以致各重要生命器官功能代谢发生严重障碍的全身性病理生理过程。按病因分类为低血容量性休克、感染性休克、心源性休克、过敏性休克、神经源性休克、内分泌性休克。心源性休克是心泵衰竭的极期表现，由于心脏排血功能衰竭，不能维持其最低限度的心排血量，导致血压下降，重要脏器和组织供血严重不足，引起全身性微循环功能障碍，从而出现一系列以缺血、缺氧、代谢障碍及重要脏器损害为特征的病理生理过程。心源性休克病死率极高，为 70% ～ 100%，及时有效的积极抢救可提高患者生存的概率。

二、病因

(一) 心肌收缩力极度降低

包括大面积心肌梗死 (40% 易发生心源性休克)、急性暴发性心肌炎 (如病毒性、白喉性及少数风湿性心肌炎等)、心肌病、肌营养不良、药物性和毒性过敏性反应 (如乙醇、奎尼丁等所致心肌损害)、心肌抑制因素 (如严重缺氧、酸中毒、药物、感染毒素)、药物 (如钙通道阻滞药、β 受体阻滞药等)、心瓣膜病晚期、严重心律失常 (如心室扑动或颤动) 及各种心脏病的终末期表现。

(二) 心室射血障碍

包括多发性大面积肺梗死、乳头肌或腱索断裂、瓣膜穿孔所致严重的心瓣膜关闭不全、严重的主动脉口或肺动脉口狭窄。

(三) 心室充盈障碍

包括急性心包压塞、严重二尖瓣或三尖瓣狭窄、心房肿瘤 (常见的如黏液瘤) 或球形血栓嵌顿在房室口、心室内占位性病变、限制型心肌病等。

（四）混合型

即同一患者同时存在两种或两种以上的原因，如急性心肌梗死并发室间隔穿孔或乳头肌断裂。

（五）心脏直视手术后低排综合征

由于手术后心脏不能适应前负荷增加所致。

三、发病特点

(1) 由于心力衰竭心排血量急剧减少，血压降低；微循环变化的进展过程基本上和低血容量性休克相同，但常在初期因缺血缺氧死亡。

(2) 大部分患者由于应激反应和动脉充盈不足，使交感神经兴奋，小动脉、微动脉收缩，外周阻力增加，致使心脏后负荷加重；但有少数患者外周阻碍是降低的（可能是由于心室容量增加，刺激心室壁压力感受器，反射性地导致心血管运动中枢的抑制）。

(3) 交感神经兴奋，静脉收缩，回心血量增加，心脏不能及时有效地把血液输入动脉，因而中心静脉压和心室舒张期末容量和压力升高。

(4) 较早发生的肺淤血和肺水肿，这些变化又进一步加重心脏的负担和缺氧，促使心泵衰竭。

四、临床表现

（一）根据休克的发生发展过程可大致分为早、中、晚三期

1. 休克早期

由于心室泵血功能下降，心排血量低，机体处于应激状态，交感神经兴奋性高，儿茶酚胺大量分泌入血。患者常表现为烦躁不安、恐惧和精神紧张，面色或皮肤稍苍白，肢端湿冷、大汗、心率增快，可有恶心、呕吐，血压正常甚至可轻度增高或稍低，脉压变小，尿量减少，但神志清醒。

2. 休克中期

休克早期若不能及时纠正，则休克症状进一步加重，患者表情淡漠，反应迟钝、意识模糊或欠清，脉搏细速无力或未能扪及，心率常 > 120 次 / 分，收缩压 < 80mmHg(10.64kPa)。甚至测不出，脉压 < 20mmHg(2.67kPa)，面色苍白发绀，皮肤湿冷发绀或出现大理石花纹样改变，尿量更少（< 17mL/h) 或无尿。

3. 休克晚期

可出现弥散性血管内凝血 (DIC) 和多器官衰竭的症状。前者可引起皮肤黏膜和内脏广泛出血；后者可表现为急性肾、肝和脑等重要脏器功能障碍或衰竭相应症状。

（二）按休克严重程度大致可分为轻、中、重和极重度休克

1. 轻度休克

神志尚清但烦躁不安、面色苍白、口干、出汗、心率>100次/分、脉速有力、四肢尚暖、

肢端发绀发凉、收缩压≥80mmHg(10.64kPa)、尿量稍减、脉压≤30mmHg(4.0kPa)。

2. 中度休克

面色苍白、表情淡漠、四肢发冷、肢端发绀、收缩压在60～80mmHg(8～10.64kPa)、脉压<20mmHg(2.67kPa)、尿量明显减少（<17mL/h）。

3. 重度休克

神志不清、意识模糊、反应迟钝、面色苍白发绀、四肢冰冷发绀、皮肤出现大理石花纹样改变、心率>120次/分心音低钝、脉细弱无力或稍加压后即消失、收缩压降至40～60mmHg(5.32～8.0kPa)、尿量明显减少或无尿。

4. 极重度休克

昏迷，呼吸浅而不规则，口唇和皮肤发绀，四肢厥冷，心音低钝或呈单音，收缩压<40mmHg(5.32kPa)，脉搏极弱或扪不到，无尿，可有广泛皮下黏膜及内脏出血，并出现多脏器衰竭征象。

（三）其他临床表现

由于心源性休克病因不同，除有休克的临床表现外，还有相应的病史、临床症状和体征。如急性心肌梗死，常有心前区剧痛，可持续数小时，伴恶心、呕吐、大汗、严重心律失常和心功能不全等临床表现。

五、紧急处理

（一）一般治疗

(1) 将患者安置于监护室内，密切监测神志、呼吸、心率、血压、尿量的变化，注意皮肤颜色、温度和血气的变化。

(2) 绝对卧床休息，去枕平卧位或仰卧中凹位，可将头部偏向一侧，以防止膈肌及腹腔脏器上移，影响心肺功能。伴有左心衰竭时取半坐卧位；休克早期患者多处于兴奋烦躁状态，应加床档，防止意外伤害。

(3) 吸氧：持续鼻导管或面罩高流量吸氧4～6L/min。必要时气管插管人工通气。

(4) 迅速建立静脉通道，以便使用抢救用药、采集血标本及血流动力学监测。

(5) 镇痛：哌替啶50～100mg肌内注射，也可用罂粟碱和曲马朵；做好心理护理，安慰患者，消除紧张恐惧情绪。

(6) 注意保暖，应盖被保暖，不宜用热水袋加温，因为容易导致烫伤和周围血管扩张而加重休克。

（二）纠正低血容量

补充血容量是纠正心源性休克的重要措施。首选5%右旋糖酐-40，250～500mL静脉滴注，无效后可用5%糖盐或乳酸钠林格液，再之后可用等渗盐水等。因有心泵衰竭，补液必须在血流动力学监测下进行。

(三)血管活性药物

使用原则：先扩容后酌情应用；纠正酸中毒才能发挥作用；剂量适宜；血压和脉压维持在合适水平；使用血管扩张药血压一过性降低时，加用血管收缩药；同时进行病因治疗及其他抢救措施。

1. 血管收缩药(拟交感胺药)

常用药物有肾上腺素、去甲肾上腺素、间羟胺、多巴胺与多巴酚丁胺。在低血压时，肾上腺素可以升高血压和心脏指数。多巴胺2～4μg/(kg·min)对肾和内脏血管有扩张作用，引起肾血流量增加，适用于明显的心动过速和末梢循环阻力低下的休克患者；多巴酚丁胺用药后使心脏指数提高，升压作用很弱；去甲肾上腺素仅用于血压严重下降，用多巴胺等药物仍不能纠正或外周阻力减低性休克患者。

2. 正性肌力药物

常用药物有洋地黄类、多巴酚丁胺、磷酸二酯酶抑制药(氨力农或米力农)，能增加心脏泵血功能，主要用于急性心肌梗死导致的心源性休克。洋地黄类，如去乙酰毛花苷C(西地兰)0.2mg，稀释后缓慢静脉注射，严密观察心率、心律的变化和洋地黄的副作用；磷酸二酯酶抑制药是一种非洋地黄类的强心药，扩张外周血管减轻心脏的前后负荷。

3. 其他药物

高血糖素、皮质激素、极化液对心源性休克均有其有利的一面，目前在休克的使用中仍有争议。血管扩张药对急性二尖瓣反流和室间隔穿孔时的血流动力学障碍有调整作用；对于急性心肌梗死合并心源性休克者，可有选择地给予抗凝治疗，预防左心室内腔梗死部位的附壁血栓形成或增大。

(四)治疗原发心脏病

对于急性心肌梗死可应用镇痛、溶栓、急诊PTCA、支架置入治疗；急性心包压塞应立即心包穿刺引流；室性心动过速者可用利多卡因、同步直流电复律。

(五)纠正水、电解质和酸碱平衡失调

电解质紊乱特别是低钾血症和低镁血症，往往引起心律失常，应及时补充钾和镁，并复查血电解质。

(六)主动脉内气囊反搏术(IABP)

目前对心源性休克的治疗效果意见不一致。

六、预防及健康教育

(1)指导患者为临床医师提供详细病史资料，协助尽快诊断可引起休克的疾病并及时给予治疗，是防止发生休克的最有效措施。

(2)防治发病的危险因素。由于急性心肌梗死是心源性休克的最常见的病因，故及早

防治冠心病的危险因素（如高脂血症、高血压、糖尿病和吸烟）能够预防心源性休克的发生。

(3) 保持安静和保暖，避免受寒。保持情绪稳定，消除恐惧焦虑的情绪和不必要的精神负担。

(4) 摄入高营养、高热量、高维生素、低盐低脂、清淡易消化饮食，限制钠盐摄入，进食不宜过饱，少食多餐，以免加重心脏负担。

(5) 保持排便通畅，多食水果、蔬菜及高纤维食品，腹部环形按摩，必要时应用缓泻药。

(6) 准确记录尿量，尿量减少是休克早期的表现，如出现尿少、尿闭、尿素氮急剧升高，表示进入肾衰竭期。

(7) 教会患者及其家属测量血压的正确方法，注意并记录血压变化，收缩压维持恒定，保持在 90～100mmHg，若脉压缩小，即使血压正常或稍偏高也提示有休克存在，及时就诊。

(8) 指导患者按时规律服药，观察用药后反应，定期复查。

第四节　心脏压塞的紧急处理

一、定义

心脏压塞（心包填塞）是由于心包腔内的液体积聚较多，导致心包腔内压力升高，进而限制了心脏舒张期的充盈，导致心脏每搏输出量和心排血量降低、体循环与肺循环静脉压力升高等严重血流动力学障碍的临床急症，可危及生命。

二、病因

急性心包炎、肿瘤、尿毒症是心包积液的常见病因。其次还有心脏外伤、急性心肌梗死、主动脉撕裂、感染、结核、自身免疫疾病、内分泌代谢异常等原因。

三、临床表现

（一）急性心脏压塞

心动过速、低血压、脉压变小、静脉压明显上升，心排血量显著下降可引起急性循环衰竭，可迅速出现休克、心搏骤停、死亡。典型心包积液征（Beck 三联征）征象为血压突然下降或休克，颈静脉怒张、心音低弱而遥远。

（二）亚急性或慢性心脏压塞

心悸、胸闷、胸痛和呼吸困难；端坐呼吸，烦躁不安及发绀。多数患者可有乏力、厌食、消瘦等。严重者可有休克及意识障碍。

四、实验室检查及其他检查

(1) 心包积液量较少时，胸部 X 线检显示心影正常，但当积液量超过 250mL 时，心影可向两侧扩大，呈球形或烧瓶形；超声心动图诊断精确，可估计心包积液的量。

(2) CT 检查可为心包积液定量及定性，检出心包腔内超过 50mL 的液体。

(3) 磁共振检查能够判断心包积液的性质及部位，有无钙化和纤维化。

(4) 心包穿刺术不但能诊断心包积液的性质，还可以帮助患者缓解症状。

五、紧急处理

解除心脏压塞是治疗的根本与关键。心包弹性有限，急性心包积血达 150mL 即可限制血液回心和心脏搏动，引起急性循环衰竭，进而导致心搏骤停。因此，必须争分夺秒地远行抢救治疗。

(一) 降低心包腔内压力

发生急性心脏压塞时应立即行心包穿刺术或心包切开术，迅速排除积液以缓解心脏压塞症状。

(二) 改善血流动力学

快速静脉滴注生理盐水、右旋糖酐、血浆或输血，通过扩充血容量，增加中心静脉压与回心血量，以维持一定的心室充盈压。

(三) 支持疗法

给予心电血压监护，严密观察生命体征和体温的变化。

(四) 可应用镇静药

必要时可用可待因、哌替啶或吗啡等镇痛药。应用多巴胺、异丙肾上腺素等药物增加心肌收缩力、维持心排血量和血压，减轻心脏压塞的严重程度。观察用药后的不良反应。

(五) 卧床休息

根据病情采取舒适的卧位，如半卧位。持续高流量吸氧 4 ~ 6L/min。

(六) 做好心理护理

患者常有恐惧和精神紧张，要耐心给予解释和安慰，稳定患者的情绪。

(七) 祛除病因

积极治疗引起心包积液的原发病，如使用抗结核药物、抗生素、化疗药物等。

六、预防及健康教育

(1) 注意休息，加强营养，增强机体抵抗力，注意防寒保暖，预防呼吸道感染。

(2) 进高热量、高蛋白、高维生素、易消化的半流食或软食。限制钠盐摄入，少食多餐，勿暴饮暴食。

(3) 戒烟限酒，不饮浓茶、咖啡等刺激性饮料。

(4) 避免剧烈运动，劳逸结合，充分休息，能减轻心脏负担。

(5) 安慰患者，消除患者的紧张恐惧情绪。

(6) 严格按照医嘱坚持服药，不可擅自停药或减量，注意药物不良反应。

(7) 定期复查，如有不适及时就诊。

第五节　肺血栓栓塞的紧急处理

一、定义

(一)肺栓塞 (PE)

是内源性或外源性栓子阻塞肺动脉引起肺循环障碍的临床和病理生理综合征，包括肺血栓栓塞症、脂肪栓塞综合征、羊水栓塞、空气栓塞等。

(二)肺血栓栓塞症 (PTE)

来自静脉系统或右心的血栓，阻塞肺动脉或其分支所致的疾病，以肺循环和呼吸功能障碍为其主要临床和病理生理特征，是最常见的肺栓塞类型。

二、病因与危险因素

(一)任何可导致静脉血液淤滞、静脉系统内皮损伤和血液高凝状态的因素

包括血液凝固性增高的人群，如冠心病、高血压、糖尿病、恶性肿瘤、肥胖的患者；血流速度缓慢的人群，如长期(超过1周)卧床人群、静脉曲张、静脉插管、外科手术后患者、心力衰竭患者、妊娠妇女和长期下肢活动受限的人群，以及其他原因的凝血机制亢进等，容易诱发静脉血栓形成。早期血栓松脆，加上纤溶系统的作用，故在血栓形成的最初数天发生肺栓塞的危险性最高。

(二)年龄

是独立的危险因素，发病率随年龄增长呈指数性增加，70～80岁年龄段患者的发病率是＜40岁患者的200倍；男性比女性危险性更大。

(三)心脏病

为我国肺栓塞的最常见原因，合并心房颤动、心力衰竭和亚急性细菌性心内膜炎者发病率较高。以右心腔血栓最多见，少数亦源于静脉系统。细菌性栓子除见于亚急性细菌性心内膜炎外，亦可由于起搏器感染引起。肿瘤在我国为第二位原因。

三、临床表现

症状多样性和非特异性。常见症状有不明原因的呼吸困难及气促，活动后明显，为PTE最多见的症状，胸痛；晕厥，可为PTE的唯一首发症状；烦躁不安、惊恐甚至濒死感；少量咯血；咳嗽（早期为干咳或伴有少量白痰）和心悸等。临床上有时出现所谓的"三联征"，即同时出现呼吸困难、胸痛及咯血。常有呼吸急促、发绀；双肺可闻哮鸣音、湿啰音；心动过速、血压下降甚至休克；右心衰竭体征，如颈静脉怒张、肝大伴压痛、肝颈回流征（＋）等。

四、辅助检查

（一）血气分析

常表现为低氧血症，低碳酸血症。D- 二聚体强阳性（＞500mg/L）有重要的排除价值。

（二）螺旋CT

是目前最常用的确诊手段，能够准确发现肺段以上肺动脉内血栓。

（三）放射性核素

肺通气/灌注(V/Q)扫描是重要的诊断方法。

（四）肺动脉造影(CPA)

是最可靠的方法，确定阻塞的部位及范围程度。

（五）心电图超声心动图、胸部X线、磁共振等

在提示诊断和除外其他心血管疾病方面有重要的价值。

五、紧急处理

（一）一般处理

(1) 急性肺血栓栓塞症前两天最危险，应进行重症监护，密切监测呼吸、心率、血压、心电图及血气等变化，心电图及血氧饱和度的变化，必要时做动脉血气分析。

(2) 立即绝对卧床休息10～14d，注意保暖，减少干扰，安慰患者，消除焦虑和恐惧心理。

(3) 对有低氧血症的患者，采用经鼻导管或面罩吸氧，吸入氧浓度应使氧分压≥8.0kPa(60mmHg)为宜。当合并严重的呼吸衰竭时，可使用经鼻/面罩无创性机械通气或经气管插管行机械通气，避免做气管切开，以免在抗凝或溶栓过程中局部大量出血。

(4) 建立静脉通道，抗心力衰竭及抗休克治疗。对于出现右心功能不全但血压正常者，可给予多巴胺和多巴酚丁胺；如血压下降，增大剂量或使用去甲肾上腺素等血管加压药。

(5) 剧烈胸痛者给镇痛药、镇静药，但须慎用，尤其是巴比妥酸盐类制剂。严重胸痛时可用吗啡，但休克时禁用，镇痛药应用非甾体类抗感染药效果更佳。

（二）溶栓治疗

大块肺栓塞伴有休克或低血压的患者死亡率高，预后极差，积极溶栓治疗能显著降低病死率，除非有绝对禁忌证，应尽早溶栓治疗挽救生命。大面积 PTE 的溶栓治疗时间窗为 2 周内，如近期有新发征象者可适当延长。

溶栓治疗的主要并发症为出血，最严重的是颅内出血。绝对禁忌证为活动性内出血、近期自发性颅内出血者。常用溶栓药物有尿激酶、链激酶、重组组织型纤溶酶原激活剂（rt-PA）。

（三）抗凝治疗

小块肺栓塞患者主张肝素抗凝治疗，可以有效地防止血栓再形成和复发。肺血栓栓塞症以红色血栓为主，阿司匹林的抗凝作用尚不能满足 PTE 或 DVT 的抗凝要求，这是与冠状动脉血栓治疗的不同之处。

目前临床上应用的抗凝药物主要有普通肝素（以下简称肝素）、低分子肝素和华法林（Warfarin）。肝素或低分子肝素钠应用 1～3d 后加服华法林，初始剂量 3～5mg，按照 INR、PT 的测定结果调整华法林用量，使 PT 较正常延长 1.5～2.5 倍，口服华法林抗凝治疗 3～6 个月。并发肺动脉高压和肺源性心脏病者，疗程应延长，达 12 个月或终身抗凝。

（四）下腔静脉滤器置入术

为防止下肢深静脉大块血栓再次脱落阻塞肺动脉，可于下腔静脉安装滤器。

（五）介入治疗

包括经导管肺动脉局部溶栓治疗、经导管碎栓后局部溶栓治疗等。

六、预防及健康教育

（一）饮食指导

(1) 合理饮食，以高蛋白、高维生素、高纤维食物为宜，少食油腻、刺激、高胆固醇食物。

(2) 多吃富含纤维素的新鲜蔬菜瓜果及黑木耳等降低血液黏滞度的食物，防止用力排便。

(3) 避免进食粗糙、过热、较硬的食物，以免损伤口腔和胃肠内出血。

（二）活动指导

(1) 发作期绝对卧床休息，避免用手按揉患处，避免大幅度的动作，翻身时动作要轻柔，以防止血栓脱落，栓塞其他部位。恢复期指导患者早期下床活动，活动要循序渐进，逐渐增加活动量，促进下肢静脉血液回流。

(2) 下肢深静脉血栓形成的患者应抬高患肢，保持患肢高于心脏水平面 20 ～ 30cm，以利于静脉血液回流，减轻患肢肿胀。其合并下肢静脉血栓者应抬高双下肢，穿弹力袜，禁止热敷、按摩，防止血栓脱落发生新的血栓。

(3) 长期卧床者，鼓励其进行床上肢体活动，协助被动关节活动。

（三）用药指导

(1) 应用抗凝、溶栓药物期间注意有无出血倾向，如牙龈出血、鼻出血、血尿等。

(2) 溶栓抗凝等综合治疗后，仍需口服抗凝药物治疗 3 ～ 6 个月，指导患者服药方法、注意事项及定期复查 APTT(PT)、血小板等。

（四）日常生活指导

(1) 安慰患者，保持良好心态，减轻焦虑和恐惧心理。

(2) 指导患者安静休息，避免长时间的坐卧，如长时间静坐、乘坐火车和飞机等，每 4h 活动肢体 1 次。

(3) 保持排便通畅 —— 必要时可酌情给予通便药或做结肠灌洗，避免因排便困难造成腹内压增高，影响下肢静脉回流及造成血栓脱落。

(4) 避免肺血栓栓塞症危险因素，如对老年、体弱、久病卧床的患者，应穿着弹力袜，加强腿部的活动，经常更换体位，经常抬高下肢，以减轻下肢血液的淤滞，预防产生下肢深静脉血栓。

(5) 避免使用过紧的腰带和穿紧身衣服，不穿高跟鞋或紧的鞋袜等，以免影响血液循环。

(6) 定期复查，出现不适及时就医。

第六节　直立性低血压的紧急处理

一、定义

直立性低血压 (OH)[或称体位性低血压 (PH)] 是由于体位的改变 (从平卧位突然转为直立或长时间站立) 出现收缩压下降 20mmHg 或舒张压下降 10mmHg，即为直立性低血压。多见于老年人、合并高血压、心力衰竭、冠心病、糖尿病的患者和自主神经病变患者，尤其是服用多种降压药的患者。

二、病因

（一）心脏功能障碍

心力衰竭、心律失常等。

（二）自主神经系统功能不全

老龄、糖尿病、药物、酒精中毒。

（三）反射调节功能障碍

活动少和长期卧床。

三、临床分型及表现

直立性低血压分为突发性和继发性两种：

(1) 突发性多因自主神经功能紊乱，引起小动脉收缩功能失调所致，表现为突然变为直立体位时血压偏低，伴有站立不稳、视物模糊、头晕目眩、软弱无力、尿便失禁等，严重时会发生晕厥。

(2) 继发性多见于严重感染（如大叶性肺炎）、内分泌紊乱、慢性营养不良或使用降压药、镇静药之后。

四、诊断要点

确诊直立性低血压，测定患者平卧至少 5min 后的卧位血压和心率。站立血压在站立后立即测量和 2min 后测量，可延续至 10min，站立体位后收缩压降低 20mmHg 以上为直立性低血压。

五、治疗要点

预防及非药物治疗是治疗的基石。治疗目标是消除症状、减血压下降幅度，使其影响最小化。

（一）非药物治疗

(1) 调整降压药及扩血管药物剂量、用法，适当增加盐和水的摄入。

(2) 物理运动疗法，如浴疗、身体锻炼。

（二）药物治疗

包括氟氢泼尼松、米多君、吲哚美辛等。

六、紧急处理

一旦发生直立性低血压，立即将患者抬放在空气流通处二或将头放低，松解衣领，适当保温，患者一般很快苏醒。对发作持续较长而神志不清楚的患者，可针灸百会、人中、十宣，必要时皮下注射升压药。

七、预防及健康教育

（一）休息与活动

(1) 卧床休息，指导患者避免过快地变换体位和长时间站立。长期卧床或患有高血压的老年人，在站立前可先做准备动作，即做些轻微的四肢活动，肢体屈伸动作不要过猛过快，有助于促进静脉血液回流心脏，避免直立性低血压发生。

(2) 睡眠时枕头垫高 15cm，夜间如厕最好在床边（备有便器）或有他人陪同，以防意外。

(3) 对有下肢血管曲张的老年人，宜穿有弹性的袜子、紧身裤或使用绷带，加强静脉回流。

（二）饮食指导

注意营养，进高蛋白、高热量、高维生素、易消化的食物，尤其是体质虚弱者，保证摄取足够的营养。多吃鱼、虾、瘦肉、海参等食物；多喝汤、多饮水增加盐摄入；宜少量多餐，餐后休息片刻再站立走路。

（三）用药指导

(1) 氟氢泼尼松是治疗直立性低血压的常用药物，能增加血容量和钠的潴留，提高血管壁对循环血中儿茶酚胺的敏感性。一般 1～2 周达到最大效果。氟氢泼尼松的常见副作用有低血钾、低血镁、卧位高血压和头痛等。

(2) 米多君是新的 α_1 受体激动药，能刺激动脉和静脉血管，而无直接的中枢和心脏作用，不增加心率，是治疗直立性低血压安全有效的药物。对原发性自主神经功能失调和糖尿病性神经病的直立性低血压特别有效。剂量从 2.5mg 开始，早餐和午餐后服用，并按情况逐渐增加剂量。

(3) 其他药物，如 α_2 受体拮抗药、吲哚美辛等。

(4) 指导患者服用容易引起直立性低血压的药物后，不要突然站起，最好静坐 1～2h，站立后如有头晕感觉，卧床休息，避免发生直立性低血压。

(5) 使用易引起低血压的药物前应先测量和记录卧位与立位血压。常见容易引起直立性低血压的药物包括抗高血压药、镇静药、抗肾上腺素药及血管扩张药等。

（四）日常生活指导

(1) 合理饮食，进高营养、易消化和富含维生素食物，补充维生素 C、B 族维生素和烟酰胺（维生素 PP）等；适当饮用咖啡、可可和浓茶，有助于提高中枢神经系统的兴奋性，提升血压和改善症状；不饮烈酒，适当饮用少量葡萄酒；避免过饱或饥饿，进餐后不宜立即起立和从事体力活动；活动后出汗较多时，注意盐和水的补充。

(2) 生活规律，保证睡眠充足，防止过度疲劳；起立或起床时动作缓慢，清晨起床时须更加小心；避免劳累和长时间站立，站立时交叉双腿助于增高血压。

(3) 适当加强锻炼，提高身体素质，以改善神经、血管的调节功能，加速血液循环，减少直立性低血压的发作。根据环境条件和自己的身体情况选择运动项目，如太极拳、散步、健身操等；避免剧烈活动（游泳、骑自行车、爬山、跳高）或从事一些登高、旋转及体能消耗过大的活动。

(4) 避免诱因,大量出汗、热水浴、腹泻、感冒、饮酒、低血糖等都容易引发直立性低血压;经常淋浴或以冷水温水交替洗足,以加速血液循环;洗澡时水温不宜过热、过冷,因为热可使血管扩张而降低血压,冷会刺激血管而增高血压。

(5) 指导患者掌握自救技术。一旦出现眩晕、黑矇、视物模糊、恶心等一些前兆症状或有预感时,应该立即平卧位休息 30min,头部放低,松解衣领,适当保温。

(6) 教会家属测量血压的正确方法,便于监测血压变化。测血压前 30min 避免运动、吸烟、饮刺激性饮料如浓茶咖啡等。

(7) 保持情绪稳定,心情平和。

(8) 按时复诊,如有不适及时就诊。

第六章　神经急危重症患者常见问题

第一节　神经重症患者的气道管理

气道管理是所有重症患者基础治疗的重要内容，气道管理不当会直接威胁患者生命。神经重症患者在脑损伤的基础上常有不同程度的意识障碍，且多伴有呼吸功能障碍，自主咳嗽、排痰功能差，气道内分泌物排出不畅，易并发肺部感染，影响通气和换气功能，重者导致低氧血症的发生，将加重脑和全身重要器官功能的损害，严重影响患者的预后，甚至成为致死的因素。这些患者必须建立人工气道，必要时还需要进行机械通气，更应该加强对气道管理重要性的认识，提高气道管理的水平。

神经重症患者的气道管理包括人工气道的建立，人工气道方式的选择和困难气道的评估，气管切开的适应证、时机和方法，人工气道的管理，人工气道并发症的防治，人工气道的撤除，机械通气等。

一、人工气道的建立

快速控制气道和纠正缺氧可最大限度地减少继发性脑损伤，是神经重症早期处理的关键之一，而实现通气和维持灌注的第一步就是气道的处理。早期有组织、有计划地评估和建立人工气道可立即恢复通气和供氧，可以明显降低神经重症的死亡率，并能减小医源性事故发生的可能性。普遍认同的建立人工气道一般指征包括意识障碍、气道梗阻，通气、氧合障碍，高碳酸血症，分泌物多难以自主咳嗽排痰、血流动力学不稳定等。事实上，神经重症患者不能保持气道通畅、咳嗽或清除呼吸道内分泌物都是建立人工气道的适应证。通常当患者 GCS 评分 < 10 分时，就被认为是呼吸窘迫综合征的高危患者，随着 GCS 评分的下降，危险程度增加，在 GCS 评分 ≤ 8 分时，应该建立人工气道。另外，神经重症患者由于中枢神经系统病变导致呼吸动力下降或者由于神经系统功能失调导致通气不足，都需要建立人工气道。也有一些患者因为中枢外因素导致呼吸功能障碍，也需要建立人工气道。中华医学会麻醉学分会制定的《颅脑外伤患者的麻醉管理指南》指出，GCS 评分 < 8 分的重型 TBI 患者必须立即行气管插管和机械通气，从而有效控制气道和颅内压 (ICP)。对于轻型或中型 TBI 患者，若患者不合作或伴随创伤有关的心肺功能不全，也可能需要气管插管。神经重症患者建立人工气道的指征：

(1) $SpO_2 < 90\%$，$PO_2 < 60mmHg$。

(2) 意识水平低 (气道保护功能差)，一般 GCS 评分 ≤ 8 分。

(3) 伴随气道不通畅的机械因素。

(4) 需要过度通气治疗。

(5) 由于诊断和治疗的需要进行机械通气、深度镇痛镇静或肌松治疗。

二、人工气道方式的选择和困难气道的评估

人工气道主要指气管插管和气管切开，也包括口鼻咽通气管和喉罩等临时气道保护措施。急诊气道管理技术应快速且有效，以最大限度地减少建立气道过程的不良影响，并实现对 ICP 增高及相关损伤的迅速而果断的处理。气管插管一直都是建立人工气道的金标准，具有快速、可靠、安全等特点，尤其是在紧急情况下及需要较长时间的气道管理时。气管插管有经口和经鼻两种方式，首选经口气管插管，当存在颅底骨折时，更应避免经鼻气管插管。选择气管切开建立人工气道与气管插管效果相同，一般先选择气管插管，再做好气管切开适应证、时机的评估，合理实施气管切开术。临床人工气道喉罩也能有效地保护气道，且操作简单，可以作为临时措施，尤其是在困难气道时，但不推荐用于长时间的气道维持，应尽快转为气管插管。另一个常用的临时人工气道是口咽通气管，主要适用于以舌后坠为主导致气道阻塞时的临时气道保护，但可能诱导存在咽反射的轻中度昏迷患者发生呕吐、烦躁，增加误吸风险及脑氧耗，一般不作为神经重症患者长时间维持的气道选择。

气道的解剖异常和患者的肥胖、头和颈部运动、下颌运动、小下颌骨都提示困难气道。在进行气管插管前，应该确定患者是否存在困难插管的高危因素，如小下颌骨、开口受限、颏舌间距过小等。然而对神经重症患者进行全面的气道评估往往是比较困难的，病史采集和体格检查往往都是比较匆忙和简单的，因此困难气道出现的风险会进一步增加，要制订更加详细且细致的气道管理方案。在准备进行气管切开时，同样应进行必要的评估，如确认颈部是否有手术史，是否存在颈部肿瘤或甲状腺肿大等。如果存在上述困难因素，应该做好相应预案，避免反复操作刺激导致 ICP 增高、缺氧等造成中枢的进一步损伤。在建立人工气道前，应对患者神经系统功能状态进行评估和记录，包括意识水平、肌张力、病理生理反射以及是否存在颅底骨折、癫痫发作和颈椎的不稳定等。

建立人工气道的过程中应该尽可能避免操作导致的继发性损伤，人工气道的建立应由技术熟练的医生操作，快速、准确地完成操作。浅昏迷或烦躁的患者应该给予适当的镇静、镇痛和 / 或肌松剂治疗。药物选择时应该注意药物对 ICP 的影响。

合并颈椎损伤患者建立人工气道须特别注意保护颈椎。不恰当的操作手法可能造成颈椎的进一步损伤。在进行气管插管和气管切开时，应采用妥善措施避免加重颈髓损伤。主要措施包括保持颈椎在轴线位，避免颈椎过伸，采用可视喉镜插管或快速经皮气切方法等。

三、气管切开的适应证、时机和方法

与气管插管相比，气管切开可以减少无效气道，有利于排出分泌物、保持呼吸道通

畅和肺泡有效的气体交换，也有助于缩短机械通气时间和重症监护室 (ICU) 治疗时间，对于机械通气患者，可能减少因长期气管插管引起的并发症，例如呼吸机相关性肺炎和气管病变。但气管切开的适应证和最佳时机尚不明确。如果预计短期内可以恢复自主呼吸、撤出人工气道，则不必进行气管切开。如果预计患者需要较长时间（＞2 周）的人工气道和呼吸支持，则最好尽早改为气管切开。虽然早期实施气管切开可能会给那些有望很快恢复功能的患者带来不必要的外科手术方面的不利因素，但是许多已拔管患者确实需要进行再插管以及延长机械通气时间和 ICU 治疗时间。对于神经重症患者，气管切开的适应证和时机安排可能不同于其他 ICU 患者。神经重症患者存在意识障碍等神经功能障碍、无法清除分泌物、咳嗽反射差、常常发生肺部感染。欧洲神经创伤疗效协作研究中创伤性脑损伤 (CENTER-TBI) 部分的 ICU 数据，依据患者的临床表现评估气管切开的相关因素以及不同国家实施气管切开的决策差异，并分析气管切开时机对患者预后的影响。重型创伤性脑损伤 (TBI) 患者需常规行气管切开，早期气管切开患者较晚期气管切开患者的神经预后好和住院时间短。荟萃分析结果表明，重型 TBI 患者早期气管切开有助于减少继发性肺部感染和缩短 ICU 治疗时间及总住院时间，增加患者早日康复的机会。

　　神经重症患者气管切开的适应证如下：预期或需要较长时间机械通气治疗；上气道阻塞；反复误吸或下呼吸道分泌物较多；患者气道清除分泌物能力差；减少通气无效腔，利于机械通气支持；闭合性颈部包伤和甲状、环状软骨骨折；意识障碍持续时间长；脑干及后组脑神经功能障碍；神经肌肉障碍；预计机械通气的时间超过 2 周。

　　关于气管切开的时机，中华医学会重症医学分会的《机械通气临床应用指南 (2006)》推荐，对于短期内不能撤除人工气道的患者应尽早行气管切开。但在气管切开的最佳时机以及如何判断短期内不能撤除人工气道的患者等问题上目前仍无统一意见。目前一般倾向于入 ICU 后 1 周内气管切开为早期气管切开，神经重症早期气管切开指征：患者意识障碍恢复到 GCS 评分超过 8 分的时间超过 2 周；患者需依赖机械通气时间超过 2 周；患者脑干功能（吞咽、呛咳反射）、后组脑神经功能、神经肌肉功能障碍短期不能恢复；患者合并胸部损伤，低氧血症严重；患者对气道要求高等。以上情况均建议早期行气管切开，在 24h 后尽快择期行气管切开，早期气管切开尽可能不要超过 1 周。有以下因素时，可以考虑晚期行气管切开：神经重症患者没有早期气管切开的指征（具备撤除人工气道的可能），治疗过程中因继发性损伤、并发症等原因导致意识障碍未能预期恢复，机械通气时间延长等；对神经重症患者意识能否恢复、脑干功能早期预判不准确，在治疗过程中判断 2 周内不具备撤除人工气道的可能。建议晚期气管切开时机在 10～14 天，但在治疗过程中，应该根据临床状态随时把握好气管切开时机。

　　气管切开的方法（传统的开放式与经皮扩张方法）仍有争议，传统的开放式气管切开治疗过程较复杂，对患者的创伤较大；而经皮扩张的气管切开具有快速、微创，且并发症较少的特点。床旁手术气管切开和快速经皮扩张气管切开可达到同样的效果，可根据患者具体情况由主治医生自主选择。

四、人工气道的管理

（一）人工气道的机械评估及管理

人工气道建立后必须严密监测人工气道的位置、通畅程度、固定是否妥善、气囊压力情况等。应定期评估人工气道的固定状态并随时进行调整以确保妥善固定，避免人工气道脱出、移位至主支气管，甚至误入食管内，可以通过外露刻度、呼吸状态、呼出 CO_2 含量、血氧饱和度等发现并及时纠正。无论是气管插管还是气管切开管，都有移位甚至脱出的风险。随着患者体位的改变，人工气道的位置也会改变。如果不能得到及时调整可能会出现导管脱出和位置异常，威胁患者生命。气管插管在口腔内可能弯折或扭曲，如果不进行定期检查很难发现。气管切开管相对容易固定，但在皮肤外固定良好的情况下，皮下段和气管内部分可能出现位置改变，如尖端脱出气管移位到皮下层或管口与气管成角造成气管局部压迫等，应及时调整。

应定期评估人工气道是否通畅，及时调整避免造成严重后果。人工气道的内壁常常因黏附痰液造成气道狭窄甚至阻塞。痰液黏稠、气道湿化不充分和不充分的痰液引流是主要原因。呼吸时可以听到人工气道口因气流流速明显增快而增强的气流声，甚至可以听到哨音。吸痰时吸痰管进入不畅和痰液黏稠具有重要提示作用。必要时可行纤维支气管镜检查证实。通过定期的评估并调整气道湿化和痰液引流措施可以有效避免气道痰痂形成，可以联合雾化吸入和静脉使用祛痰药物。

应定期监测人工气道的气囊压力。一般气囊压力应控制在 $25 \sim 30cmH_2O$。需要过高的气囊压力才能保持气道不漏气往往提示人工气道位置的异常，如气管插管过浅或部分脱出，气管切开管开口和气管成角等。通过监测气囊压力可以早期发现上述异常并予以纠正。调整为不出现漏气的最低压力是每日评估的目标。

人工气道可能因意外情况需要更换，更换的方法应基于人工气道意外的原因、特殊气道状态及其潜在困难、设备选择、气道团队的经验和判断。除了最简单和直接的气道情况外，建议在持续保持气道开放的情况下，通过气管交换导管更换气管内插管，并做好更换人工气道危险发生的预案，降低继发性脑损伤的可能，需配备各种先进气道抢救设备的专业人员随时做好准备。

纤维支气管镜（简称纤支镜）是重要的呼吸系统疾病诊断和治疗设备。应用床旁纤支镜技术可以进行气道清洗，清除气道内异常分泌物，诊断和处理因血块、痰栓等造成的肺不张，处理气道内出血，以及取出气道内异物。

（二）人工气道的耐受性评估及管理

留置人工气道会造成患者的不适，常常表现为躁动，甚至呼吸、循环的改变。这在经口气管插管的情况下表现尤为明显，往往需要给予适当的镇静和镇痛治疗。在给予镇静和镇痛治疗的同时需排除因人工气道异常导致的不适，如人工气道位置改变、过高的气囊压力、局部压迫造成的不适。另外，气道之外的各种对机体的不良刺激也会引起不良反应，这些不良反应与人工气道不耐受表现相似，在给予镇痛和镇静治疗之前或同时还需对患者全身情况进行必要的鉴别诊断。

从气道管理角度，镇静和镇痛治疗的目标应该能够充分耐受人工气道的不适和气道内吸引导致的刺激。评价方法可参考相应的镇静和镇痛评分。留置人工气道的患者应每日评估是否需要四肢约束，在增加患者舒适度的情况下避免意外脱管。由于人工气道带来的不适以及原发疾病对意识状态的影响，患者不能完全配合治疗。临床上常常出现自主或不自主的拔管行为，增加患者拔管风险。应每日评估患者的意识状态和配合程度。通过这些评估，对具有潜在拔管风险的患者进行适当有效的束缚和必要的药物治疗可以有效避免意外拔管。同时也可以对能够充分配合的患者解除约束。

（三）人工气道的湿化

由于人工气道无法完成吸入气的加温和加湿，故人工气道的湿化必须依靠医疗护理措施来实现。良好的气道湿化可以降低痰液黏稠度，有利于痰液排出，减少痰痂的形成。有研究表明，采用加温气道湿化法，湿化液温度与体温接近，对下呼吸道黏膜刺激小，不易出现皮下及纵隔气肿，滴药时咳嗽减轻，肺部感染发生率下降；适宜温度的气体可使气管、支气管扩张，并有防止气道痉挛的作用。人工鼻湿化是模拟人体解剖湿化系统的机制，对呼出气中的热和水蒸气加以收集和利用，以温热和湿化吸入气体。目前有吸湿性冷凝湿化器和热湿交换器等多种人工鼻，用于人工气道或机械通气患者，人工鼻对细菌有一定的过滤作用，长期机械通气患者不能单独依靠人工鼻湿化。

（四）医院获得性肺炎的防治

从气道管理角度，误吸和痰液引流不畅是导致肺部感染的重要因素。由于意识障碍导致的咳嗽能力下降和上气道自我保护能力丧失，口鼻腔分泌物和消化道反流物积聚在口腔很容易进入下呼吸道造成感染。在留置人工气道的患者中，这些分泌物和反流物会沿着人工气道进入下呼吸道。人工气道的气囊可以减少分泌物的向下流入而不能完全阻断。应用带有声门下吸引的导管可以更有效地避免误吸。为了能够充分引流气道及肺内分泌物，在对吸入气体进行适当温化和湿化的前提下，应该制订个体化的目标导向的肺部综合物理治疗。具体包括定时更换体位、拍背和安装辅助排痰装置等。不推荐常规使用抗生素预防肺部感染。另外对病房的环境、物品应彻底消毒，实施护理操作前应加强手部的清洁与消毒工作，并佩戴好无菌手套。

（五）气道管理过程中避免对血压和ICP的影响

气道内吸引导致的刺激可以导致血压和ICP的明显升高，加重继发性脑损伤。在颅内高压和血压不稳定的情况下，强烈的气道刺激可能导致灾难性后果。为了尽可能减少对气道的刺激，气道内吸引时应该按需操作，操作前给予充分氧合。操作过程中要监测患者生命体征的改变。如果出现较大的生命体征波动，则应停止操作。在充分镇静和镇痛的情况下进行痰液吸引。在 ICP 和血压等相对稳定后，可以逐渐减少镇静和镇痛等的程度。

五、人工气道并发症的防治

人工气道既是维持患者生命的基础治疗措施，也对患者生命构成潜在风险。人工气道建立和维护过程中可能出现多种并发症，对患者造成伤害甚至危及其生命。气管插管最常见的并发症是导管误入食管造成窒息，这是严重的问题，必须及时发现，立即纠正。气管插管的并发症还包括插管过深进入右主支气管造成左肺不张。气管插管过程中还可能发生心搏骤停，必须提前做好抢救准备。气管切开操作过程中可能发生出血、气胸及皮下和纵隔气肿等并发症。后期 (48h 以后) 可能出现切口感染、出血、气道阻塞、气管食管瘘等并发症。导管移位、脱出、意外拔管也是可能造成患者窒息的不良事件。ICU中意外拔管是一种气道紧急情况，正确固定气管导管能最大限度地减少意外拔管，比如胶带的牢固粘贴、减少分泌物积聚以减少对胶带安全性的破坏、使用新的导管固定装置等。

六、人工气道的撤除

人工气道撤除前应该评估患者依赖人工气道的病因是否已经去除，患者呼吸功能是否恢复正常。脱离机械通气是撤除人工气道的前提，在此基础上还需要考虑自主呛咳能力的恢复情况。如果痰液能够自行咳到人工气道内或咳出，则撤除人工气道的成功率会明显升高。另外，神志恢复程度也是决定是否撤除人工气道的重要因素，能够遵嘱伸舌提示撤除人工气道后因舌后缀导致气道梗阻的概率下降。

在拔除气管插管前进行常规漏气试验有助于避免拔管失败。气管插管过程和气管插管本身对声带是一个刺激过程。如果出现声带水肿，拔出气管插管后又可能出现气道梗阻，造成拔管失败。如果抽空气囊后，漏气量 > 110mL 或大于潮气量的 15％则提示可以安全拔管。如仍然判断困难，可以在喉镜直视下评估声带是否存在水肿。

患者营养状况评估和营养支持。机械通气患者的营养状况是影响撤机的重要因素。撤机和撤除人工气道前需进行营养状况评估。营养支持也是神经重症患者的重要基础治疗，请参阅相关指南。

撤除人工气道后需要密切观察呼吸状态数小时到数天时间，并给予必要的续贯支持治疗。声带水肿可发生在拔除气管插管后数小时内，因此气道梗阻有可能发生在拔管数小时后。另外，在拔出人工气道后，咳痰和呼吸负担有可能增加，在初期患者可以完全代偿，当患者出现疲劳，代偿能力下降时则可能出现咳痰无力，进而出现气道梗阻和呼吸困难。因此，拔管后的观察和后续支持治疗是拔管成功的关键，如必要的无创通气支持和人工辅助吸痰等。

需要强调的是，气道和相应的呼吸改变不是孤立存在的。一方面，气道和呼吸的改变不仅仅局限在气道，同时也是机体其他部分病变改变的重要临床表现窗口。如心肺的病变常常首先表现为呼吸的异常，如心功能不全或容量过负荷时可能最先的症状为呼吸急促，在一定程度上与气道阻塞表现类似。重症患者的心肺以外病变也以呼吸异常为首发症状。如未被发现的远隔部位的感染导致全身反应也常常表现为呼吸急促。所有对于呼吸表现的判别不能仅局限于呼吸系统。对气道的管理是发现上述问题的基础。一旦发现临床不能完全用气道问题解释的呼吸异常，应该考虑其他部分病变的可能。必要时需考虑请专科医生协助进一步明确诊断和治疗。另一方面，气道和相应的呼吸改变是一个动态过程。同样一组异常呼吸表现和异常的血气分析结果可以是从更为恶化的状态逐渐改善的结果，也可以是从相对较轻的状态恶化的结果，两者的应对原则完全不同。前者说明治疗有效，在一定程度上可以继续当前的治疗和观察。后者则需要采取进一步措施以避免更为严重的后果。

七、机械通气

(一)基本原则

神经外科重症患者的呼吸支持是基础治疗的重要内容。呼吸功能不全，建立人工气道后仍不能保证正常氧供，呼吸功能异常可能会迅速导致一系列致命性损伤，患者存在缺氧风险或已经出现缺氧表现时，应开始机械通气。机械通气的一般指征：积极氧疗后仍不能改善缺氧，患者呼吸频率过快(＞35次/分)或过慢(＜8次/分)，呼吸节律异常，通气不足和/或氧合障碍(PaO_2＜60mmHg)，$PaCO_2$进行性升高，心功能不全等。神经重症患者早期的综合治疗过程中往往需要机械通气，随着病情的进展，肺部综合征如神经源性肺水肿、肺部感染和急性呼吸窘迫综合征(ARDS)，均可能与原发性脑损伤有关，也需要机械通气治疗。机械通气可用来改善全身氧合或通气，是神经重症患者主要的呼吸系统功能障碍得到纠正之前最常用的暂时性支持治疗，也是神经重症早期脑保护的重要支持手段，很少情况下，它可作为严重的终末期患者的治疗手段。

(二)脑保护和肺保护的通气策略

神经重症患者的通气除了达到一般重症患者机械通气的要求外，还要达到脑保护的治疗目标，根据患者血气分析、血氧饱和度、呼气末二氧化碳分压等指标调节机械通气模式及条件，以获得个性化的最适呼吸治疗。对于没有呼吸系统基础疾病的患者，通气模式推荐采用以同步间歇指令通气为主的辅助通气模式。对于存在呼吸系统基础疾病，基础肺功能较差的患者，需要个体化的通气模式。在决定好呼吸机模式后，要设置好吸入气氧浓度、潮气量、吸气时间、呼吸频率、呼气末正压等呼机机参数。

神经重症患者在 ICU 住院期间可能会出现严重的呼吸衰竭和 ARDS。低潮气量和中高呼气末正压 (PEEP) 可作为肺保护的通气策略，改善 ARDS 和非 ARDS 患者的预后，其特点是氧合度低和高碳酸血症。传统上认为，PEEP 能升高中心静脉压，影响静脉回流，从而使 ICP 增高，因而在 TBI 患者中，通常采用低 PEEP 和高潮气量来严格控制 $PaCO_2$。

但是，最近的研究证据表明，即使在 TBI 患者中，使用高潮气量也会导致急性肺损伤。因此，在探讨脑损伤合并 ARDS 的肺保护性通气策略时，尚未确立最佳的通气措施。最近研究发现，存在急性肺损伤的神经重症患者可使用低潮气量和中等 PEEP 的肺保护性通气策略。理论上 PEEP 升高可导致颅内血液回流减少，使 ICP 增高，但一定范围内的 PEEP 影响不大，PEEP 超过 15cmH$_2$O 时可对 ICP 产生明显影响。高于 15cmH$_2$O 的 PEEP 仅用于严重低氧血症时。

神经重症患者机械通气的目标是尽量达到正常的生理状态，避免脑组织缺氧，达到脑保护和肺保护目标，维持 SpO$_2$ > 95%，PaO$_2$ > 80mmHg，PaCO$_2$ 维持在 35 ~ 45mmHg（过度换气时 30 ~ 35mmHg）。如果 SpO$_2$ < 90%，PaO$_2$ < 60mmHg，脑组织将出现缺氧，加重继发性脑损伤。虽然短时程过度通气降低 PaCO。可降低 ICP，但长时程过度通气可引起脑血管收缩导致脑缺血。过度通气仅仅起到暂时性的作用，现在已有更多有效降低 ICP 的方法，因而过度通气应该只简单用于急性情况。无论是否存在颅内高压，最常见的 PaCO。目标仍为 36 ~ 40mmHg，而最常见的 PaO$_2$ 目标为 81 ~ 100mmHg。若使用常规呼吸机，在难治性呼吸衰竭的情况下，最常用的抢救策略是采用神经肌肉阻滞剂（占 88%）、肺复张手法（占 69%）和俯卧位（占 63%）。

（三）机械通气相关并发症

机械通气是一把双刃剑，一方面，机械通气可以迅速扭转呼吸系统异常对全身造成的不良影响，另一方面，机械通气也能引起一些明显的短期和长期并发症。机械通气相关性肺损伤 (VALI)、呼吸机相关性肺炎 (VAP) 和机械通气相关性膈肌功能障碍 (VIDD) 是机械通气期间严重的并发症。

目前认为 VALI 是一种多种压力损伤机制对肺实质的严重后果，包括容积伤、不张伤和肺氧中毒。应用肺保护性通气策略可以减少肺泡过度膨胀及容积伤、不张伤和气压伤等肺损伤的风险，并因此减少生物伤和其他全身性作用。对神经重症患者使用肺保护性通气策略虽然尚没有明确获益的结果，但从肺保护而言，是有益的。因而在满足脑保护的基础上，在血气、ICP 等重要参数的监测下，肺保护性通气策略可以降低 VALI 的发生率。

VAP 是神经重症患者使用呼吸机导致医院获得性下呼吸道感染的一种形式，是神经重症患者 ICU 最常见的医院感染。目前许多研究者和政府监管机构推荐常规使用 VAP 的集束化策略，包括抬高床头、口腔护理、每天中断镇静、每天评估拔管的可能性、预防消化性溃疡、预防深静脉血栓形成。虽然有争议，但一些外科 ICU 研究发现，集束化策略能显著改善 VAP 的发生率。虽然未对神经重症患者进行专门研究，但集束化策略中可能加重继发性脑损伤的措施在神经重症早期脑损伤治疗中要谨慎使用，避免加重继发性脑损伤。目前对神经重症患者普遍采用的预防策略如下：

(1) 体位：半坐卧位，在病房为预防肺部感染，根据患者病情将床头抬高 15° ~ 30° 或 30° ~ 45°。

(2) 加强人工气道管理：及时进行吸痰护理，注意监测气囊压力按时放气、打气以防气道粘连或塌陷影响康复，湿化气道，有条件的情况下采取持续声门下吸痰等护理措施。

(3) 做好基础护理，提高口腔护理质量。口腔清洁与否与肺部感染的发生有直接关系，及时清除口腔分泌物保持口腔清洁，高质量的口腔护理可有效降低肺部感染的发生率。

(4) 医务人员手卫生，加强对低年资护理人员进行业务培训，每周进行随机医务人员手消毒效果检测。

膈肌在脱机后持续的非支持性通气中起重要作用，因此膈肌无力和功能障碍将显著降低成功脱机的概率。VIDD 可以在机械通气开始后很快出现，影响肌肉力量和耐力，造成撤机困难。虽然有争议，但使膈肌尽可能正常收缩的机械通气策略可预防部分 VIDD 的发生。目前尚无明确有效的预防 VIDD 的策略，但使用促进膈肌活动的镇痛镇静策略、抗氧化剂和补充维生素可能也能预防 VIDD。

（四）机械通气的撤离

撤机是机械通气治疗的重要环节，使用规范的自主呼吸试验确定撤机的最佳时机还没有在神经重症患者中得到确认，每天评估撤机的可行性是必要的，撤机前要综合评估患者的呼吸状态、循环状态和中枢状态。重要的必备措施是解决导致需要机械通气的因素，能够在不需要血流动力学支持的情况下维持血流动力学稳定，已纠正水、电解质紊乱，保证有足够的气体交换和氧合。心功能较差者要慎重评估撤机可行性，避免因心脏负荷过重或心功能差引起撤机失败。仔细监测神经功能的恢复程度是撤机的重要因素，很多患者呼吸功能障碍得以纠正，而由于神经损伤不能撤机。当具备撤机条件时，要逐步撤机，避免不必要的风险和失败。

八、小结

气道管理是神经重症患者的重要基础治疗，任何神经重症患者在不能保持气道通畅、咳嗽或自主清除呼吸道内分泌物时都需要及时建立人工气道。通过建立人工气道来维持充分氧供，避免脑组织和全身组织缺氧，对保护患者安全、改善预后具有非常重要的意义。人工气道建立后的科学管理、维护和撤除必须遵循科学的原则。神经重症患者往往会出现不同类型的呼吸功能衰竭，机械通气是神经重症患者人工气道建立后重要的支持疗法，以优化通气和氧合，并兼顾脑保护，应结合神经病损情况调整和使用呼吸机。

第二节 神经重症患者的凝血功能障碍

神经重症监护室 (neurological intensive care unit，NICU) 中，多种因素，包括创伤、炎症反应、凝血因子消耗、纤溶异常、血液稀释、应用抗凝药物、低体温等，常影响患者的出凝血功能，导致临床难以控制的出血、血栓形成以及继发器官功能障碍的发生，严重影响 NICU 患者的预后。正确识别不同类型的出凝血功能障碍并给予积极的治疗，对 NICU 患者的管理至关重要。

凝血功能障碍通常分为遗传性凝血功能障碍与获得性凝血功能障碍。遗传性凝血功能障碍一般是单一凝血因子缺乏，多在婴幼儿期即有出血症状，常有家族史。NICU 中以获得性凝血功能障碍较为常见。根据致病机制不同，获得性凝血功能障碍又可分为稀释性凝血功能障碍、功能性凝血功能障碍和消耗性凝血功能障碍。稀释性凝血功能障碍因血液被严重稀释而导致，主要由严重失血而未补充足够的凝血物质所导致。功能性凝血功能障碍因凝血物质功能受损而导致，主要见于合并低温和酸中毒的重症患者。消耗性凝血功能障碍因血液高凝而引发，主要见于特殊组织损伤或炎症反应性疾病。根据诱因不同，NICU 中的常见凝血功能障碍主要包括创伤性凝血功能障碍、脓毒症相关凝血功能障碍和药物相关凝血功能障碍。创伤性凝血功能障碍常常表现为稀释性与功能性凝血功能障碍，而脓毒症相关凝血功能障碍通常表现为消耗性凝血功能障碍，严重者可出现脓毒症性弥散性血管内凝血 (disseminated intravascular coagulation，DIC)。

一、创伤性凝血功能障碍

创伤性脑损伤 (TBI) 后凝血功能障碍是指颅脑遭受创伤引起组织损伤后，出现以凝血、纤溶和抗凝途径激活为主要临床表现的凝血功能紊乱，被认为是多因素、多环节相互作用的结果，其病理生理学机制复杂。TBI 后凝血功能障碍作为创伤性凝血功能障碍的一种特殊类型，其病理生理过程虽与创伤性凝血功能障碍有相同之处，但也有其特殊性。脑组织中含有较其他脏器更为丰富的组织因子，脑损伤后大量组织因子的暴露使得机体的凝血、纤溶和抗凝途径异常激活。TBI 患者出现的凝血功能障碍在总体上属于创伤性凝血功能障碍的一种，为此，在 TBI 后凝血功能障碍的诊疗过程中，除了应参考创伤性凝血功能障碍的诊疗之外，还应根据 TBI 的病理生理给予特异性的诊疗，以及时、准确地纠正凝血功能障碍，改善患者的预后。

(一) 致病机制

创伤性凝血功能障碍与创伤的范围及严重程度直接相关，其致病机制具有多源性。六种临床常见情况可作为驱动因素参与创伤性凝血功能障碍的发病过程，包括组织损伤、休克或低灌注、血液稀释、低体温、酸中毒以及炎症反应，其中休克或低灌注、酸中毒以及低体温能够进一步导致凝血功能障碍恶化，临床需给予高度关注。创伤性凝血功能障碍没有全身广泛的微血管内血栓形成以及继发的凝血因子消耗，这一点是其区别于DIC之处。造成创伤性凝血功能障碍的主要原因有三个方面：

(1) 创伤大出血所导致的凝血因子及血小板的丢失造成"丢失性凝血功能障碍"。通常24h内失血量达全身血容量的1倍以上，或3h内失血量达全身血容量的50%，或出血速度达150mL/min或1.5mL/(min·kg)持续20min，即被认为是大量失血。由于失血所致凝血因子和血小板的丢失未能得到及时补充，因此造成创伤性凝血功能障碍的发生。

(2) 创伤失血患者接受液体输注时造成内源性促凝因子的稀释导致稀释性凝血功能障碍，加重凝血功能障碍。严重创伤患者接受3000mL以上液体输注，且胶体溶液与晶体溶液的比例≤1∶2，是创伤患者发生凝血功能障碍的独立危险因素。除稀释作用外，晶体溶液还可加重组织水肿、影响微循环血流，从而影响凝血功能。大量应用生理盐水可造成稀释性酸中毒，影响凝血酶生成以及纤维蛋白聚集。高渗盐水虽能快速稳定循环系统并减轻组织水肿，但却能抑制血小板功能从而影响凝血功能。明胶虽无应用剂量的限制，但也可使纤维蛋白聚集受到抑制。羟乙基淀粉能够包被血小板，阻断纤维蛋白原受体，引起纤维蛋白聚集障碍从而加重出血倾向。因此，临床上针对严重创伤患者进行液体复苏时应谨慎选择所输注液体种类，以免加重患者的凝血功能障碍。

(3) 创伤组织释放的组织因子能够引起局部凝血系统活化，造成凝血因子消耗以及血小板计数降低，引发消耗性凝血功能障碍。低体温、酸中毒、贫血、离子紊乱能够进一步加重上述复杂的凝血异常活动，共同促使创伤性凝血功能障碍的发生。由于单纯TBI患者的失血量通常不及其他部位创伤的出血量多，因此，此因素在TBI所致凝血功能障碍中更为多见。

（二）发生率

虽然脑组织含有更丰富的组织因子且更易激活机体的凝血途径，但TBI较其他部位创伤是否更易并发凝血功能障碍目前还没有统一定论。笔者于近期进行的一项前瞻性观察性研究发现，TBI患者入院凝血酶原时间(PT)延长的发生率达55.8%，而出现DIC的比例达36%。Epstein等的荟萃分析显示，单纯TBI患者合并凝血功能障碍的发生率为35.2%(95% CI为29.0～41.4)。针对美国战伤患者并有过输血治疗的研究显示，单纯TBI患者的入院国际标准化比值(INR)显著高于其他部位创伤患者。一项前瞻性观察研究发现，TBI合并其他部位创伤患者的凝血功能障碍发生率为46%，而单纯TBI和单纯其他部位创伤患者的凝血功能障碍发生率分别为13%和5%，提示多发伤可增高凝血功能障碍发生率。而近期Lee等在三个一级创伤中心进行的前瞻性观察研究中纳入了462例任一部位简明损伤定级标准(AIS)评分≥3分的创伤患者，结果却显示头部创伤患者入院时的凝血功能指标及血栓弹力图指标与其他部位创伤患者无显著差异，另外，亚组分析发现，对于有休克征象的患者，结果同样提示TBI与其他部位创伤在凝血功能指标及血栓弹力图指标上无显著差异。提示 TBI 较其他部位创伤并不增高患者凝血功能障碍的发生率。但 TBI 患者异质性明显，该研究并没有区分不同类型 TBI 患者的凝血功能障碍发生率，且运用 AIS 评分评估 TBI 患者的严重程度是否合理还有待以后进一步研究证实。有些特殊类型的 TBI(如开放性 TBI 或脑挫裂伤出血) 患者可能更易诱发创伤后凝血功能障碍。

（三）诊断标准

目前 TBI 后凝血功能障碍的诊断标准不一，这也导致对该病的评估存在一定困难，不同的诊断标准直接导致对发生率的评估差异甚大。大多数研究认为，PT、INR、活化部分凝血活酶时间 (APTT) 和血小板计数中至少有一个指标出现异常时即可诊断为凝血功能障碍。而国外大多数一级创伤中心认为 INR ＞ 1.2，APTT ＞ 40s，血小板计数 ＜ $100×10^9$/L，满足其中一项即可诊断为凝血功能障碍。Chhabra 等仅以纤维蛋白原水平 ≤ 200mg/dL 定义凝血功能障碍得出，中重型 TBI 后凝血功能障碍的发生率仅为 7% 的结论。另外，也有一些研究以 DIC 评分来诊断 TBI 后凝血功能障碍。为此，确定统一的 TBI 后凝血功能障碍的诊断标准对于规范诊疗十分关键。

（四）处理原则

目前国内外尚无专门针对 TBI 后凝血功能障碍的救治指南，但 2019 年发布的最新版《欧洲创伤后大出血与凝血功能障碍管理指南》可供参考。TBI 后凝血功能障碍与创伤后凝血功能障碍的发病情况及病理生理机制仍有所不同，因此在参照指南进行救治的同时，也应综合考虑 TBI 的特殊病理生理进行更为特异性的救治。创伤后凝血功能障碍、低体温及酸中毒被认为是创伤的"死亡三角"，三者常常相互促进使病情进行性恶化，为此，TBI 后凝血功能障碍的救治首先需进行积极复苏，控制出血，纠正低体温及酸中毒，防止患者在"死亡三角"中出现瀑布式恶性循环。

(1) 对于 TBI 患者，推荐尽早检测并采取措施维持凝血功能。

(2) 对于出血或存在大出血风险的患者，推荐尽早 (伤后 3h 内) 使用氨甲环酸纠正创伤后纤溶亢进，首剂 1g(给药时间 ＞ 10min)，后续 1g 输注持续 8h；而且氨甲环酸可以不用等凝血功能的结果就可以尽早直接使用。

(3) 对于大量输血的患者，推荐监测血浆钙离子水平并使之维持在正常范围，因为钙离子本身也是一种凝血因子并参与凝血过程。

(4) 对于大出血患者，可以考虑两种初级复苏策略，一种是输注至少 1 ∶ 2 的新鲜冰冻血浆与红细胞，另一种是给予红细胞联合纤维蛋白原的输注策略。对于没有大量出血或仅表现为低纤维蛋白原血症的患者，不推荐常规输注新鲜冰冻血浆

(5) 如果患者有大出血，血栓弹力图提示功能性纤维蛋白原缺乏或血浆纤维蛋白原水平 ＜ 1.5g/L，则推荐输注纤维蛋白原或冷沉淀；推荐纤维蛋白原的起始补充量为 3 ～ 4g，这等同于给予冷沉淀为 15 ～ 20U 或纤维蛋白原浓缩制剂 3 ～ 4g；然后根据血栓弹

力图和纤维蛋白原水平指导是否继续输注。对于 TBI 患者，有研究显示，纤维蛋白原降低可能是 TBI 后进展性的出血和不良预后的独立危险因素，且急性期纤维蛋白原水平在 2g/L 以上的患者可能预后更佳，因此，对于 TBI 患者，急性期纤维蛋白原可能需要维持在更高水平，但具体阈值可能需要更多证据。

(6) 对于持续出血和 / 或 TBI 的患者，建议将血小板计数维持在 $100×10^9/L$ 以上；建议输注起始剂量为 4 ～ 8U 的血小板，或者 1 个全血单位的血小板。

(7) 建议有条件的单位监测 F XⅢ水平，对于存在 F XⅢ功能缺陷的患者，推荐补充 FXⅢ。

(8) 对于单独 TBI 引起的颅内出血，虽然有研究显示给予 rF Ⅶ a 可以有效缩短手术干预时间，控制术中出血量，迅速纠正凝血功能障碍，但《欧洲创伤后大出血与凝血功能障碍管理指南》不推荐常规将 rF Ⅶ a 作为一线用药，只有在其他措施无法控制创伤大出血或凝血功能障碍时才考虑给予 rF Ⅶ a 纠正凝血功能。

(9) 建议尽早采用物理措施，如间歇性充气加压装置 (IPC) 来预防深静脉血栓形成；推荐出血控制后 24h 内使用药物联合 IPC 预防血栓形成。严重创伤患者，由于活动受限、止血治疗、血管损伤等因素，易诱发深静脉血栓形成，预防措施可以改善创伤患者的预后。但是指南不推荐使用弹力袜或常规使用下腔静脉滤器预防血栓形成。

二、消耗性凝血功能障碍

消耗性凝血功能障碍是由不同病因导致的血管内凝血激活并丧失局限性为特征的获得性综合征。其可来自或引起微血管体系损伤，若损伤严重，可导致多系统器官功能衰竭。常见能够引发消耗性凝血功能障碍的基础疾病包括产科急症、脓毒症、TBI、肺挫裂伤等，在 NICU 中，造成患者发生消耗性凝血功能障碍的最常见原因是感染所致的脓毒症。消耗性凝血功能障碍持续进展，最终将发展为 DIC。虽然各种不同类型的凝血功能障碍患者后期均有可能进展为 DIC，但在消耗性凝血功能障碍中最为常见。

(一) 致病机制

消耗性凝血功能障碍的发生受多个同时存在的机制的共同影响。脓毒症诱发组织因子大量生成，进而介导凝血酶的过度生成，促使微血管内血栓形成。脓毒症时，炎症与凝血的交互作用，使得体内生理抗凝机制包括抗凝血酶Ⅲ (antithromin Ⅲ，AT Ⅲ)、蛋白 C 系统以及组织因子途径抑制剂 (tissue factor pathway inhibitor，TFPI) 功能异常，进一步促进了凝血酶的生成并最终导致纤维蛋白的沉积。在脓毒症诱导体内促凝机制高度异常造成广泛微血管内血栓形成的同时，纤溶系统的功能也是完全抑制的。这种抑制主要是通过血浆纤溶酶原激活物抑制剂 -1(plasminogen activator inhibitor-1，PAI-1) 持续性增高，导致纤维蛋白不能被充分降解，最终引起微血管内血栓形成。

在缺血、缺氧、内毒素、抗原 - 抗体复合物、酸中毒等因素作用下，血管内皮细胞受到不同程度的损伤，包括血管性血友病因子 (vWF) 合成释放增加、血小板活化因子

(PAF) 释放、组织因子 (TF) 表达、PAI 分泌以及血管壁结构破坏等，进一步诱导凝血系统活化，促使消耗性凝血功能障碍甚至 DIC 的发生。

（二）临床表现

不同脓毒症患者凝血功能障碍的程度不同，轻者表现为亚临床的凝血系统活化（血液高凝状态），重者表现为全身凝血系统活化，大量凝血酶及纤维蛋白形成，最终导致血小板及凝血因子的消耗以及 DIC 的发生。而 DIC 的临床表现差异很大，从无任何症状而仅有实验室检查异常，到出血、血栓形成、器官功能障碍、微血管病性溶血性贫血都可能发生，而且，出血和血栓形成可以在同一例患者身上同时存在。脓毒症性 DIC 常表现为广泛的微血管内血栓形成以及继发的器官功能损伤。在金黄色葡萄球菌诱导的脓毒症模型动物的肺、肝以及肾微血管中均可见到纤维蛋白沉积、透明膜形成以及微血栓的存在，这进一步证明了脓毒症存在血液高凝状态以及广泛性微血管内血栓形成的情况。

（三）临床诊断

脓毒症性 DIC 临床表现缺乏特异性，常与基础疾病的表现重叠，因此，目前并没有特异性的指标可以确诊 DIC。临床常用的 DIC 凝血功能检查可见凝血时间延长、血小板计数降低、D- 二聚体及纤维蛋白降解物 (FDP) 增高等，但各种指标的敏感性和特异性差别较大。在脓毒症性 DIC 的诊断中，基础疾病和临床表现是两个很重要的部分，不可或缺，同时还需要结合实验室指标来综合评估，任何单一的常规实验室诊断指标用于诊断 DIC 的价值十分有限。国内早在 1986 年就首次提出了 DIC 的诊断标准，《弥散性血管内凝血诊断与治疗中国专家共识 (2012 年版)》在全国各家医疗机构广泛应用，推进了 DIC 临床诊治水平的不断提高，但仍存在不能精确定量等缺陷。近年来，欧美和日本专家相继制定出多指标的 DIC 积分诊断系统，包括国际血栓与止血协会标准 (ISTH)、日本卫生福利部标准 (JMHW)、日本急诊医学学会标准 (JAAM)。但是，这三个标准诊断的准确性和实用性仍存在广泛争议。上述三大积分系统目前在国内临床使用较为混乱，尚无在中国人群对上述三大积分系统进行验证的研究数据。为进一步推进中国 DIC 诊断的科学化、规范化，统一诊断标准，中华医学会血液学分会血栓与止血学组于 2014 年起通过多中心、大样本的回顾性与前瞻性研究，建立了中国弥散性血管内凝血诊断积分系统 (Chinese DIC scoring system，CDSS)，该系统突出了基础疾病和临床表现的重要性，强化动态监测原则，简单易行，易于推广，使得有关 DIC 诊断标准更加符合我国国情。此外，DIC 是一个动态的病理过程，检测结果只反映这一过程的某一瞬间，利用该积分系统动态评分将更有利于 DIC 的诊断。

（四）处理原则

对于消耗性凝血功能障碍，特别是脓毒症性 DIC 治疗的关键，首先是积极有效去除感染病灶，包括手术引流以及应用适宜的抗感染药物控制感染；其次是早期识别脓毒症所导致的患者血液高凝状态并给予积极的抗凝治疗，以阻断微血栓的形成从而扭转 DIC 进程。针对脓毒症患者凝血功能紊乱的不同机制，可用于脓毒症抗凝治疗的药物主要包括 UFH、活化蛋白 C(APC)、抗凝血酶Ⅲ (antithrombin Ⅲ，AT Ⅲ)、组织因子途径抑制物 (tissue factor pathway inhibitor，TFPI)、凝血酶调节蛋白 (thrombomodulin，TM) 等。但是由于脓毒症患者的基础状态差异巨大，各种针对脓毒症患者抗凝治疗的研究结果也存在较大差异，尚无统一的结论。

1. UFH

肝素可以抑制多种凝血因子及凝血酶的活性，促使血管内皮细胞释放组织型纤溶酶原激活物 (t-PA)，发挥促纤溶活性、抗血小板聚集以及诱导 TFPI 活性拮抗 TF 作用，从而发挥很强的抗凝作用。目前，对于肝素治疗脓毒症性 DIC 的相关基础与临床研究以及用药剂量等尚无统一定论。对于 APACHE Ⅱ 评分 > 29 分的感染性休克患者，早期应用肝素治疗能够降低患者 28 天病死率。但 HETRASE 研究中并未发现肝素对脓毒症患者病死率降低的作用，可能与患者病情较轻有关。荟萃分析发现，无论接受单细菌或脂多糖 (LPS) 刺激还是采用外科手术方式建立的脓毒症动物模型，给予肝素治疗均可降低动物的病死率，并且能够降低增高的炎症因子水平以及脓毒症相关肺损伤的严重程度。

2. APC

由于蛋白 C 系统功能异常是脓毒症性 DIC 致病机制中的重要环节，应用 APC 治疗脓毒症性 DIC 成为可能。2001 年 PROWESS 研究显示，APC 能够降低脓毒症患者的病死率，为脓毒症的治疗开辟了新的途径，并因此将 APC 纳入了脓毒症治疗指南。但随后的 ADDRESS 研究和 PROWESS-SHOCK 研究却未得出 APC 可降低病死率的结论，相反应用 APC 治疗会明显增加患者出血的风险。因此，2008 年及 2012 年《国际严重脓毒症与感染性休克治疗指南》不再推荐应用 APC 治疗脓毒症性 DIC。但回顾分析 2005—2008 年曾经接受过 APC 治疗的脓毒症患者发现，在诊断脓毒症 24h 内接受 APC 治疗的患者的死亡风险明显低于 24h 后接受 APC 治疗的患者，同时存在 2 个以上器官功能障碍的脓毒症患者接受 APC 治疗，其死亡风险会明显降低，提示对于病情严重的脓毒症患者早期应用 APC 治疗可能会获益。因此，我们不能简单否定 APC 对于脓毒症性 DIC 患者的治疗效果，而是应该进一步寻找恰当的应用时机以及可能获益的患者。

3. AT Ⅲ

2001 年 KyberSept 研究应用大剂量 AT Ⅲ治疗严重脓毒症患者，未见到病死率的明显改善，这使得 AT Ⅲ用于脓毒症患者的治疗受到质疑。近年研究发现，脓毒症患者基础的 AT Ⅲ水平越低，其接受 AT Ⅲ治疗的获益越大。对存在明确脓毒症性 DIC 的患者给予 AT Ⅲ 1500 ～ 3000IU 治疗 3 ～ 5 天能够明显提高患者的生存率。此外，AT Ⅲ还能减轻内毒素血症所致的炎症反应，改善微循环灌注水平，使之成为可能对脓毒症患者有益的治疗手段。

4. TFPI

TFPI 主要通过抑制 TF 和 F Ⅶa 复合物的活性从而发挥抗凝作用。脓毒症患者血浆 TFPI 水平明显降低,与脓毒症患者凝血功能障碍相关,因此,外源补充 TFPI 可能对脓毒症患者有益。但 2003 年 OPTIMIST 研究对严重脓毒症患者应用 TFPI 治疗,结果显示,无论患者的基础凝血功能如何,TFPI 并不能降低病死率。同样,在严重社区获得性肺炎患者中也未发现 TFPI 对病死率的降低作用。相反,在肺炎球菌性肺炎的动物模型中却发现 TFPI 具有抗凝、抗炎以及促进细菌清除的作用。因此,有关 TFPI 治疗脓毒症的效果尚需进一步验证。

5. TM

TM 是存在于内皮细胞表面与凝血酶结合的抗凝辅助因子,通过 APC 和凝血酶激活的纤溶抑制物 (TAFI) 活化,发挥抗血栓形成、抗纤溶、抑制炎症反应和细胞凋亡的作用。Kawano 等对 35 例接受重组人凝血酶调节蛋白 (rhTM) 治疗的 DIC 患者进行的回顾性分析发现,60% DIC 患者在接受 rhTM 治疗的第 7 天得到缓解,28 天存活率为 80%,提示给予 rhTM 是治疗 DIC 的有效、安全、可行的方法。2006—2011 年,日本 3 个医院应用 rhTM 治疗脓毒症性 DIC 患者,降低了患者病死率,并缩短了患者机械通气时间、应用血管活性药物时间以及 ICU 治疗时间。但 2013 年来自全球 17 个国家的 233 个 ICU 参与的应用 rhTM 治疗脓毒症性 DIC 患者的随机对照研究显示,其并无降低病死率以及器官功能保护的作用。因此,rhTM 对脓毒症性 DIC 患者的治疗作用尚须进一步研究。

三、药物相关凝血功能障碍

目前与药物相关凝血功能障碍的药物主要包括三大类,即抗血小板药物、口服抗凝药物及肝素类药物,这些药物相关凝血功能障碍常常导致患者脑出血、神经外科术后大出血等,严重影响患者预后。

(一) 抗血小板药物

据统计,47% 术后出血的患者进行过抗血小板药物治疗。因此,抗血小板药物治疗是最常见的术后出血危险因素。大多数抗血小板药物对血小板功能的抑制是不可逆的,因此术前 7 ~ 10 天必须停止用药。血液阻抗集合度测定可在 10min 内评估血小板的功能。该检测系统对阿司匹林、氯吡格雷以及 GP Ⅱb/ Ⅲa 受体拮抗剂都敏感。

对于抗血小板药物治疗的患者,术前应备好血小板,当出现明显术中出血倾向时,应立刻输注血小板。对于血液阻抗集合度测定血小板功能未受影响的患者,或者行简单的手术,如慢性硬膜下血肿钻孔引流术的患者,可以不进行输血。对于大手术,可输注 1U 的单采血小板或 5U 的多采血小板,输注后能够提供 $(20 \sim 30) \times 10^9/L$ 血小板。血小板功能依赖于浓缩血小板的保存时间。

另外,可以用 0.3μg/kg 的醋酸去氨加压素 (DDAVP) 逆转阿司匹林的效应。主要作用机制是去氨加压素能够诱导血管性血友病因子 (vWF)、凝血因子Ⅷ血浆水平的增高，缩短部分凝血活酶时间 (PTT) 和出血时间。该药对血小板计数或聚集没有任何效果，但能增强血小板对血管壁的黏附。

最新版《欧洲创伤后大出血与凝血功能障碍管理指南》推荐，对于服用抗血小板药物且需要手术的脑出血患者，推荐给予血小板输注，但对于不需要手术的患者，则不推荐给予血小板输注。

(二) 口服抗凝药物

接受口服抗凝药物 (OAC) 治疗的患者也会出现一些必须快速逆转抗凝治疗的临床情况，如颅内出血或脑损伤。凝血功能正常是防止颅内血肿进展的先决条件。凝血酶原复合物 (PCC) 可以逆转抗凝治疗。而且，这一治疗已被证明是安全、快速和有效的。PCC 的逆转抗凝治疗的作用是新鲜冰冻血浆 (FFP) 的 4 ～ 5 倍，因此 PCC 的疗效优于 FFP，推荐剂量为 20 ～ 30IU/kg。在威胁生命的紧急情况下剂量应增加到 30 ～ 40IU/kg。OAC 的半衰期 (苯丙香豆素 120 ～ 150h；华法林 40 ～ 70h) 比 PCC 的半衰期 (4 ～ 60h) 长得多。因此，必须另外使用维生素 K(5 ～ 10mg) 来避免 OAC 效果的反弹。12h 后静脉注射或口服维生素 K 都是有效的。虽然重组凝血因子Ⅶ a(rFⅦ a) 尚未被批准用于逆转 OAC 的作用。但是，在某些紧急情况下，rFⅦ a 是非常有效的。但 rFⅦ a 半衰期很短 (作用持续时间为 2h)，价格昂贵。

接受 OAC 治疗的患者在决定择期神经外科手术后，应立即停止用药。同时，在手术前和围手术期，应该给这些患者使用 UFH 或低分子量肝素 (LMWH)。并根据心脏科医生或神经科医生的建议来决定 UFH 或 LMWH 的剂量。应在手术开始前，根据患者指征 (如既往有脑卒中或静脉血栓栓塞、房颤等) 对凝血酶原时间 (PT) 予以纠正。在手术前 12 ～ 24h 停止 UFH 或 LMWH 抗凝治疗，并在手术后 24h 重新启动抗凝治疗。然而，对这些患者的管理和用药非常困难。因为，对于何时停止和重新开始治疗的问题，只有非常有限的证据。

目前新型抗凝药物越来越多地用于需要抗凝的人群，这使得我们在 NICU 常面临需要快速逆转抗凝治疗的巨大挑战。目前新型抗凝药物包括两大类：凝血酶抑制剂 (达比加群) 和 FⅩ a 抑制剂 (沙班类)。达比加群可直接与凝血酶结合发挥抗凝作用。而 FⅩ a 抑制剂包括利伐沙班、阿哌沙班和依度沙班，它们通过抑制 FⅩ a，进而抑制凝血酶的生成发挥抗凝作用。目前这两类抗凝药物国内均没有上市的特异性拮抗剂，而且常规的凝血指标监测并不能反映药物对凝血功能的影响。对于 NICU 需要立即逆转的患者需要立即停药，《欧洲创伤后大出血与凝血功能障碍管理指南》推荐，对于使用 FⅩ a 抑制剂或凝血酶抑制剂等新型抗凝药物的患者，如果存在危及生命的大出血且无逆转剂时，给予氨甲环酸 (15mg/kg 或 1g) 和高剂量 PCC(25 ～ 50U/kg)。

（三）UFH 和 LMWH

UFH 是住院患者中最常用的抗凝药物，特别是在血管介入外科和神经外科介入手术中。它通过结合抗凝血酶发挥抗凝作用，诱导抗凝血酶发生构象改变从而抑制凝血酶（F Ⅱ a 和 F Ⅹ a）。肝素分子大于 18 个多糖单位才能抑制凝血酶，比这小的分子，也就是 LMWH，无法同时结合凝血酶和抗凝血酶，但保留了抑制 F Ⅹ a 的能力。大部分 UFH 制剂抑制 F Ⅱ a 的作用大于抑制 F Ⅹ a 的作用，LMWH 主要抑制 F Ⅹ a。

据估计，仅有三分之一的肝素分子具有结合抗凝血酶必需的戊糖序列。而且每一个分子的抗凝血能力由其长度所决定。大分子可结合激活的内皮细胞、血小板、巨噬细胞和血浆中的高分子，如纤维蛋白酶原或 vWF，因此，比小分子要清除得更快。为了保证不要过度抗凝或抗凝不足，需要经常测量 PTT。值得注意的是，PTT 只能估计 UFH 对抗凝血酶的能力而非对 F Ⅹ a 的抑制。UFH 半衰期短（1 ~ 2h），需要不断地输注才能达到抗凝疗效。通过停止输注就可以简单、迅速地逆转其效应。

硫酸鱼精蛋白是最常用于逆转 UFH 作用的药物。它是一种富含精氨酸和来源于鱼精细胞核的阳离子基本肽的混合物。鱼精蛋白与肝素结合形成一种稳定的盐，通过血液循环被清除。鱼精蛋白应当缓慢地静脉注射（不能超过 5mg/min）以防组胺释放造成支气管痉挛和低血压。鱼精蛋白本身在没有肝素时具有抗凝特性，过量的鱼精蛋白可以引发更多的出血。它的使用剂量必须经过严密计算，1mg 硫酸鱼精蛋白可以中和 90U 美国药典（USP）牛肝素和 115UUSP 猪肝素。大部分临床医生采用 1mg 硫酸鱼精蛋白中和 100UUFH 的算法。如果静脉注射肝素后 30min ~ 1h，每 100U 肝素应当给予 0.5mg 硫酸鱼精蛋白，如果超过 2h，应当每 100U 肝素给予 0.25 ~ 0.375mg 的硫酸鱼精蛋白。FFP 不应当用来逆转 UFH 的效应，因为它提供了更多的抗凝血酶，可能会进一步加强 UFH 的抗凝作用并使出血更严重。

LMWH 来源于标准商用级 UFH，通过酶或化学解聚的过程来产生更小的片段。平均而言，LMWH 是 UFH 分子的三分之一大小。这些片段不能催化凝血酶的失活，也就是说，它们不能同时结合凝血酶和抗凝血酶。然而，它们保留抗 F Ⅹ a 的活性，这是其抗凝作用的基础。因此，PTT（对凝血酶活性敏感但对 F Ⅹ a 不敏感）不能用来监测其抗凝作用。LMWH 对血浆蛋白和内皮细胞的亲和力也有所下降，这会增加其生物利用度和可靠的剂量效应。LMWH 的半衰期要长于 UFH，且在肾功能衰竭患者体内更长其平均半衰期是 4h，但抗 F Ⅹ a 活性效应可能会持续更长时间。

鱼精蛋白可用于逆转 LMWH 的某些抗凝作用。平均而言，为达到抗 F Ⅹ a 活性的 40% ~ 50% 逆转效应，建议剂量为 4h 内每 1mg LMWH 给予 1mg 鱼精蛋白。有文献报道，在 LMWH 治疗中出现难治的出血时，可应用 rF Ⅶ a。在血栓弹力图的评估下，rF Ⅶ a（剂量为 90 ~ 270μg/kg）可逆转 LMWH 的作用。也可以考虑应用 PCC。

四、小结

神经重症患者的凝血功能障碍在 NICU 中常常发生，但在救治过程中往往容易被临床医生所忽略导致不可逆的脑损伤，影响患者预后。因此，必须认识并重视神经重症患者的凝血功能障碍的诊断和治疗。在对神经重症患者的救治过程中，我们应该做到早发现、早判断、早干预神经重症疾病患者的凝血功能障碍，以改善神经重症患者的预后。

第三节　神经重症患者的液体管理

一、概述

输液是脑损伤、严重脑出血和脑梗死等神经重症患者急性和亚急性期必不可少的治疗，非常重要。输液的成分是治疗的关键，输液的体量也是决定脑灌注和氧合的主要决定性因素之一。神经重症患者可能需要渗透性治疗控制颅内压，严重的意识障碍患者感染发生率高，更加重了液体管理的复杂性。如果液体体量不足，将导致脏器灌注不足，尤其是脑灌注不足，容易导致并加重继发性脑缺血，导致预后不良；过量的液体治疗将造成心肺功能更大的负荷，容易导致并加重心功能不全和肺渗出，并加重感染，导致严重的并发症。液体管理在老年人的神经重症管理中更加复杂、困难。重视液体管理策略，朝精准液体管理方向努力对于神经重症患者的治疗显得尤其重要。

二、人体的有效血容量和影响因素

液体的质量约占人体总质量的 60%，液体占体重比例随着年龄的增长而下降，婴幼儿可以高达 80%，而老年人可以下降至 50% 左右。60% 体重占比中，细胞内液占 40%，细胞外液占 20%；而细胞外液中，组织间隙液体占 15%，血容量占 5%。这说明正常生理状态下，血容量仅占人体液体总量 1/12。组织间隙液体量约为正常血容量的 3 倍，一旦体液体内分布异常，将严重影响全身系统有效血容量。

在严重脑损伤的病理生理状态下，人体的有效血容量不但与渗透性治疗脱水程度和输液量有关，而且与每天的隐性液体丢失、体液在病理生理状态下的体内异常分布和内生水的量有关。尤其是严重的水、电解质代谢紊乱或感染炎症的状态下，液体的分布将极大地改变全身系统有效血容量，也将影响脑灌注而影响脑功能。对于神经重症患者，包括急性中重度脑损伤和严重脑卒中患者，急性期需要使用甘露醇、甘油果糖等进行脱水渗透性治疗来控制颅内压；存在不同程度的感染和全身炎症反应综合征，尤其是严重脓毒症时，输入的部分液体通过毛细血管的组织间隙渗漏，液体存在异常分布，炎症的严重程度与体液异常分布的程度显著相关。高热、气管切开、呼吸机的使用、自主神经功能紊乱时的交感神经兴奋发作等也可导致体液通过呼吸道和体表大量隐性丢失。目前无法精准测量这些液体异常的分布和丢失的量，液体精准管理困难，且可能影响患者的预后。目前在国内神经重症管理中，临床上更多地倾向于限制液体的策略，以减少肺水肿和心功能不全等并发症，但在缺乏严格有效血容量的监测下，可能导致严重的继发性脑缺血等并发症。

三、神经重症患者全身系统有效血容量的评估

心率、血压和尿量是简单也是重要的反映有效血容量的指标。目前临床上缺乏确切的单一的指标来准确评估有效血容量的状态。虽然中心静脉压 (CVP) 并不是理想的血容量和液体反应性指标，但并不能否定其动态监测对输液反应的参考价值。脉压变异度 (PPV) 被认为是更为有前景的评估血容量和液体反应性的指标，在 PPV 和 CVP 指导下的限制性液体管理方案与基于体重的液体管理方案相比，可明显减少低氧血症的发生。PiCCO 可以监测肺水指数，研究表明 PiCCO 系统衍生的全心舒张末期容积指数 (GEDI) 和心排血量 (CO) 可预测蛛网膜下腔出血 (SAH) 患者的肺水肿和心力衰竭情况；基于 CO 的液体管理策略可能会改善 SAH 相关迟发性脑缺血 (DCI) 的神经预后。血液稀释法可测量全身总体血容量。针对创伤性脑损伤 (TBI) 之外的创伤患者的前瞻性随机对照研究发现，肺动脉导管连续 CO 以及脑利钠肽 (BNP) 可能是反映心脏前负荷增加的有用指标，但 BNP 和右心室舒张末期容积指数 (RVEDVI) 与血管内容积状态无关。

临床上建议将所有与容量可能相关的指标综合起来评估全身系统有效血容量。除心率、血压和尿量外，液体治疗需要参考的指标如下：24h 出入液量、出汗和呼吸道等隐性液体丢失的量、呼吸机肺顺应性指标、PiCCO 肺水含量、中心静脉压、下腔静脉宽度和变异度、炎症严重程度的指标 (包括 C- 反应蛋白 (CRP)、降钙素原 (PCT)、血白细胞和中性粒细胞比例、血乳酸、体温等)。其中，炎症严重程度决定了组织毛细血管的通透性增加导致液体渗出到组织间隙的严重程度，是影响液体在体内再分布最重要的因素，可影响全身系统有效血容量，严重时若没有及时调整至合理输液的情况下，容易加重继发性脑损伤。

四、神经重症患者的液体管理策略

对于 TBI 等神经重症患者，通过包括渗透性治疗的综合治疗控制颅内压于 20mmHg 以下，维持平均动脉压在 60 ～ 70mmHg 水平被认为是理想的，而液体复苏是维持脑灌注压的基础，并能预防因为低血压导致的继发性脑损伤。在理想的颅内压、平均动脉压和脑灌注压情况下，脑灌注、脑微循环和脑氧供是否就是最佳的状态呢？这与全身系统有效血容量以及脑血管的状态也必然相关。维持正常的全身系统有效血容量只是保持脑组织良好灌注和氧供的基础。

临床上普遍对积极的输液可能导致神经重症患者颅内压增高表示担心，Jeffrey 等在回顾性队列研究中发现，积极输液和限制性输液在顽固性颅内压增高的发生率上并没有

显著差别。存在血脑屏障并没有完全广泛破坏的情况下，渗透压梯度是影响脑水肿的关键因素，而非输液量；所以如果患者存在需要控制颅内压的情况，需要严格监测血浆渗透压和颅内压，并控制在合理的目标值；只有渗透压梯度和颅内压达到合理目标的渗透性治疗才可能是最合适的；对于老年患者及肾功能存在易损因素、脑水肿不严重、颅内压容易控制的情况下，建议血浆渗透压控制在 290 ～ 300mOsm/L；对于年轻患者及颅内压控制压力大、脑水肿严重的患者，建议血浆渗透压控制在 300 ～ 320mOsm/L。当然过量输液将显著增加双肺的渗出进而导致肺水肿。

神经重症的脑损伤患者，存在原发性脑损伤的情况下，出现继发性脑缺血、脑水肿加重、肺水肿和感染并发症等都将导致脑损伤的进一步加重。毫无疑问，任何导致脑微循环、脑灌注和脑氧供不良的因素都将进一步加重脑损伤，包括液体管理的不合理方案。限制性输液可能导致全身系统有效血容量不足，甚至需要用去甲肾上腺素去维持血压的方案应该坚决摒弃，很多临床医生认为血压不稳是因为循环中枢的衰竭，这些患者中部分患者可通过合理的液体管理稳定血压而不需要使用去甲肾上腺素；如深度镇痛镇静的情况下，心率在 100 次 / 分以上，排除体温等其他应激因素的影响后，应该考虑排除有效血容量不足的可能。

如何避免过度输液加重肺渗出性水肿、全身组织水肿和感染等不良反应，同时避免输液不足导致继发性脑缺血加重，精准的有效血容量评估和识别相关的影响因素至关重要。综合多模态监测各项指标，在治疗中动态评估有效血容量，采用多模态监测脑相关参数，如颅内压、脑灌注压、脑血流量和脑氧合等，并及时细致调整治疗策略，致力于液体管理目标个性化最佳液体容量，不至于过负荷导致肺水肿和心功能不全，也不至于因为容量不足加重神经重症患者的继发性脑缺血损伤。

第四节　神经重症患者的血糖管理

重型 TBI 可导致血糖浓度迅速升高，已经有许多研究报道表明血糖升高对脑卒中和重型 TBI 患者具有不利的影响。大约有 30% 的缺血性脑卒中患者存在糖尿病基础，这可能是导致患者血糖浓度增高和预后不良的原因，但一些研究已经表明，急性血糖升高和不良预后之间的相关性与缺血性脑卒中或脑外伤患者是否存在糖尿病无关。缺血性脑卒中或脑外伤患者都可以通过激活下丘脑 - 垂体 - 肾上腺轴导致循环皮质醇和儿茶酚胺水平升高而导致血糖升高，血糖升高与脑代谢明显紊乱、脑水肿的加重和更严重的形态学损伤有关。

通过使用脑微透析来监测脑葡萄糖、乳酸、丙酮酸和谷氨酸等生化物质的代谢，寻找重型 TBI 时最适当的血糖浓度，将脑微透析管通过 ICP 监测导管置入 ICP 导管前约

1cm 的大脑皮质中 (脑损伤较轻处)，在外科手术清除局部损伤病灶时，直视下将另一根脑微透析管置入"生化半暗带" (脑损伤较重区) 并将血糖升高分为中度升高 (血糖浓度为 12 ～ 15mmol/L) 和显著升高 (血糖浓度 > 15mmol/L)。这些血糖浓度基于先前 TBI 患者中的临床经验：当血糖浓度高于 12mmol/L 时，神经系统的临床预后更差，而当血糖浓度高于 15mmol/L 时，TBI 患者的死亡率几乎达 100%。

在血糖中度和显著升高的短暂发作期间，脑内葡萄糖浓度显著升高。然而，脑内葡萄糖浓度通常远低于血糖浓度，只有少数明显高血糖患者的脑内葡萄糖浓度非常高，大多数患者只有在血糖浓度大于 15mmol/L 时才出现明显的乳酸升高。该研究所示的低水平脑内葡萄糖浓度表明大脑间质葡萄糖浓度显著低于血糖浓度。在动物研究中也获得了类似的数据，有假设认为脑内葡萄糖浓度的区域化存在于细胞内和间质中，根据这一假设可知，葡萄糖主要在星形胶质细胞中积累，并在其代谢需求增加时释放为丙酮酸或乳酸供神经元进一步代谢。

乳酸和丙酮酸是可通过细胞膜扩散的，因此细胞外乳酸 / 丙酮酸值可用来反映细胞质氧化还原变化，在该实验中，所有组的乳酸 / 丙酮酸值接近正常，表明氧化还原状态在"损伤较轻处"和"损伤较重处 (生化半暗带)"是基本正常的。在脑能量衰竭期间，细胞膜会迅速降解，导致大量游离脂肪酸累积。除游离脂肪酸的释放外，细胞膜中甘油磷脂的降解导致甘油释放增加，并且甘油在细胞间质的水平被认为是细胞膜破裂的标志之一。在该实验中，由于许多患者的外伤引起组织损伤，甘油的总浓度高于正常值。一过性高血糖的发作不会导致整个患者组的任何指标显著增高，但在高血糖最明显的患者中，甘油则是升高的。

一些研究表明，缺血前高血糖的主要作用是在缺血期间和缺血后即刻加重细胞外和细胞内酸中毒。也有报道认为，高血糖会通过增高细胞外谷氨酸水平来加剧脑损伤。同样在谷氨酸诱导的组织损伤中，线粒体可能是主要目标，因为谷氨酸介导的大量钙内流触发了线粒体通透性转换孔的打开。然而，在该实验中，在高血糖时没有观察到谷氨酸的显著增加。

结论：在 TBI 患者中，当血糖浓度高于 12mmol/L 时，预后明显不良。但实验研究的数据只能解释部分临床经验，临床结果似乎可能取决于多种因素，而不仅仅是高血糖及其对脑能量代谢本身的影响。

第五节　神经重症患者的体温管理

维持相对恒定的核心温度 (core temperature，Tcore) 是中枢神经系统的一项重要功能。恒温支持细胞保持最佳能量代谢状态，以应对环境温度变化的挑战和能量的动态平衡，进而支持生命本身。然而，因创伤或其他事件引起急性脑损伤后，由于体温调节系统功能失常或并发感染等原因，机体易出现发热。在神经重症监护室（NICU）中，患者发热很常见并且与较差的预后独立相关，目标温度管理（targeted temperature management，TTM）既现实又极具挑战。

一、体温调节系统解剖生理学

人体具有完善的体温调节系统，以适应正常代谢和生命活动的需要。正常成人体温维持在37℃左右，昼夜波动范围不超过1℃。当人处于严寒或酷热的极端环境温度时，其体温变化很少超过0.6℃。

（一）体温调节中枢

中枢神经系统发育和进化过程中，脑干（爬虫脑）和边缘系统（哺乳动物脑）出现后机体即能完成对体温的调节而保持恒温。负责意识和智能的大脑新皮质，虽掌管情绪并对自主神经调节产生影响，但对体温信息的整合并无作用。

体温调节的高级神经中枢位于下丘脑视前区（preoptic anterior hypothalamus，POAH），该部位存在三类特殊的温度感受器核团，即随温度降低而放电频率提高的冷敏感神经元和随温度升高而放电频率提高的热敏感神经元，以及占多数的放电频率基本不随温度变化而改变的对温度变化不敏感的神经元。目前认为，对温度变化不敏感的神经元维持身体的基础产热；热敏感神经元接受来自局部和外周的温度信息，调节产热或散热效应器的作用强度，当体温高于37℃时，其放电频率升高，身体散热作用增强、产热作用减弱，体温低于37℃时则相反。下丘脑嘴侧，特别是视前区发挥着体温调定点的作用，温度敏感神经元能感受通过下丘脑局部特定核区循环血温度的变化，还能对来自中脑、延髓、脊髓以及皮肤、内脏等外周的温度变化传入信息发生反应；这类神经元也能直接对热原或5-羟色胺、去甲肾上腺素以及多种多肽类物质发生反应，并导致体温的改变。

延髓、脊髓等部位对体温信息也有一定程度的整合功能，被认为是体温调节的次级神经中枢所在。另外大脑皮质也参与体温的行为性调节。

（二）信号传导通路

1. 控制寒战产热的传出神经通路

控制寒战产热的传出神经通路是由位于脊髓腹角或后脑的面核和三叉神经核的α运动神经元驱动的。产生基本节律性寒战所需的神经机制可能存在于脊髓中，因为对脊髓进行降温可以使脊椎动物产生寒战。γ运动神经元（纺锤运动神经元）可能也在寒战的传出通路内，因为γ运动神经元的中枢激活及牵张反射可以驱动寒战的紧张成分，它在产生阶段性寒战收缩中起着重要作用。

寒战时的骨骼肌收缩是一种不自觉的躯体运动反应，其目的是产热。骨骼肌寒战，包括快速、反复的骨骼肌收缩导致 ATP 不完全利用而产热，是人类寒冷防御和产热效应器反应中产热最多的。寒战产热有两个阶段：显性、局部肌肉收缩和紧张性运动神经元放电的增加。与棕色脂肪组织 (brown adipose tissue，BAT) 的产热作用一样，因为寒战的产热作用依赖于能量消耗，所以寒战的温度调节控制对与能量平衡和燃料底物的可用性有关的代谢信号很敏感。

2. 控制皮肤血管收缩的传出神经通路

控制皮肤血管收缩 (cutaneous vasoconstriction，CVC) 的交感节前神经元位于胸腰段脊髓的中间外侧核。这些细胞主要投射到支配皮肤血管及吻合的椎旁、CVC 交感神经节细胞。CVC 的交感节前神经元的放电主要由延髓腹内侧核和头端腹外侧核的 CVC 交感节前神经元的输入控制。

CVC 介导的热量在身体核心内的滞留有助于在亚中性温度环境下维持正常的 Tcore，并在发热期间提高 Tcore。皮肤血管扩张是由于皮肤或核心变暖对 CVC 系统网络结构的抑制导致的，并增加了身体核心向环境的热量转移，降低了体温过高的可能性。这些体温调节性 CVC 反应在寒冷时伴随着内脏血管和静脉扩张，在炎热时伴随收缩，这些反应支持血流分布显著的体温调节变化。交感神经兴奋，血管扩张是人类在高温环境下皮肤血流量增加的主要原因。从 POAH 的温度调节整合区以及脑干中发出的下行兴奋性和抑制性通路的平衡，控制着脑干中 CVC 交感节前神经元的活动水平，调节皮肤血流量。

(三) 产热与散热

在稍低的环境温度中维持 Tcore 需要通过 BAT 和寒战产生更多的热量 (产热作用)，这是能量稳态的一个重要因素，即我们从饮食中摄取的能量与通过做功和产热消耗的能量之间的平衡。需氧性的产热代谢会影响呼吸和酸碱平衡。BAT 产热和肌肉产热所需的更多的血流，以及调节热损失的皮肤血流量的改变，都可能成为影响心血管稳态的重要因素。在成人中，BAT 储存库代谢活跃，且寒战产热作用在人类寒冷防御中有突出作用，表明这一信息与人类 Tcore 的中枢控制也有关。

当环境温度高于 Tcore 时，蒸发散热是降低体温的唯一机制，其可严重破坏水平衡和渗透平衡。体温调节行为的执行 (包括热舒适／不适和躯体运动控制系统的复杂整合) 也会影响许多稳态系统。向特定的行为状态的改变 (例如，睡眠、心理应激、发热或脓毒症免疫反应、冬眠和饥饿) 代表新的稳态形成，即向新的、更合适的 Tcore 水平的转变，这些都是由温度效应器的活动所确定的。Tcore 的保护作用与稳态的维持之间有复杂的内在联系，大脑中体温调节的主要整合部位 (POAH) 与负责调节稳态的下丘脑相互接近，就不足为奇了。

(四) 体温调节

可用反射模型反映 Tcore 的调节，包括作用于 POAH 整合环路的反馈和前馈机制。

Tcore 的反馈感觉信号来自内脏、肌肉、脊髓和大脑中的温度感受器，并提供了对 Tcore 的综合评估。当检测到核心组织中的温度变化时，就会以负反馈方式，如通过升高 Tcore 以抑制发热和 CVC 来激活产热效应器反应，从而使 Tcore 恢复到最佳范围。

主要的体温调节前馈感觉信号来自皮肤中的温度感受器，这些感受器受到环境温度和皮下温度的共同刺激。后者受到皮肤血流水平的强烈影响，使核心的温暖血液与周围环境进行传导接触。刺激皮肤温度感受器引起的反射性体温调节反应是抵御 Tcore 免受潜在威胁的早期防线。为了完成这一过程，感觉刺激通过 POAH 激活温度效应器来引发前馈反应，就像寒冷刺激皮肤产热和 CVC 的情况一样。

多种非热信号可以通过影响 Tcore 调节网络来改变温度效应器的活动。在某些生理情况下，Tcore 调节系统的大量输入平衡点必须改变，以获得有益的、稳定的 Tcore 变化，例如，发热时 Tcore 升高以对抗感染，饥饿、出血或冬眠期间 Tcore 降低以保存代谢资源。

传统上，中性温度是一个非常狭窄的环境温度范围，在这个温度条件下，仅通过改变 CVC 的交感输出即可维持 Tcore。低于中性温度时，寒冷防御机制：

(1) 减少热量损失的体温调节行为。

(2) 限制对环境的热损失并保存体内核心的热。

(3) 产热。

高于中性温度时，热防御的效应器机制：

(1) 增加热量损失的体温调节行为。

(2) 皮肤血管扩张和内脏血管收缩从而增加皮肤血流量，以促进表面热量损失。

(3) 蒸发冷却（如出汗）。

利用对体温调节网络生理变化的理解来实施低温治疗，以改变 Tcore 和新陈代谢，可达到保护神经的目的。体外降温主要通过传导（如冰袋、冰毯或冰浴）、对流（如风扇和环流冷却毯）来促进热量丢失而降低体温。但是，体外降温会导致患者出现 CVC 及寒战。我们常使用冬眠药、镇静药物和必要的肌松剂，以阻滞体温调节中枢使之迟钝。这样可以预防在低温治疗时伴发的神经兴奋作用，减小在低温时期对心功能和全身免疫功能的抑制和神经恢复时 ATP 合成的影响。

二、发热的病理生理学基础

体温作为"五大生命体征"之首，一旦上升超过限度，必然造成全身性的影响，因此 William Osler 认为发热是人类三大敌人中"最强大最可怕的"。引起人体 Tcore 升高的原因众多。在产热大于散热，以及 Tcore 上升超过下丘脑的体温调定点时，就会出现对细胞组成成分、局部组织、器官特异性以及全身性的影响，并使个体处于短期和长期功能紊乱的风险之中，如果情况严重或持续存在，将可能导致死亡。

（一）体温升高分类

不管是何种原因，体温高于正常人体温上限都称为体温升高。尽管某些生理情况，如剧烈运动、月经前期、心理应激，也会出现体温升高，这些主要是由产热过多导致，属于生理性反应，经调整会自然恢复，称为生理性体温升高。学者们把热原作用于下丘脑引起的体温调节行为所导致的体温升高，如全身性感染和炎症性疾病引起的体温升高，称为发热 (fever 或 pyrexia)；而由于暴露于热环境中或产热失控超过散热引起的体温升高，高于下丘脑的体温调定点时的体温过高，称为过热 (hyperthermia 或 hyperpyrexia)，如经典型热射病和劳累型热射病，以及药物相关性疾病 (如恶性高热和抗精神病药恶性综合征)。然而，越来越多的证据表明，在许多情况下非热原是可以刺激炎症反应的，因此人们把病理性体温升高划分为热原性发热和无热原性发热，和我们之前的理解相比，其区分已经不那么明确了。在探究发热的原因时，区分感染性和非感染性因素非常有必要。几种情况的叠加组合或更替，常使临床过程显得复杂多变。

(二) 发热的发生

热原性发热是机体对感染的常见反应，而发热的出现则是由若干机制引起的。外源性热原 (如微生物) 或内源性热原 (如 IL-1、IL-6、TNF-α) 与终板血管器 (organum vasculosum Lamina terminalis，OVLT) 之间的相互作用导致了发热。外源性热原可刺激细胞因子的产生，或直接作用于 OVLT。OVLT 是前下丘脑终板内的七个主要细胞结构之一，位于视隐窝第三脑室的前腹侧端；作为一个脑室周围器官，它血供丰富但又缺少血脑屏障的保护，故它易受到致热性物质的直接刺激，继而导致前列腺素类物质的合成增加，包括前列腺素 PGE2。PGE2 作用于下丘脑视前核，降低热敏感神经元的冲动发放频率，从而导致体温的上升。有生物活性的脂质衍生物神经酰胺，具有促进细胞凋亡及细胞信号转导的作用，它还可以充当 PGE2 起到独立第二信使的作用，这在出现发热的早期阶段可能是特别重要的。革兰阴性菌内毒素的主要成分脂多糖 (lipopolysaccharide，LPS)，是效应很强的发热激活物。LPS 可刺激肝脏库普弗 (Kupffer) 细胞，在外周产生 PGE2。LPS 刺激引起的发热也可能是神经介导的，神经介导可快速引起发热，细胞因子的产生使发热症状得以持续，而不是引起发热。发热的产生也被认为是信号系统通过 Tol 样受体级联而引起，这可能是独立于细胞因子级联反应通路的途径。

(三) 发热对生理功能的影响

发热对机体的影响是利弊并存的，中等程度的发热有利于提高宿主的防御功能，高热则产生不利影响。

1. 发热时生理功能的改变

(1) 物质代谢改变：机体代谢增强，处于高代谢状态。总趋势是分解代谢加强，营养物质消耗增多。

(2) 生理功能改变：类似于交感神经兴奋的表现，如中枢神经系统兴奋性增高，循环系统处于高血流动力学状态，呼吸加深加快，而消化功能受到抑制。

(3) 防御功能改变：有利的是机体急性期反应和抗感染能力增强，抑制或杀灭肿瘤细胞，不利之处在于诱发心力衰竭和脱水。

2. 发热对抗感染机能的影响

发生感染时，体温升高可能通过若干机制来发挥保护作用。第一，在体温低于 37℃ 时，人类感染的病原体复制最活跃；因此，宿主的体温升高对病原体的繁殖复制是有抑制作用的。第二，在体外研究中把温度从 35℃ 升高到 41.5℃，许多种类抗生素的抗菌活性是增强的。第三，体温升高也可能与固有免疫相关的杀灭细菌作用增强有关。与全身性感染引起的发热反应相比，非热原引起的发热尚未发现有任何好处。

发热反应在整个动物界是高度保守的，一些实验表明，发热可能是针对感染而出现的有益反应。回顾性研究分析表明，入住 ICU 后第一个 24h 内出现体温轻度上升的感染患者，与体温正常或高热（高于 40℃）的感染患者相比，临床预后更好，那些体温处于 37.5 ～ 39.4℃ 的患者与体温正常者相比，预后更佳。在社区获得性肺炎老年患者中观察发现，无发热反应的患者死亡率 (29%) 显著高于有发热反应的患者 (4%)。同时也发现，高于 38.2℃ 的体温对 ICU 中的侵袭性真菌感染是有保护作用的。然而，在体温高于 40℃ 时死亡率却是进一步升高的，表明在这一阶段，急性全身性感染引起的体温过高对器官和细胞功能的有害作用超过了发热带来的益处。

（四）发热对机体损害的病理机制

发热引起损害的病理生理机制相当多，包括直接细胞损伤、局部作用（如刺激细胞因子产生和炎症反应）、全身作用（如肠道细菌移位和脏器功能损害等）。

1. 细胞损伤

过高的体温具有直接的细胞毒性，影响细胞膜的稳定性和跨膜转运蛋白的功能。因此，跨膜离子转运被阻断，导致胞内钠离子和钙离子的浓度增加，同时伴随着胞内钾离子浓度的下降。蛋白质和 DNA 的合成也在该途径中不同阶段被阻断；在体温升高的过程中断之后，RNA 和蛋白质的合成可以迅速恢复，而 DNA 合成的中断仍然持续较长一段时间才能恢复。与细胞的其他组分相比，导致核基质受损伤的温度较低，在 40℃ 就可以观察到因温度导致的显著变化。在人体内发生直接细胞死亡的温度大约为 41℃，即使是体温稍微进一步上升也会出现细胞死亡率的显著增高。导致细胞死亡所需的热量与蛋白质变性所需的热量接近，这表明体温过高引起细胞死亡可能主要通过其对蛋白质结构的影响来实现，虽然细胞死亡的发生主要由坏死或根据不同细胞系及温度的情况而出现的细胞凋亡引起。与细胞复制的其他阶段相比，有丝分裂期间细胞对热更加敏感。发生器官功能障碍的温度比体外研究中细胞死亡所需的温度低，因此，程度较轻的体温升高也可能引起细胞结构和功能发生一定程度的可逆性改变。

2. 局部作用

(1) 细胞因子：细胞因子在热应激中的作用尚不清楚，它对热应激的反应是不一致的。

在热射病引起的高热状态下，促炎因子和抗炎因子的水平上升。急性期反应物也可能增加。其中一些细胞因子（如 INF-γ、IL-1β）水平在一部分患者中是升高的，而 IL-6 水平则在所有患者中均可升高。此外，细胞因子与预后是相关的；IL-6 水平的升高及其表达增加的持续时间与死亡率是相关的，独立于最大 Tcore。在暴露于发热之前对小鼠进行 IL-6 预处理，其体温上升至 42.4℃ 需要的时间更长，器官损伤的表现更少，并且弱化了其他细胞因子的增加。拮抗 IL-1 治疗还可以改善生存率。

经典型和劳累型这两种形式热射病当中产生的细胞因子特征是相似的，并且与运动产生的细胞因子特征呈镜像关系。同时它们与内毒素血症中产生的细胞因子的特征也是相似的，内毒素血症被认为对细胞因子表达具有重要的作用，随着内毒素血症的消失，细胞因子的产生也显著减少。

(2) 炎症反应的作用：体温过高状态的发展也可能与炎症介质有关。抗精神病药恶性综合征 (NMS) 至少有一部分可能是受急性期反应所驱动的，有报道称，在急性期，炎症反应介质水平是升高的，在 72h 达峰值。相反，抗炎物质（如血清铁和白蛋白）水平最初是下降的，随着临床情况的改善，抗炎物质水平回升到正常范围。有学者提出，急性期反应可能是由热应激本身、肌肉损伤、病毒与药物之间的相互作用或免疫系统所触发。在抗精神病药恶性综合征中，IL-6 及 TNF-α 水平也被发现有显著性上升，与恶性过热中 IL-6 水平的升高一样。

(3) 热休克蛋白的保护：热休克蛋白 (heat shock protein, HSP) 是一类细胞蛋白，可对一系列的损伤（包括发热）提供保护。HSP 的表达是机体对损伤的反应，同时它们的作用依它们所在的部位而定。位于细胞内的 HSP 对机体有保护作用，包括纠正蛋白质的错误折叠、防止蛋白质聚集、运输蛋白质及支持抗原处理与呈递，还有限制细胞凋亡作用。相反，膜结合的或细胞外的 HSP 可能具有免疫刺激性，并诱导细胞因子的释放或提供自然杀伤 (NK) 细胞的识别位点。HSP 可能同时存在促进细胞凋亡和抗细胞凋亡的作用。

(4) 血管的改变：动物研究显示，在出现体温过高后，血管系统的改变迅速产生。观察发现，在体温达到 40.5℃ 持续 30min 之后，大多数器官表现出类似的改变：毛细血管扩张、血管麻痹，以及液体外渗到组织间隙等。然而有一些器官比其他器官更耐受热应激。

（五）发热对器官的损害

1. 脑损伤

发热是强有力的血管扩张刺激因素，可增加脑氧代谢率 (cerebral metabolic rate of oxygen, CMRO2) 并升高颅内压 (intracranial pressure, ICP)。原有脑损伤者，发热会导致二次损伤。在高热出现之后，可能会导致神经系统症状和认知功能障碍急性发作，并可能导致慢性损害。报道称，从 ICU 转出的热射病存活者中的 50% 存在慢性损害，其中的病理生理机制被认为是多方面的，血脑屏障的完整性遭到破坏使得全身的毒素发生移位进入脑循环内也是原因之一。如果急性发作之后神经系统症状无改善，则小脑功能障碍成为主要方面。这被认为是浦肯野细胞对热损伤的敏感性造成的。

2. 消化道损伤，细菌及内毒素移位

体温过高对胃肠道影响的理论机制表现为内脏器官产生的自由基增加，这可刺激氧化应激并导致细胞功能障碍。重金属的作用也会增加自由基的产生，使细胞毒性恶化。重金属本身也可能穿过发生功能障碍的血脑屏障，这与体温过高相关的认知功能障碍的发展是有关联的。

全身体温过高会增加消化道的通透性，从而增大肠道细菌移位的概率。在体温超过40℃时，消化道的血流减少，同时体温过高会损坏细胞膜，使蛋白质变性，还可能增加氧化应激。这就导致了消化道屏障完整性的缺失并增大了内毒素血症的可能，启动促炎因子的释放，导致全身性瀑布式炎症反应。消化道水肿及点状出血也有报道。

非热原性高热会增加肠道细菌移位，同时与正常体温相比，此时胃肠道及血脑屏障对毒素的通透性是增加的。在这种情况下，细菌及内毒素移位同时也参与了多器官功能障碍的发展。例如，对热射病的犬给予抗生素治疗可以改善它们的生存率，这表明尽管是在无热原状态下，菌血症也可能发挥着作用。在另一项类似的研究中，把猴子的Tcore由37.5℃提升至39.5℃，然后再升至44.5℃，发现血浆中的LPS浓度同步上升。而在接受了口服卡那霉素（胃肠道几乎不吸收）预处理的一组动物中，同样把Tcore上升至44.5℃，并未发现血浆中的LPS浓度上升，同时血流动力学的稳定性也有所改善，这表明血浆中升高的LPS来源于胃肠道。非劳力型热射病的流行病学研究已经证明，超过50%的热射病患者有合并细菌感染的证据。此外，降钙素原(PCT，对菌血症有着高敏感性和高特异性)在58%的非劳力型热射病患者中出现升高，与死亡率也是相关的。然而，在这些人群中有关感染的微生物学证据及临床证据并不明显增加，因此，这一结果反映了菌血症未明确诊断时，PCT是否可以在没有感染存在的情况下升高，目前仍不清楚。

3. 肾脏

人体体温升高2℃之后，肾小球滤过率开始下降，并随着体温的上升进一步恶化。血清肌酐及尿素氮浓度因此上升。形态学研究发现，此时的肾小球毛细血管扩张，肾间质出血，大小血管均出现淤滞现象。体温过高时肾素–血管紧张素的刺激会减少肾脏血流量。直接的热损伤、肾脏低灌注及横纹肌溶解症也很可能引起急性肾损伤(AKI)。

4. 心血管系统

在急性期，患者经常出现低血压，伴随着高动力循环改变及高心排血量。低血压可能与血液再分布及一氧化氮诱导的血管扩张有关。热射病及恶性过热时的心电图异常表现可能是多样化的，包括传导阻滞、QT间期及ST段改变、T波异常及恶性心律失常等。此外，心功能不全及相关的肺水肿也已有报道，与其他器官一样，体温过高时心肌的血管也是扩张的，并导致体液外渗至心肌纤维结构中，心肌纤维断裂。血清肌钙蛋白Ⅰ水平显著升高，尤其是死亡者。

5. 肝衰竭

体温过高时肝功能不全是常见的。在体温高于 40℃时，可以观察到血清谷草转氨酶 (AST) 及谷丙转氨酶 (ALT) 升高，并且一些病例的肝细胞损害严重到需要肝移植治疗；然而，肝移植治疗的结果也不尽如人意，只有少数患者长期存活。因此，对于符合肝移植治疗标准的患者也提倡进行保守治疗和其他器官的组织学变化也是类似的，可见肝小血管和大血管扩张，伴血液淤滞及出血。同时肝血流量减少也参与其中。甚至在高热已经退去之后，肝功能不全还可能会持续恶化。

6. 凝血系统

体温过高时并发凝血功能障碍也是常见的，报道称其在非劳力型热射病中的发生率为 45%，还可能导致多器官功能障碍。血小板计数减少、血浆中纤维蛋白降解物增加、凝血时间延长及自发性出血都很常见。这可能是肝功能不全的体现，因为没有肝功能紊乱时，凝血功能障碍几乎不会发生，同时凝血功能障碍一过性地与肝功能改变相关。体温过高抑制血小板聚集，在 38℃时就可能已发生，且体温越高抑制越明显。受损肌肉释放的促凝细胞成分也可能促使弥散性血管内凝血 (DIC) 的发生。

总之，Tcore 轻度升高对全身性感染是有益的。然而，在非全身感染时，发热相关的有害结果的累积很早就出现，哪怕是只有轻度的发热。无热原的高热对各个器官存在短期、中期和长期的影响，它通过许多局部及全身的机制引起器官损伤。此外，不同的引起发热的情况在产热机制上有所重叠，其证据就是在全身性感染时发热的益处可以抵消这些有害后果的影响。不管是何种原因引起，高热（超过 40℃）带来的是高死亡率。早期识别、立即降温、器官功能支持是主要的治疗方法。

三、神经重症患者的发热

在 NICU 患者的发热原因中，感染仍占绝大多数，尤以肺部感染与 ICU 获得性肺炎居多，其余为血管内导管和血液感染、手术切口感染、中枢神经系统感染或尿路感染；非感染性因素见于术后脑室系统血液刺激、组织缺血（脑梗死、深静脉血栓形成、浅表血栓性静脉炎等）和药物及血液制品输入反应，这三类原因引起的发热占多数。中枢性发热及内分泌代谢疾病相关性发热（如甲状腺功能亢进症、重度脱水）则比较少见。

（一）脑损伤后发热

因创伤或脑血管事件引起的急性脑损伤后的发热很常见，并且与较差的预后独立相关。其引起发热的机制可能是多方面的；在一系列创伤性脑损伤 (TBI) 后死亡的患者中，存在下丘脑病变的占 41%，这表明在一些病例中存在因直接损害体温调节中枢，导致下丘脑的过度兴奋状态及发作性自主神经功能紊乱，使体温调节功能异常。细胞代谢的改变，如无氧代谢及缺血－再灌注损伤均与产热是相关的。脑内产生的大量炎症性和致热性细胞因子急剧增加；尤其是 IL-6 与脑卒中后发热的发生及较差的预后是有关联的。

重型 TBI 后交感神经系统过度兴奋伴随着中枢及外周儿茶酚胺释放。重型 TBI 与儿茶酚胺风暴密切相关，儿茶酚胺风暴也常被称作阵发性交感风暴 (paroxysmal sympathetic storm，PSS)。交感神经过度兴奋的表现为创伤后高热 (post-traumatic heat，PTH)，这也是 PSS 的重要组成部分。最常见的交感亢进表现为 PSS，其是重型 TBI 的严重并发症，可表现为阵发性高热、高血压、心动过速、躁动、出汗、呼吸急促和肢体过伸。高肾上腺素能激活可致不可逆的继发性脑损伤，诱发其他脏器功能不全，最明显的是心血管、呼吸及炎症系统。原发性脑损伤后的炎症破坏血脑屏障，儿茶酚胺又可诱发脑血管收缩障碍导致脑缺血缺氧。PTH 并不少见，会引起继发性脑损伤导致预后不良。在脑出血和 SAH 患者中，溢出血管外的血液及其分解产物均与发热有关。近期的研究提示，在解偶联蛋白调节下，神经创伤后线粒体氧化磷酸化解偶联有保护作用；质子梯度的消解过程产生热。

心搏骤停后的脑损伤已经得到了较好的认识，但其病理过程复杂，并且可能涉及多种机制，包括细胞死亡、兴奋性毒性、细胞信号改变、缺血再灌注及细胞代谢的改变；这与其他原因引起的脑损伤所是极其相似的，并且产热的机制本身就是很相似的。

（二）炎症相关的发热

在危重症患者中，通常可以观察到在经受创伤或感染刺激后出现的炎症是有助于机体的修复的。发热是炎症的普遍现象，并可以增强宿主的反应。大多数来源于细胞或血浆的炎症介质是致热的；炎症相关性发热很可能通过与上述全身性感染类似的途径介导。自身免疫性疾病的发热被认为是由细胞因子介导的。自身炎症性反应与自身免疫性疾病有所不同，前者的固有免疫系统直接引起炎症反应，没有明显的 T 细胞反应，而后者的固有免疫系统则激活了适应性免疫系统，其本身是炎症过程的形成原因。自身炎症性反应又被称为周期性发热综合征，强调了在这样的状态下间歇性发热的性质。例如家族性地中海热和一些关节病，包括成人斯蒂尔病。

NICU 的医院感染发生率高，约为 20%，以下呼吸道、中枢神经系统感染为主。无机械通气的急性脑血管病患者在发病后 7 天内新出现的肺炎，因其表现特别被称为脑卒中相关性肺炎 (stroke associated pneumonia，SAP)。TBI 等患者也有类似的肺炎高发现象。白细胞和 C- 反应蛋白对于 SAP 的诊断价值有限，目前也没有充分证据支持其他生物学标志物应用于 SAP 的诊断。依据胸部影像疑诊或确诊的肺炎病例，护理治疗中应予重点关注，它是 TTM 常见并发症之一。

（三）药物热

引起药物热的病理生理学机制有许多种，包括对外周散热生理机制的干扰、对中心体温调节的干扰、对组织的直接损害、对免疫反应的刺激，或药物本身的致热性。通常认为，大部分药物引起发热的共同机制是无寒战性产热 (NST)，主要作用于 BAT 和骨骼肌。

在正常情况下，细胞氧化磷酸化可使 ADP 转化合成 ATP 供细胞代谢所需。NST 通过把途径上的质子移动解偶联，使能量以热量的形式消散，这一过程在解偶联蛋白的控制下，最终受甲状腺激素和儿茶酚胺水平的影响。许多化合物，包括拟交感神经药和那些经 5- 羟色胺途径发挥作用的药物，被认为在中枢、外周或细胞水平上对 NST 途径进行修饰而引起发热。

在抗精神病药恶性综合征 (NMS) 患者的研究中，已经对多巴胺 D2 受体、5- 羟色胺受体及细胞色素 P4502D6 的基因突变或多态性进行了研究。这些病例呈家族性分布，这表明对该综合征的易感性存在遗传学机制。早期对存在细胞色素 P4502D6 酶遗传缺陷的患者的研究表明，这类患者对含有 5- 羟色胺成分的药物作用更敏感。因 NMS、恶性高热 (MH) 及 "娱乐药物"（毒品）应用引起的高热所致肾功能衰竭而需要肾替代治疗也已有报道。

（四）热射病

热射病是发热性疾病中最严重的一种类型。非劳力型热射病在酷暑天气期间经常遇见，每年造成上万人死亡。大多数存活者有长期器官功能障碍，患者对进一步损伤的易感性及延迟死亡率越来越受到人们的关注。体温过高可引起炎症瀑布效应的发生，热射病被认为是促炎及促凝的病理状态。基因型和表型的差异或许能解释一个特定的个体对热暴露的耐受程度。那些表现出对热耐受不良的个体可能存在 HSP 水平的下降，而且，他们的血管系统对热应激的反应更弱。劳力型热射病在临床及生物化学上与恶性高热相似。劳力型热射病在男性中更常见，这是否是雌激素的保护作用，或相对于男性来说女性的肌肉体积更少，或基因差异所致，目前仍不清楚。在耐力运动员中，与非劳力型热射病的人群相比，劳力型热射病（大于 40℃）的出现显著增加了 AKI 的风险。

四、体温管理质量改进

（一）体温管理目标

在 NICU 中，罹患原发性脑损伤的急危重症患者，出现发热、高代谢等情况时极易继发二次损伤，导致较差的预后。对于 T 的目标温度管理 (TTM，表 6-1)，无论从病理生理机制的基础上，还是从临床证据方面，都有足够的理论和证据证明其对于中枢神经损伤患者的保护作用。TTM 是现代神经重症研究领域热点之一，其措施包含低温治疗与发热管控 (fever control，FC) 两个既有区别又相关联的临床技术。

表 6-1 TTM 的目标温度

临床疾病	成人 TTM	儿童 TTM
心搏骤停复苏	苏脑复苏：32 ～ 36℃	维持正常体温； 不建议在 32 ～ 34℃
创伤性脑损伤 (TBI)	成人重型 TBI(2 级以上) 建议： 34 ～ 35℃，以降低 ICP； 35 ～ 37℃，以控制 ICP； 35 ～ 37℃，改善生存率 / 神经功能	维持正常体温； 重型 TBI：不推荐在 32 ～ 34℃
缺血性脑卒中	早期严重缺血性脑卒中者，建议维持正常体温	—
颅内出血	自发性颅内出血的昏迷者，建议为 35 ～ 37℃， 以降低 ICP； aSAH 的昏迷者，建议实施 TTM，以降低 ICP、 改善神经功能	aSAH，建议为 36 ～ 37.5℃， 以控制 ICP
癫痫持续状态	顽固性或超顽固性癫痫持续状态者，建议为 32 ～ 35℃，以控制癫痫发作	维持正常体温，以改善预后
脑膜炎 / 脑膜脑炎	昏迷，发热程度可耐受，不建议使用 TTM； 昏迷的细菌性脑膜炎 / 脑膜脑炎患者，如果不存 在 ICP 增高，建议维持正常体温，以改善生存 率以及神经功能预后； 昏迷的细菌性脑膜炎 / 脑膜脑炎患者，如果存在 ICP 增高，建议为 34 ～ 36℃，以改善生存率及 神经功能预后	—
休克	TTM 均为 2 级： 心源性休克，不低于 36℃； 感染性休克，不低于 36℃； 感染性休克，维持正常体温	—

注：目标温度为 T(或直肠温度)。

(二) TTM 优化

要想取得体温管理最佳的治疗效果和患者良好的预后，选择合适的治疗方式至关重要。欲达到高质量患者救治和良好的结果，则需要高质量 TTM 的支持。欲做到高质量的 TTM，实际临床工作中可借鉴的经验如下：

(1) 尽早开始治疗，适当激进一点，因为刚开始 TTM 时，镇静药物可能还没有开始起作用，为了早点达到治疗剂量的温度，可以使用快速降温设施及冰袋、冰毯等辅助降温。

(2) 尽量迅速降低患者体温，争取在 2 ～ 4h 内获得设定的目标温度，达到治疗剂量。

(3) 优化呼吸机使用，避免高氧血症，维持 PCO_2 在 35 ～ 45mmHg 的正常水平。

(4) 优化神经系统评估，获取神经系统评估的基线，利用各种检查和监测手段进行多模态评估，无评估无治疗。

(5) 在复温阶段及其后续治疗中管控发热，早期喂养，营养支持。

（三）团队建设与培训

在长时程亚低温对伴有难治性 ICP 增高的重型 TBI 患者的安全性和有效性研究报告的分层分析中，各医疗中心／医院之间低温治疗效果存在显著差异，对重症团队管理关于低温产生的病理反应能力进行同质化的培训十分必要。

在 Tcore 的 TTM 过程中，医疗、护理技术要求高，尤其是护理工作十分重要。治疗团队应由责任心强的医生、护理人员和技师组成，须经过严格的相关理论和技能（如治疗流程和预案、药理知识、设备操作、感染控制等）培训和考核。治疗团队应该熟悉和尽量避免低温治疗的副作用，一旦发生及时采取补救措施，将它们的威胁降到最低。

五、低温治疗技术

（一）低温治疗历史

低温对重要器官的保护价值自古以来就深入人心，无论是运动损伤，还是意外伤害，低温都是保护受伤组织的首要选择。而低温脑保护的价值也早在 19 世纪就受到关注。在 20 世纪 40 年代确认了低温治疗在防治脑损伤中的有益作用。1941 年美国 Fay 首次应用低温治疗脑损伤，开创了低温脑保护的时代。1962 年，南京麻醉医生李德馨将低温加脱水综合疗法应用于一例心跳复苏的患者，使脑复苏成功。20 世纪 70 年代，深低温用于颅内动脉瘤的直视手术。1993 年上海江基尧教授提出亚低温（将轻、中度低温统称为亚低温，mild hypothermia，28 ~ 35℃）脑保护的概念，随后这一概念被国内外学者广泛引用。21 世纪初，天津张赛教授创建标准亚低温治疗中心，其团队将治疗性亚低温(32 ~ 35℃，mild therapeutic hypothermia) 广泛应用于神经外科重症抢救中，取得了喜人的效果和经验。

（二）神经保护机制

有关低温神经保护机制的大量实验和临床转化研究已经展示出令人鼓舞的结果。低温可以在不同的阶段影响神经病理生理的多个方面，包括细胞代谢、细胞死亡、炎症和白质完整性。早在 1953 年，Rosomoff 和 Holaday 在研究了低温与脑保护的作用关系后指出，在实验犬中，当体温为 25 ~ 35℃的时候，体温每下降 1℃，脑血流量 (CBF) 减少 6.7％，同时伴有 CMRO2 和 ICP 下降。TTM 具有保护脑神经功能的作用，其机制主要包括以下几方面：降低大脑代谢率被认为是低温发挥神经保护作用的主要机制，因为体温每降低 1℃，大脑代谢率就会下降 7％ ~ 10％，氧气消耗、葡萄糖利用和乳酸水平的降低间接反映了低温下大脑代谢率的下降；低温可以通过保持 ATP 水平的恒定来维持离子梯度，从而避免钙离子内流和随后的细胞外流增加以及兴奋性氨基酸的积累或释放；低温可激活冷诱导 RNA 结合蛋白 (CIRBP) 的表达，对氧化应激和凋亡具有保护作用，这是影响低温保护脑神经功能的另一个因素。低温通过两条途径抑制神经细胞凋亡，即线粒体内源性途径和受体介导的外源性途径。低温作用于脑缺血时脑组织的炎症反应和全身炎症反应，从而实现脑神经保护。治疗性低温通过抑制星形胶质细胞和小胶质细胞的激活以及白细胞的浸润而发挥抗炎作用，并伴随着炎症介质、黏附分子和促炎因子水平的降低。维持血脑屏障 (BBB) 的完整性是维持脑内稳态的关键。低温可以减缓水通道蛋白水平的增加，并逆转紧密连接蛋白和基底层蛋白的分解，表明低温对 BBB 完整性的维持有好处。低温还降低血管通透性，减少渗出，抑制血管性水肿。低温治疗在结构和功能上保护神经血管单位，降低 ICP，减轻脑水肿和出血。

（三）适应证与禁忌证

治疗性低温在全球的医疗中心已经成为神经保护的常规方法。低温麻醉、移植器官保护和外伤局部使用几乎无争议。目前大多数医院已将低温治疗作为重型 TBI 的治疗手段之一，尤其是广泛脑挫裂伤合并难以控制的 ICP 增高、下丘脑损伤合并中枢性高热、脑干损伤合并去大脑强直的重型 TBI 患者。TBI 及开颅手术后患者采用低温治疗，具有良好的应用前景。在临床中，充分评估病情、把握低温治疗的适应证和禁忌证是必要的。

1. 适应证

(1) 神经内科、外科：TBI、脑出血、颅内血肿、aSAH 介入 / 夹闭术后、急性大面积脑梗死血管再通后、开颅手术后及难治性癫痫持续状态等。

(2) ICU、冠心病监护室 (CCU)、儿童重症监护室 (PICU)：危重症、心肺脑复苏术等手术后。

(3) 麻醉、手术室：心脏手术、器官移植手术、体外循环手术等。

(4) 肿瘤科：减少肿瘤患者放疗、化疗期间副作用的产生。

(5) 急诊科、儿科、血液内科、感染科等科室：物理治疗难以控制的中枢性高热、热射病、高热惊厥等。

2. 禁忌证

低温治疗无绝对的禁忌证，相对禁忌证如下：有活动性出血或颅内血肿待清除；高龄且伴有严重心功能不全或心血管疾病；合并休克，尚未得到彻底纠正；严重缺氧尚未纠正；处于全身衰竭状态。

（四）低温治疗实施

低温治疗作为一种有效的脑保护方法已广泛应用于重型 TBI、脑血管病、心血管体外循环手术围手术期及心肺复苏后等患者的治疗中。虽然针对不同急危重症疾病导致的脑损伤，国内外已经有了相关的指南、草案、共识或者建议，指引选择目标化、个体化的体温控制管理策略，但低温脑保护技术临床应用尚不完善，效果差异很大，相关内容有许多深入研究和改进之处。

1. 监护技术改进

脑温与 Tcore 差值恒定，治疗性亚低温以 Tcore 达标为目标。Tcore 数据采集，可选择偶合到体腔导管传感器的呼气端温度计、胃管食管温度计、导尿管前端温度计或直肠温度计。直肠温度计因其精确、无创、易获得的优势，被 APACHE Ⅱ、MEWS 等危重症评分工具推崇，建议作为首选来连续监测获得 Tcore 曲线，并连接于温度反馈调控系统的新型降温装置上。近年建议使用 ICP 导管进行多参数监测，因其包括偶合到同一传感器的脑部温度计。某些特定的场景，无法监测 Tcore 时，临床管理中必须考虑到脑温、直肠温度与体表温度之间的温差，如脑温较 Tcore 高 1.1 ～ 1.5℃，而 Tcore 较体表温度高 2 ～ 4℃。自主循环恢复 (ROSC) 治疗后早期测量的 ICP 和平均动脉压与 TTM 后 6 个月的神经功能预后显著相关，ICP 预测预后的准确性高于平均动脉压。低温治疗期间实时生物物理化学多模态参数全面监控，如脑氧供、脑氧耗、脑灌注压、颅脑顺应性、脑电图、诱发电位、血气、电解质、重要器官和凝血功能及感染性炎症指标等，以保证低温治疗的安全性和有效性。

2. 目标温度

按导致脑损伤的病情不同，可选择最佳的目标温度 (表 6-1) 管理策略，控制 Tcore 范围在 32 ～ 35℃，极早期心肺复苏后低温治疗可选择目标温度为 36℃。复温时目标为 Tcore 不能超过 37℃。

3. 诱导降温

(1) 启动时间：对那些有低温治疗适应证者，理论上应该尽早开始低温治疗。对心搏骤停恢复自主循环后的成人患者，在 ROSC 后 6h 力争 TTM 达标。神经创伤患者中，术前或术后即刻降温的患者较延迟或未实施低温治疗者预后有明显改善，提示应探索早期诱导低温的应用。有报道低温治疗应在伤后 2.5h 内启动，但实际开始实施低温治疗的平均时间是伤后 9.5h；从降温开始，平均 24h 后达到 35℃ 的目标体温。对热射病患者，即刻迅速降低 Tcore 仍然是治疗的主要手段，使 Tcore 在 10 ～ 40min 内迅速降至 39℃ 以下，2h 降至 38.5℃ 以下。60min 内把 Tcore 降至 38.9℃ 以下有提高患者存活率的趋势。

(2) 低温实施基本方法：对于体温调节机制受损的患者，常规退热措施通常无效，只能通过减少产热或增加散热这种负平衡机制来降低体温。血管内导管装置使用循环低温盐水直接降低血液温度，但易引起血管内皮损伤和血栓并发症。体外降温及血管内降温通过促进热量丢失，如暴露皮肤 (辐射)、使用冰毯 (传导) 或环流冷却毯 (对流) 来降低体温，并不影响下丘脑体温调定点，但会导致患者出现寒战及 CVC。因此，需要联合使用降温的三项措施：降低环境温度到 18 ～ 22℃；使用降体温装置；使用麻醉和呼吸机。通常使用冬眠药、镇静药物和必要的肌松剂，并使用机械通气控制呼吸来抑制产热，以尽可能预防低温治疗时伴发的神经兴奋；减小低温对心血管功能和全身免疫能力的抑制及能量代谢的影响。

(3) 降温措施的选择原则。

①优先选择具有温度反馈调控系统的新型降温装置（全身体表或血管内温度调节装置）开展 TTM 治疗。如不具备条件，也可选择传统物理全身体表降温措施（包括水循环降温毯、空气循环降温毯、冰帽、冰袋、酒精擦浴等）完成低温治疗。

②可选择 4℃ 生理盐水静脉输注的低温技术辅助诱导低温，但存在心功能不全和肺水肿风险的患者慎用。

③可尝试脑局部（如术中脑表面低温液体冲洗）或头表面低温技术，对部分颅骨切除术后患者进行手术侧低温治疗。

④可使用新型鼻咽导管对脑外伤患者进行选择性干预降温。具体为在 24h 内将导管放置在鼻咽中，并以闭环方式循环导管内的冷水（1～4℃），通过使用由毯子和/或热毯组成的反暖系统，将 Tcore 降低并限制在正常水平（身体温度保持在不低于 35℃ 的水平）。选择头部联合颈部低温技术降低脑实质温度，须对血压和 ICP 进行监测。

对于热射病患者，可优先考虑于 2h 内行持续血液净化治疗，置换液初始温度为 28～32℃，持续 2～2.5h；或使用新型血管内导管降温技术，无条件时先使用 4℃ 生理盐水血管内输注、胃肠灌洗，待体温稍降后使用冷水浴、冰袋外敷、降温毯、蒸发对流散热等进行体表降温。对非劳力型热射病患者，延迟降温与死亡率的增高是相关的。

(4) 注意事项：在启动低温治疗前，需稳定血流动力学，并给予充分镇痛镇静；需提前做好应对准备，谨防血压、脑灌注压骤降和心律失常。诱导治疗时，可以较快的速度进入 35℃；但进入 32℃ 的速度则须缓慢，一般需 5～6h。

4. 低温时程

目标低温持续的时间也直接关系到最终的神经保护效果。尽管低温的最佳持续时间尚不清楚，但鉴于病后的继发性病理损害事件可能持续数小时到数天甚至更长，理论上应该使低温治疗覆盖这些病理过程，以更好地保护神经。低温的维持时程应根据患者的具体情况或 ICP(< 20mmHg) 确定。实验研究的结果表明，较长的低温时间可能会产生更好的神经保护效果。但是，长期的低温治疗也会增加感染等副作用的风险，这可能会削弱甚至抵消低温的神经保护作用。近来，长时程低温治疗显示出更好效果，但对监护要求更高。

《2020 年美国心脏协会心肺复苏及心血管急救指南》推荐，所有类型的心搏骤停患者都应行 32～36℃ TTM，且定义为与除颤、按压同等级别的 1A 类证据。对心搏骤停恢复自主循环后的成人患者，建议采取 TTM ＋ FC 方案，即在 ROSC 后尽快实行 TTM 并维持 24h，于 48h 缓慢复温，之后尽可能限制镇静镇痛作用，控制体温在正常范围至少72h，并纳入多模式神经预测的诊断试验。

相比心搏骤停造成的脑损伤，TBI 所产生的脑损伤更加严重，损伤持续时间更长，因此理论上应该设定更低的目标温度和更长的治疗时程。TBI 患者，推荐 TTM 的维持时长为 3～5 天。重型 TBI 患者 (GSC 评分 ≤ 8 分) 最好维持 5 天以上，以期获得最大疗效。按 ICP 情况可调整脑温，维持于 32～33℃；心功能差的患者脑温维持于 33～34℃。

在低温治疗时期灵活使用镇静药物和 / 或肌松剂，应重点监测并达到 Hb > 12g/dL、PaO2 ≥ 90mmHg、脑灌注压 (CPP) > 80mmHg、ICP < 20mmHg。

2021 年 1 月，中国多个医学中心神经创伤专家们历时 8 年完成的关于长时程亚低温治疗对伴有恶性 ICP 增高的重型 TBI 患者的安全性和有效性的研究报道，在《柳叶刀》子刊《电子临床医学》杂志正式在线发表，验证了即便是目标体温在 35℃ (持续治疗的 5 天中，实际体温中位值为 35 ～ 36℃) 这样一个浅低温的条件下，长时程低温治疗同样能使重型 TBI 患者获益。该试验中没有因严重并发症退出治疗的患者，这更进一步证实了长程 TTM 的安全性。

对于脑出血患者，推荐 TTM 的维持时长为 8 ～ 10 天，难治性癫痫持续状态患者 3 ～ 5 天，热射病患者 24 ～ 72h，或根据患者的病理生理状态和治疗的剂量和效果确定。

对于急性血栓性脑梗死患者，急诊取栓治疗后，逻辑上长时程亚低温治疗同样能够使之获益。已经有研究报道，对这部分患者根据血栓的梗阻部位和阻塞时间，判断脑损伤的程度，及时行严格精准的 TTM，理论上也能够使患者获益。目前有更多的中心进行研究，希望将来的结果能使更多患者获益。

随着低温技术手段的不断进步，监测手段的不断完善，以及 TTM 的经验不断增加，一定可以进一步降低并发症，最大限度提高治疗效果。

5. 复温

(1) 复温要点：复温期是低温治疗最困难的阶段。在管理上必须保证氧供在 800mL/min 以上，防止复温反跳性急性脑肿胀和 ICP 增高，关注代谢由脂肪为主转为以糖为主。此期有三点需注意：

①复温的目标为 Tcore 不能超过 37℃。

②复温要慢，主张控制性缓慢复温，即每天复温 0.5 ～ 1℃。在 12 ～ 20h 使其体温恢复至 36.5 ～ 37℃。一般在达到 35 ～ 36℃时停留 12 ～ 24h，随时观察体温，以防止高温出现。

③在复温过程中，先停肌松剂；可适当肌内注射镇静药物、冬眠合剂或肌松剂，以防肌肉震颤导致 ICP 增高。

复温过程中由于血管扩张，回心血量减少易引起失血性休克，因此，复温速度宜慢，一旦发生复温休克，可用儿茶酚胺类药物提高外周血管阻力。

(2) 寒战管理：关于控制低温寒战，推荐意见：

①应常规评估寒战程度，评估量表可选择寒战评估量表 (BSAS)，以指导抗寒战策略的实施。

②可选择盐酸哌替啶 (负荷量 1mg/kg，维持量 25 ～ 45mg/h)、咪达唑仑 (负荷量 0.1mg/kg，维持量 2 ～ 6mg/h)、丁螺环酮 (负荷量 30mg，维持量 15mg，每 8h 一次) 等联合抗寒战方案。当寒战控制不理想或需要快速降温时，可加用维库溴铵 [负荷量 0.03 ～ 0.05mg/kg，维持量 0.02 ～ 0.03mg/(kg·h)] 或罗库溴铵 [负荷量 0.6mg/kg，维持量

0.3 ～ 0.6mg/(kg·h)] 等肌松剂。药物剂量调整须考虑个体差异。

③选择体表主动保温方式，并与抗寒战药物联合应用。

6.低温治疗流程

低温治疗技术可分三期五阶段实施，即准备、诱导降温期、维持低温期、复温期和巩固治疗。低温治疗技术各阶段既有重点，又紧密衔接。实施中须连续严格执行低温治疗流程，才能确保低温治疗达到理想效果。

（五）并发症防范

1.低温治疗相关的副作用

低血压、缓慢性心律失常、多尿、电解质紊乱、酸碱平衡失调和 ICP 反跳性增高是低温治疗常见的副作用。动物实验中，低于 32℃ 虽然保护效果更好，但 ICP 反跳性增高、低钾血症和心室颤动的危险增加，临床上低温维持在 33℃ 以上或视条件选择轻低温 (35 ～ 36℃)。由于在低温时期垂体功能不全、全身免疫功能受抑制、各脏器的血流量降低和血管阻力增大及细菌在低温环境中更适宜生长等原因，易于发生全身严重感染，尤其是肺部感染。血液凝固异常而使微循环障碍，体内自由基侵袭机体及消化系统功能低下也常见。

2.低温并发症监护及处理

根据所选择的低温技术制订操作和意外事件监测流程。对低温治疗期间各阶段常见的并发症制订监测防护预案，严格控制并发症发生。根据监测结果判断并发症及其严重程度，对低钾血症、心律失常、下呼吸道感染、胃肠动力障碍、应激性高血糖、低蛋白血症和下肢深静脉血栓形成等常见并发症必须积极预防和处理，对严重的、难以控制的并发症，须提前复温。复温过程中须加强 ICP 监测，并据此调整复温速度或采取外科手术措施，避免脑疝发生。

（六）巩固管理

低温治疗是神经重症救治的一个环节，须与其他措施协同才能获得最大治疗效益。既要对低温治疗相关的并发症进行防护处理，又要尽早考虑实施其他后续巩固治疗。如条件允许，低温治疗后宜尽早进行康复干预。

六、发热管控

（一）体温干预临界值

来自英国综合 ICU 的针对全身性感染患者发热监测的一项调查数据显示，76% 的 ICU 医生在患者体温达 38 ～ 39℃ 时会关注，有 66% 的 ICU 医生在这个体温点就开始给予积极降温处理。在 ICU 治疗期间，任何时间点体温达 37.5℃ 或更高，都表现出更差的预后趋势，在体温大于 38.5℃ 时变得更加显著。在 NICU，一旦 Tcore 超限，即引起继发性脑损伤导致预后不良，应引起警惕。对于重型 TBI 患者，推荐连续监测 Tcore，并使患者保持正常体温或降低过高的体温，降低静息代谢率，进而减轻继发性脑损伤。低温治疗复温期及之后，如体温上升速度超过 0.5℃/4h，则要积极寻找原因，并根据患者 ICP 等具体情况进行调整治疗。对发热的 NICU 患者，将体温降至正常水平是一种可行的治疗选择。

(二) 发热原因探寻

一旦出现发热，并不是要立即降温，而是要尽快查明原因，比如系统性红斑狼疮 (SLE)、亚急性细菌性心内膜炎 (SBE)、抗磷脂综合征 (APS) 等。在 NICU，术后或脑池血液刺激、肌肉张力增高、癫痫发作交感风暴等经常诱导出现非感染性发热；对新出现的发热，需要警惕所有新使用的药物及血液制品输入导致的可能。应尽量停用可疑的药物或制剂；如果不能停用，则要更换可疑的药物。

处理发热患者时，并不需要预防性使用抗生素。应积极寻找原因并予以治疗，尤其要积极寻找感染部位。在发热开始的 24h 内留取 3～4 份血液标本进行培养。尽力保证在抗感染治疗前获得首份血培养标本。对于持续腹胀便秘的发热患者，建议早做血培养细菌检查。对于发热患者，血清降钙素原、C- 反应蛋白、内毒素活性、1，3-β-D- 葡聚糖 (G 试验)、半乳甘露聚糖抗原 (GM 试验) 和病毒抗体检测可用作鉴别发热是否由感染引起的辅助手段。对那些危重又高度怀疑合并感染的患者，有条件的建议做高通量病原体宏基因组测序，以期获得依据尽早行针对性治疗。

(三) 发热应对策略

神经外科术后 72h，如果仅有低热，没有感染的症状和体征，通过引流血性脑脊液多能解除。要每日检查手术切口是否有感染征象，并做脑脊液实验室检查。

对于颅内感染，在恰当使用抗感染药物的同时，应通过脑室外或腰大池进行脑脊液引流，促进脑脊液炎症廓清。有明确感染灶如硬膜下积脓、脑脓肿、皮肤软组织感染等时，应彻底清创。人工材料 (人工硬膜、颅骨修补材料、Ommaya 囊等) 应尽早去除。脑室内积脓者可行脑室镜下冲洗。较传统治疗和单项治疗，低温联合人工脑脊液置换技术治疗的感染控制效果好，住院时间缩短，在颅内感染治疗中具有良好的应用前景。

重型 TBI 患者的脑组织对体温波动极为敏感，PTH 治疗已用于减轻神经元损伤，但 TBI 后的体温控制仍存在挑战。治疗 PTH 的临床管理策略尚无指南可循。有学者将 β 受体阻滞剂 (βreceptor blocker) 试用于治疗 TBI 危重症合并 PTH 患者，结果表明，相比于不使用 β 受体阻滞剂组患者，虽然使用 β 受体阻滞剂组患者并没有缩短 ICU 治疗时间，出院时转特殊护理院的比例没有下降，出院时 GCS 评分和病死率也没有差异，但使用 β 受体阻滞剂组患者发热次数更少、热峰更低、两次发热间隔时间更长。使用 β 受体阻滞剂的亚组线性回归分析显示，普萘洛尔在减少发热次数和降低热峰方面优于美托洛尔和阿替洛尔。β 受体阻滞剂可通过阻断 β 受体来抑制过度活跃的交感神经放电，抑制肾上腺素和去甲肾上腺素的作用，可能有助于控制体温，缓解 PTH，减轻继发性脑损伤。α₂ 受体激动剂右美托咪啶兼具镇静镇痛和抑制交感神经活性作用，可用于术后脑保护，改善神经功能。肌张力增高引起的发热，可辅以巴氯芬等药物治疗。对一些难治性 PSS 病例的随访发现，他们更易并发脑积水，应持续关注这部分患者。

体温管理是一个连续过程。低温脑保护的奥秘仍需要探索。使用好 TTM 这项措施以发挥最大的神经保护潜能，需要重症团队积累管理经验和持续改进全程质量，反应能力也需持久培训和提高。

第六节　神经重症患者的镇痛镇静

镇痛镇静是重症监护室 (intensive care unit，ICU) 常用的治疗手段，神经重症患者也不例外，镇痛镇静是非常重要的综合治疗措施之一。针对机械通气患者的流行病学研究显示，神经重症监护室 (NICU) 中应用镇痛镇静药物的比例，并不低于其他类型 ICU。另一项针对重型 TBI 患者的研究也发现，伤后第一个 24h 内，应用镇痛镇静药物的比例高于 90%。然而，由于镇痛镇静对意识的影响，以及镇痛镇静药物的一些潜在副作用，加之现有绝大多数关于重症患者镇痛镇静的临床研究通常将神经疾病患者排除在外，对于神经重症患者的标准化镇痛镇静治疗策略，目前尚存在一定争论。本章将对神经重症患者镇痛镇静的指征、镇静深度的监测与评估、镇痛镇静药物以及镇痛镇静的集束化管理做一概述。

一、神经重症患者镇痛镇静的指征

重症患者镇痛镇静的目的是多元化的，包括缓解疼痛、焦虑和躁动，利于诊断、治疗和护理操作，减少医源性并发症，降低应激反应及其对机体的损害等。但是，镇痛镇静治疗的最根本目的，仍然在于通过降低机体氧耗从而起到器官功能保护的作用，这被称为镇痛镇静的非特异性器官功能保护作用。对于神经重症患者，在非特异性器官功能保护的基础上，镇痛镇静治疗还具有特殊的中枢神经系统保护作用，主要包括控制颅内压、辅助低温治疗和控制癫痫持续状态。这些是神经重症患者应用镇痛镇静药物的特殊指征。

(一) 控制颅内压

无论是美国脑创伤基金会 (Brain Trauma Foundation，BTF) 指南，还是新近发表的西雅图颅内高压专家共识，都将镇痛镇静推荐为控制颅内压的一线处理措施。镇痛镇静药物降低颅内压的作用机制是多方面的。首先，这类药物具有降低脑代谢和脑血流量的作用，进而降低脑血容量和颅内压。其次，镇痛镇静药物在缓解疼痛和躁动的同时，可减少由此造成的血压和颅内压的波动。最后，对于机械通气患者，镇痛镇静药物可降低人机对抗，避免胸腔内压升高，改善颈内静脉回流，也具有降低颅内压的作用。

（二）辅助低温治疗

低温治疗可以改善心搏骤停患者的远期神经系统转归。虽然在重型 TBI 中的作用尚缺乏循证医学的证据支持，低温治疗仍然是其他治疗措施对颅内高压控制不佳时的选择之一。低温治疗过程中必须使用镇痛镇静药物，若出现无法控制的寒战，还需应用肌松剂。

（三）控制癫痫持续状态

癫痫持续状态是痫性发作持续时间长（超过 30min），存在潜在性神经损伤的癫痫类型。如果处理不及时，会引起神经元能量消耗增高，氧耗增加，在大脑血供减少时，更易导致脑氧供需失衡。同时兴奋性氨基酸过度活动，通过一系列复杂机制导致神经元凋亡和坏死。因此，临床治疗上越来越强调对癫痫持续状态的快速终止。在保证气道保护的基础上，应用 γ 氨基丁酸受体抑制剂，如苯二氮䓬类和丙泊酚，全面消除抽搐，是临床处理的首要目标。

二、镇痛镇静的监测与评估

镇痛镇静治疗的基础是监测和评估。对于神经重症患者，当应用镇痛镇静药物的目的是缓解疼痛、焦虑和躁动时，应遵循重症医学总的原则，在规范化评估的基础上优先镇痛并维持轻度镇静；而当应用镇痛镇静药物的目的是控制颅内压、控制癫痫持续状态和辅助低温治疗时，则应强化专科监测，包括颅内压、脑电图和神经系统体格检查。

（一）疼痛评估

患者的主诉是疼痛和镇痛效果评估最可靠的方法。ICU 的疼痛评估分为两大类：基于患者主观表达的疼痛量表和基于评价者的主观量表。基于患者主观表达的疼痛量表依赖于患者和医护人员之间的交流。患者在较深镇静、麻醉或接受肌松剂情况下，常常不能主动表达疼痛的强度。在此情况下，患者的疼痛相关行为（运动、面部表情和姿势）与生理指标（心率、血压和呼吸频率）的变化可反映疼痛的程度，需定时仔细观察，以协助疼痛的评估。对于无法确切表达疼痛感觉的神经重症患者，多采用基于评价者的主观量表。

1. 基于患者主观表达的疼痛量表

（1）视觉模拟量表（visual analogue scale，VAS）：用一条 100mm 长的水平线段，两端分别定为不痛和最痛。由被测试者在最接近自己疼痛程度的地方画垂线标记，以此量化其疼痛强度。

（2）数字评分量表（numerical rating scale，NRS）：NRS 是一个从 0 ～ 10 的点状标尺，0 代表不痛，10 代表疼痛难忍，由被测试者从上面选一个数字描述自己的疼痛程度。

2. 基于评价者的主观量表

（1）面部表情疼痛量表（faces pain scale，FPS）由六种面部表情及 0 ～ 10 分构成，程度从不痛到疼痛难忍。由医生或护士进行评价。FPS 与 VAS 和 NRS 有很好的相关性，重复性也较好。

(2) 重症监护疼痛观察工具 (critical-care pain observation tool，CPOT) 由评价者通过四个维度进行评估：面部表情、身体运动、四肢肌肉紧张程度、发声或人机同步性。每个维度评分为 0～2 分。CPOT 评分 ≥ 2 分则认为患者存在疼痛。

(3) 行为学疼痛量表 (behavioral pain scale，BPS)BPS 包括三个维度：面部表情、上肢运动和人机协调性。每个维度评分为 0～4 分。CPOT 和 BPS 是美国重症医学会 (Society of Critical Care Medicine，SCCM) 指南推荐的针对无法表达的患者的疼痛评估工具。

（二）镇静评估

多项研究显示，ICU 患者深度镇静可能与不良转归相关。现有指南也推荐首先选择轻度镇静。维持一定的镇静深度必须进行镇静评估。目前临床中多采用主观的镇静 - 躁动量表评估，也有一些研究探索了客观的监测和评估手段。

1. 主观量表

(1) Ramsay 评分：Ramsay 评分是传统的镇静评分量表，分为六级，分别反映三个层次的清醒状态和三个层次的镇静状态。现临床应用逐渐减少。

(2) 镇静 - 躁动量表 (sedation-agitation scale，SAS)：SAS 根据患者七项不同的行为进行评估 (表 6-2)。

表 6-2　镇静 - 躁动量表

分值	描述	定义
7	危险躁动	拉拽气管内插管，试图拔除各种导管，翻越床栏，攻击医护人员，在床上辗转挣扎
6	非常躁动	需要保护性束缚并反复语言提示劝阻，咬气管插管
5	躁动	焦虑或身体躁动，经语言提示劝阻可安静
4	安静合作	安静，容易唤醒，服从指令
3	镇静	嗜睡，语言刺激或轻轻摇动可唤醒并能服从简单指令，但又迅速入睡
2	非常镇静	对躯体刺激有反应，不能交流及服从指令，有自主运动
1	不能唤醒	对恶性刺激无或仅有轻微反应，不能交流及服从指令

(3) 里士满躁动 - 镇静量表 (Richmond agitation-sedation scale，RASS) 与 SAS 类似，RASS 的特点是将躁动和镇静状态分别赋予了正值和负值，便于记忆 (表 6-3)。SAS 和 RASS 均是美国 SCCM 指南推荐的镇静评估方法。

表 6-3   里士满躁动－镇静量表

分值	描述	定义
＋4	有攻击性	有暴力行为
＋3	非常躁动	尝试拔除人工气道导气管、胃管和血管通路
＋2	躁动焦虑	无意义的频繁移动，无法配合呼吸机
＋1	不安焦虑	焦虑紧张但身体只有轻微移动
0	清醒平静	清醒自然状态
－1	昏昏欲睡	没有完全清醒，但可保持清醒超过 10s
－2	轻度镇静	保持清醒超过 10s
－3	中度镇静	对声音有反应
－4	重度镇静	对身体刺激有反应
－5	昏迷	对声音和身体刺激均无反应

2. 客观评估手段

客观评估手段主要包括量化脑电图监测、心率变异性监测、食管下段收缩性监测及皮肤电传导和电阻抗监测。虽然客观监测手段目前尚处于尝试阶段，还有待进一步改进，但是这一领域也代表了镇静监测的主要进展。

(1) 量化脑电图监测：量化脑电图监测指标包括脑电双频指数 (bispectral index，BIS)、患者状态指数 (patient state index，PSI) 和脑状态指数 (cerebral state index，CSI)。量化脑电图是最早用于客观监测麻醉深度的一种持续、量化的脑电图。BIS 值为 0～100 分，代表大脑的活动程度。一般情况下，BIS 值在 80～100 分代表清醒状态，60～79 分为镇静状态，40～59 分为轻度催眠状态，小于 40 分表现为深度催眠和各种意识不清的麻醉状态。研究表明，BIS 等量化脑电图监测不仅可在术中评价催眠和麻醉状态，其也是一种颅脑手术后和 ICU 监测镇静状态的有效指标。尤其对于接受低温治疗需要镇静药物辅助时，将 BIS 值维持于 40～60 分，可为临床提供一种药物剂量调整的依据。

(2) 心率变异性监测：心率变异性指逐次心跳间期的微小变异，部分反映自主神经系统对心血管的调节。镇静药物会对自主神经系统产生影响，因此可通过监测心率变异性评估镇静深度的变化。

(3) 食管下段收缩性监测：食管下段由平滑肌组成，主要受到迷走神经支配，控制中心在脑干迷走神经背核。研究发现，食管下段收缩与手术刺激强度密切相关，刺激越强，收缩就越大越多。多数静脉或吸入麻醉药能抑制食管下段收缩，抑制程度与麻醉深度有一定相关性。近年来，也有研究将该监测手段用于 ICU 镇静深度评估。

(4) 皮肤电传导和电阻抗监测：皮肤电传导和电阻抗均与交感神经活动度有关。有研究显示，其波动数值与镇痛镇静期间的恶性刺激水平明显相关。目前这两项监测技术均处于初步研究阶段，其用于镇静监测的信度和效度尚有待进一步证实。

（三）谵妄评估

大量研究显示，ICU 患者是谵妄的高危群体。近年来，神经重症患者的谵妄也逐渐引起临床重视，其发生率并不低于其他外科和内科重症患者。谵妄实际上是一种急性精神错乱状态及认知功能障碍，其诊断主要依据临床检查及病史。目前 ICU 中应用较多的谵妄评估工具是 ICU 谵妄诊断的意识状态评估法 (confusion assessment method for intensive care unit，CAM-ICU) 和重症监护谵妄筛选量表 (intensive care delirium screening checklist，ICDSC)。针对神经重症患者的相关研究，则多采用 CAM-ICU。

CAM-ICU 的主要评估内容包括患者出现突然的意识状态改变或波动，注意力不集中，以及思维紊乱和意识清晰度下降。首先应用 RASS 评估患者的意识状态，再按照 CAM-ICU 的四项评价标准判断。根据 RASS 评分，可将谵妄分为三种类型。RASS 评分在 -3 ～ 0 分为抑郁型谵妄，如评分在 1 ～ 4 分，则为躁动型谵妄，混合型为两者交替出现。

三、镇痛镇静药物

（一）镇痛药物

1. 阿片类药物

阿片类药物具有镇痛镇静以及减少伤害刺激传入的作用，并有免疫调节作用。其可以单独使用或与其他镇静药物协同使用，以改善镇痛镇静效果。理想的阿片类药物应当具有起效快、易于控制、累积作用小以及价格便宜等特点。使用阿片类药物必须注意其对呼吸功能和消化功能的抑制作用、对血流动力学的影响以及药物的成瘾性。阿片类药物应尽量采用静脉给药途径。持续静脉注射时，每日定时唤醒计划可在达到有效镇痛的同时，缩短机械通气时间。目前用于神经重症患者的阿片类药物主要包括吗啡、芬太尼和瑞芬太尼。

(1) 吗啡：在使用时应注意其呼吸抑制作用及对瞳孔的影响。在神经重症患者中，最好采用持续给药方式，以免影响对瞳孔的观察，误导对病情的判断。

(2) 芬太尼：芬太尼作用强度是吗啡的 100 倍。芬太尼起效时间快，对呼吸的抑制作用轻，应用较广泛。

(3) 瑞芬太尼：瑞芬太尼是一种新型、短效、选择性高、具有独特酯类结构的阿片类 μ 受体激动剂，主要经血液和组织中的非特异性酯酶代谢。瑞芬太尼起效和作用消失快，半衰期短，且不依赖于肝肾功能。多中心随机对照研究结果表明，瑞芬太尼联合其他镇静药物用于 TBI 患者，具有起效迅速、血流动力学稳定、停药后患者迅速清醒、易于对病情做出及时而正确的评估等优点。该药不通过肝肾代谢，可安全应用于肝肾功能不全的患者。瑞芬太尼用于手术镇痛的有效剂量是 0.05 ～ 0.15μg/(kg·min)，持续静脉注射，使用时应注意其呼吸抑制作用。

2. 非甾体抗炎药 (NSAID)

NSAID 通过非选择性、竞争性抑制在炎症反应中的关键性酶——环氧合酶达到镇痛效果。NSAID 可能造成明显的副作用，包括胃肠道出血、血小板抑制后继发性出血和肾功能不全。NSAID 不能用于哮喘和对阿司匹林过敏的患者。典型药物为对乙酰氨基酚。NSAID 在危重症患者中的应用局限于缓解与长期卧床有关的轻度疼痛和不适，或作为解热剂使用。

（二）镇静药物

1. 咪达唑仑

咪达唑仑属于苯二氮䓬类药物，通过与脑组织中特异性高亲和力苯二氮䓬受体结合，引起内源性神经介质 γ- 氨基丁酸 (GABA) 释放，导致神经细胞氯离子内流增加和神经元超极化。超极化状态可提高神经细胞兴奋阈值，防止神经元极化，产生镇静作用。苯二氮䓬类药物能平行降低脑血流和脑代谢。

咪达唑仑为短效制剂，具有抗焦虑和顺行性遗忘作用，对呼吸、循环的影响较小，重复用药后无蓄积作用，容易滴注，特别适合神经重症患者的短期镇静。本药可间断静脉注射 $0.02 \sim 0.1mg/kg$，$0.5 \sim 2h$ 后重复给药至满意的镇静深度。咪达唑仑持续静脉注射的速度是 $0.04 \sim 0.2mg/(kg\cdot h)$，有较高的安全阈值，也可在首剂静脉推注后，再用微量泵持续静脉泵入。咪达唑仑苏醒时间为 $30 \sim 120min$，因此如果需要完全苏醒以利于神经外科体格检查或其他检查，应于检查前 2h 停药。用药注意个体化，仔细监测镇静深度，长时间用药应减少剂量，肝肾功能不全者可能发生苏醒延迟。对于老年患者，首剂给予 5mg，持续静脉输注速度为 $0.05 \sim 0.15mg/(kg\cdot h)$ 或 $2 \sim 5mg/h$。

2. 丙泊酚

丙泊酚是目前 ICU 常用的镇静药物之一，具有镇静、抗焦虑、抗惊厥、遗忘和镇吐作用，起效和消除快速，容易滴注。其具有高脂溶性，易通过血脑屏障，特别适用于神经重症患者。丙泊酚的脑保护作用在最近几年受到越来越多的重视。丙泊酚可减低脑血流量、颅内压和脑代谢率，并保持脑血流与脑代谢的良好匹配。其对脑代谢的抑制使脑耗氧量减少，改善脑缺血状态下的氧供需平衡，为不完全脑缺血提供了保护作用。

本药可间断静脉注射 $0.25 \sim 1mg/kg$，起效时间短于 1min，半衰期为 $0.5 \sim 1.5h$，持续静脉注射的速度是 $0.5 \sim 4mg/(kg\cdot h)$。也可在首剂静脉推注后，再用微量泵或靶控泵持续泵入，根据 BIS 调整最佳剂量。大剂量的丙泊酚输注会导致较强的心血管系统抑制，主要的副作用包括对心肌收缩力的抑制作用，导致心率减慢、心排血量降低，并具有血管扩张作用。因此，初次应用丙泊酚时易导致低血压。长期使用可导致高甘油三酯血症。药物刺激性大，需要中心静脉导管给药。另外，长期大量 [输注速度 > 5mg/(kg·h)] 使用引起的丙泊酚输注综合征也需要引起足够的重视。

3. 右美托咪定

右美托咪定属于 α₂ 受体激动剂，兼具镇静和镇痛作用。右美托定是美托咪定的右旋异构体，属咪唑类衍生物。镇静效应是由激动中枢 α₂ 受体亚型而产生的。与同属于 α₂ 受体激动剂的可乐定相比，右美托咪定对 α₂ 受体的选择性高、效价强。近年来，右美托咪定在 ICU 应用逐渐增多，也有针对脑损伤患者的相关研究发表。

右美托咪定起效迅速，起效时间为 1 ～ 3min，且半衰期短 (仅为 2h)，间断给药剂量为 1μg/kg，持续静脉注射的速度是 0.2 ～ 0.7μg/(kg·h)。蓝斑核是其产生抗焦虑镇静作用的关键部位，有别于其他镇静药物，右美托咪定能产生可唤醒的镇静，配合医生的指令，体现更好的合作性。因此，此类药物可以用于 ICU 镇静，防止交感风暴的发生，减少和治疗谵妄。

右美托咪定用于神经重症患者的一个潜在优势是，使患者在接受镇静治疗的同时保持处于能够被唤醒的状态。这一特点能使患者在取得较高 BIS 值的同时，获得足够镇静程度，需要神经系统检测的患者将能从中获益。

虽然阿片类药物能有效控制疼痛，但可引起呼吸抑制，导致患者依赖机械通气。右美托咪定兼具镇痛效应，能减少患者的阿片类药物用量。常规剂量下，右美托咪定几乎没有呼吸抑制作用，可缩短机械通气时间。

这些药理学特点使得右美托咪定可能成为适合轻度脑损伤患者的镇静治疗药物。一项荟萃分析显示，无论单独应用还是作为辅助用药，初步研究结果表明，右美托咪定可安全有效地应用于神经重症患者。随机对照研究结果也提示，右美托咪定应用于延迟拔管的开颅手术后患者，可降低急性躁动发生率，减少其他镇静药物的使用量，且并未造成明显意识障碍和呼吸抑制。

4. 氯胺酮

氯胺酮是一种同时具有镇痛和催眠作用的药物，起效迅速，维持时间较短。与其他麻醉药物相反，氯胺酮增加脑代谢率和脑血流量，故限制了其在神经重症患者中的应用。氯胺酮较少影响呼吸，还有一定的支气管扩张作用，可用于严重支气管哮喘患者。氯胺酮在患者苏醒过程中有致幻作用，但与咪达唑仑联合使用可以预防幻觉的产生。

(三) 谵妄治疗药物

治疗谵妄的首选药物为氟哌啶醇和胆碱酯酶抑制剂，氟哌啶醇主要适用于躁动型谵妄。其他的治疗谵妄的药物，如胆碱酯酶抑制剂 (利斯的明、褪黑素和哌甲酯等) 可以用于抑郁型谵妄。由于存在 QT 间期延长、尖端扭转型室速、抗精神病药恶性综合征等潜在副作用，氟哌啶醇在危重症患者中的使用也有一定争议，应用过程中需严密监测心电图。临床使用氟哌啶醇的方式通常是间断静脉注射。氟哌啶醇的半衰期长 (18 ～ 56h)，对急性发作谵妄的患者需给予负荷剂量，以快速起效。通常给予首剂负荷量 2mg，若躁动症状不缓解，每 15 ～ 20min 重复 1 次 4mg。氟哌啶醇静脉给药最大量不超过 100mg/d，与苯二氮䓬类合用时不超过 60mg/d。一旦谵妄症状得到控制，继续规律用药 (如 4 ~ 6h 一次)2 ~ 3 天，然后逐渐减量。也有报道用静脉持续泵入的方法，达到更加恒定的血药浓度。

近年来，非典型抗精神病药也应用于 ICU 患者谵妄的治疗，主要包括阿立哌唑、奥氮平、喹硫平和齐拉西酮。作用机制与氟哌啶醇相仿，但是除了影响多巴胺受体外，这些药物还作用于许多神经递质，包括去甲肾上腺素、5- 羟色胺、组织胺和乙酰胆碱。有研究报道，奥氮平和氟哌啶醇对 ICU 患者谵妄的作用相似，且奥氮平的不良反应事件更少。

四、镇痛镇静的集束化管理

如前所述，神经重症患者镇痛镇静治疗的特点在于其中枢神经系统保护作用。然而，作为综合治疗手段之一，镇痛镇静也提供着非特异性器官保护作用。同时，镇痛镇静药物也是一把双刃剑，能够发挥保护作用，也可能带来一系列并发症，应用不当甚至会导致不良转归。自从 2002 年，美国 SCCM 制定第一版 ICU 镇痛镇静的循证医学指南以来，重症患者镇痛镇静的理念发生了很大变化。2013 年更新的指南提出了 PAD 概念，即对疼痛 (pain)、躁动 (agitation) 和谵妄 (delirium) 的控制，提出"镇痛优先，首选轻度镇静"的治疗策略。2018 年再次更新的指南又将镇痛镇静治疗扩展到包括防治谵妄、早期活动和改善睡眠的综合治疗手段，也被称为 PADIS(pain, agitation, delirium, immobility, sleep disruption) 理念。这些概念的更新反映了强调患者的综合管理，其中的重要元素也同样适用于神经重症患者，从事神经重症工作的医护人员有必要掌握。

贯彻 PADIS 理念的实际操作方案就是 ABCDEF 集束化管理策略，该策略从六个方面强调了镇痛镇静治疗中的关键点。

(1) A 是评估 (assessment)：建立疼痛、镇静 - 躁动、谵妄、肌力和睡眠的评估常规。

(2) B 是自主清醒试验 (spontaneous awakening test，SAT) 和自主呼吸试验 (spontaneous breathing test，SBT)：建立每日 SAT 和 SBT 常规。

(3) C 是药物选择 (choice of drug)：针对不同患者特点，选择合适的镇痛镇静药物。

(4) D 是谵妄 (delirium)：建立谵妄评估和防治常规。

(5) E 是早期活动 (early exercise and mobility)：鼓励早期康复。

(6) F 是家属参与 (family engagement)：建议家属参与查房，开放探视，共同讨论。

多项质量改进研究结果显示，推行 ABCDEF 集束化管理策略可缩短机械通气时间、减少感染并发症、缩短住院时间、改善远期转归。从事神经重症工作的临床医生可以借鉴，并以质量改进的方式推进实施。

第七章 呼吸重症监护病房

第一节 RICU 镇痛、镇静和谵妄的流程管理

所有患者均应给予镇静、镇痛治疗；镇痛优先于镇静；早期予以深度镇静，待低氧血症纠正后，在充分控制疼痛、躁动和谵妄症状后，考虑维持最低镇静水平（浅镇静）。

一、镇痛方案

（一）瑞芬太尼

1. 负荷量

瑞芬太尼以负荷剂量 1.5μg/kg 静脉推注。

2. 维持量

瑞芬太尼 2mg 配 0.9%氯化钠溶液至 50mL，2mL/h[0.022μg/(kg·min)] 起持续静脉泵入，根据疼痛评分 (NRS < 4) 及实际需求（有创操作）调节。

（二）备选

0.9%氯化钠溶液 50mL ＋吗啡 50mg 或 0.9%氯化钠溶液 50mL ＋芬太尼 0.6mg，2mL/h 起持续静脉泵入。

二、镇静方案

首选丙泊酚单药镇静。如果存在明显的人－机对抗，可联用咪达唑仑。

（一）丙泊酚

中深度镇静时用丙泊酚诱导，剂量为 30 ～ 50mg，随后持续泵注丙泊酚 50mL ：1g 丙泊酚 (得普利麻，泵剂型)2mL/h 起，最大泵速 14mL/h[极量 4mg/(kg·h)，按 70kg 计算]。禁忌：过敏、哮喘。

（二）备选

1. 咪达唑仑 (2mg：2mL)

60mg，2mL/h 起，最大泵速 7mL/h[极量 0.1mg/(kg·h)，按 70kg 计算]。禁忌：过敏、青光眼。

2. 轻度镇静

右美托咪定 200μg 配 0.9%氯化钠溶液至 50mL，以 1μg/kg 负荷剂量缓慢推注 10min

以上 (也可考虑使用丙泊酚诱导，剂量为 30 ～ 50mg)；随后 4 ～ 6mL/h[0.3 ～ 0.4μg/(kg·min)] 持续静脉泵入，躁动镇静评分 (SAS) 目标值 3 ～ 4。由于右美托咪定对呼吸的抑制作用较小，对于清醒无插管患者：0.9% 氯化钠溶液 50mL ＋右美托咪定 400 ～ 600μg，2mL/h 起，最大泵速 10mL/h。右美托咪定通常用于清醒患者呼吸机脱机前的轻度镇静，或无创通气时的轻度镇定。

3. 奥氮平

使用极量镇静药物仍达不到镇静要求时，予奥氮平 10mg，口服，1 次 /d。

三、肌肉松弛方案

罗库溴铵 (50mg：5mL)，以 0.3 ～ 0.6mg/(kg·h) 的泵速维持。具体配制方案：罗库溴铵 10 支 (500mg：50mL)，以 5 ～ 10mL/h 的泵速维持。ARDS 患者肌肉松弛剂的使用时间一般不超过 48h。

四、注意事项

(1) 出现低血压，考虑镇静 / 镇痛药物所致时，可调整镇静药物剂量，适当扩容；同时充分评估其他因素 (容量性、心源性、分布性、梗阻性和感染性等) 导致的低血压。

(2) 瑞芬太尼的呼吸抑制作用较强，须在有充分气道保护、气管插管的情况下使用；同时需警惕低血压、心动过缓等问题。

(3) 右美托咪定的呼吸抑制作用较小，主要可引起心动过缓、窦性停搏及低血压。已存在心脏节律问题的患者需特别注意。

(4) 丙泊酚的血流动力学影响较大，使用过程中需注意维持血压；为避免输注综合征，应控制剂量不超过 4mg/(kg·h)。

(5) 咪达唑仑停药后可产生戒断症状，甚至诱发谵妄。

(6) 除瑞芬太尼外，肝、肾功能不全患者需慎用上述药物。

五、谵妄的识别与防治

(一) 谵妄的定义

谵妄常见于成人危重症患者，是急性脑功能障碍的常见表现，发生于 1/3 的 ICU 患者。谵妄是多种原因引起的一过性意识混乱状态，主要特征为意识障碍和认知功能改变。虽然谵妄的表现以精神症状为主，但其产生和发展是全身疾病与脑功能共同作用的结果。

(二) 谵妄的诊断

DSM-5 是目前诊断谵妄的"金标准"。国际指南推荐使用方便有效的 ICU 意识模糊评估量表 (CAM-ICU) 来诊断 ICU 谵妄。

CAM-ICU 量表：谵妄诊断的第 1 步需要用 Richmond 躁动 - 镇静评分 (RASS) 评估患者的意识水平。当 RASS 评分 > -4 分 (-3 ～ 4 分) 时，则继续进行谵妄诊断的第 2 步，即用 CAM-ICU 量表评估患者的意识水平。CAM-ICU 量表包括 4 项特征，即精神状态的急性改变或波动(特征1)、注意力不集中(特征2)、思维紊乱(特征3)和意识水平的改变(特征4)。当CAM-ICU量表的特征1和特征2均呈阳性,同时特征3或特征4呈阳性时,则可诊断为ICU谵妄。当患者RASS评分为-4分或-5分时,则终止评估,先使患者处于深度镇静或昏迷状态,择期再次进行RASS评估(表7-1)。

表 7-1　ICU 患者 CAM-ICU 谵妄评分

临床特征	评价指标
1. 精神状态突然改变或波动	任一问题回答"是",该特征为阳性 ·与基础水平相比,患者的精神状态是否有突然变化; 患者的精神状态(如RASS、GCS或以往的谵妄评估)在过去的24h内有无起伏波动
2. 注意力不集中	注意力筛查试验,错误≥3个该特征为阳性数字测验:"我读10个数字,你听到1时就握我的手。"用正常语调读数:8、1、7、5、1、4、1、1、3、6; ·在读"1"时患者未握手为错误。 ·在读"1"以外的数字时患者握手也为错误
3. 意识水平变化	完全清醒以外的任何意识状态(即RASS≠0),特征为阳性 ·正常 —— 对周围环境完全知道,并且有适当的互动; 评价指标 ·警惕 —— 过度的警戒状态; ·嗜睡; ·昏睡; ·昏迷
4. 思维无序	错误≥2个,该特征为阳性 A组问题: (1) 石头会飘在水面上吗? (2) 海里有鱼吗? (3)1斤比2斤重吗? (4) 你能用锤子砸钉子吗? B组问题: (1) 树叶会飘在水面上吗? (2) 海里有大象吗? (3)2斤比1斤重吗? (4) 你能用锤子砍木头吗? (5) 指令: ·对患者说:"举起这么多手指"(在患者面前举起2根手指),"现在用另一只手做同样的事"(不重复手指的数目); ·如果患者不能移动手臂,要求患者"比这个多举一根手指"
诊断	临床特征1+2+3或4,可诊断患者存在谵妄

注:ICU为重症医学科,RASS为Richmond躁动-镇静评分,GCS为格拉斯哥昏迷评分

（四）谵妄的防治

1. "ABCDEF" 集束化预防方案

可以明显减少 ICU 谵妄的发生。"A" [疼痛的评估、预防和处理 (assess, prevent and manage pain)]、"B" [每天唤醒和自主呼吸试验 (both spontancous awakening and breathing trials)]、"C" [镇痛剂及镇静剂的选择 (choice of analgcsia and sedation)]、"D" [谵妄的监测、预防和处理 (dclirium assess, prevent and man-age)]、"E" [早期活动 (carly mobility and exercise)]、"F" [家属参与或授权 (family engagement/empow-crment)]。

2. 谵妄的药物治理

(1) GABA 是体内主要的抑制性神经递质，苯二氮䓬类药物作为 GABA 受体激动剂，常用于 ICU 患者的镇静，但是延长了患者的 ICU 住院时间和机械通气时间。因此，不推荐苯二氮䓬类药物常规用于 ICU 谵妄患者。

(2) 氟哌啶醇和齐拉西酮不能改善 ICU 患者谵妄的持续时间，因此，不推荐氟哌啶醇用于 ICU 患者谵妄的预防和治疗。

(3) 非典型抗精神病药物奥氮平、奎硫平可以使 ICU 患者谵妄更快缓解，明显缩短谵妄的持续时间，同时还能减少患者躁动的发作。

(4) 选择性 α_2 肾上腺素能受体激动剂右美托咪定有镇静和镇痛的作用，且不会使患者产生明显的呼吸抑制，可以明显降低 ICU 患者谵妄的发生率，可用于 ICU 患者谵妄的预防和治疗。不良反应是引起心动过缓。

第二节　RICU 心脏保护策略

一、急性心功能不全的处理

（一）强心用药方案

1. 米力农

负荷剂量 50μg/kg，给药持续 10min，随后 0.375 ~ 0.750(最大剂量)μg/(kg·min) 维持，存在肾功能不全、低血压或心律失常时需要调整剂量。

2. 多巴酚丁胺

起始剂量应为 2.5μg/(kg·min)，如果患者能够耐受且有需要，可逐渐加量至 20μg/(kg·min)。快速方案：体重 (kg)×3mg 配制成 50mL 液体，微量泵 1mL/h = 1μg/(kg·min)。

3. 多巴胺 (2mL：20mg)

1 ~ 3μg/(kg·min) 时主要扩张肾和肠系膜动脉床，3 ~ 10μg/(kg·min) 时可增加每搏输出量，达 10μg/(kg·min) 时肾动脉血管舒张和心排血量改善仍可持续存在。快速方案：体

重 (kg)×3mg 配制成 50mL 液体，微量泵 1mL/h＝1μg/(kg·min)。

4. 左西孟旦

负荷量 12μg/kg 静脉注射 (＞ 10min)，继以 0.1 ～ 0.2μg/(kg·min) 滴注，维持用药24h。

(二) 利尿用药方案

1. 肾功能正常患者

(1) 呋塞米 (速尿，2mL：20mg)20 ～ 40mg 静脉推注。

(2) 托拉塞米 (2mL：10mg)10 ～ 20mg 静脉推注。

(3) 必要时可静脉给予 40 ～ 80mg 呋塞米或 20 ～ 40mg 托拉塞米利尿。

2. 肾功能不全或重度心衰患者

(1) 需大剂量推注：呋塞米最高达 160 ～ 200mg。

(2) 需大剂量推注：托拉塞米最高达 100 ～ 200mg。

3. 血压不稳定患者

多巴胺 40mg＋呋塞米 200mg＋5％ GS26mL，配制成 50mL，微量泵 5mL/h 速度泵注。

4. 输注速度

(1) 肾功能相对完好 (GFR ＞ 75mL/min)，持续输注速度约为 5mg/h。

(2) GFR ＜ 30mL/min，则持续输注速度最高可达 20mg/h。

(三) 扩血管用药方案

1. 适应证

(1) 推荐对急需降低后负荷 (如重度高血压) 的患者早期应用血管扩张剂治疗 (硝普钠)。

(2) 对利尿剂治疗反应不充分的患者，建议将血管扩张剂治疗 (硝酸甘油) 作为利尿剂治疗的辅助疗法。

(3) 对于心排血量低的难治性心力衰竭患者，也可应用血管扩张剂治疗。

(4) 在合并有重度高血压、急性二尖瓣关闭不全或急性主动脉瓣关闭不全的患者中，早期使用血管扩张剂治疗 (硝普钠)。

2. 用药方案

(1) 硝普钠 [剂量单位：μg/(kg·min)]：

①药理学作用：是一种强力短效血管扩张剂，且作用明显比硝酸甘油强，可扩张动、静脉，减轻心脏前、后负荷，降低周围血管阻力。应用于各种高血压急症、急性左心衰竭包括急性肺水肿及急性心肌梗死或瓣膜 (二尖瓣或主动脉瓣) 关闭不全时的急性心力衰竭。

②药物快速配置：配液计算：体重 (kg)×0.3mg 配制成 50mL 液体，微量泵速 3mL/h＝0.3μg/(kg·min)，但由于硝普钠规格为 50mg/ 支，抽取剂量复杂。故以 50kg 体重计算，

50mg 配制成 50mL 液体, 0.3mL/h = 0.1μg/(kg·min)。备选方案: 起始剂量 5 ~ 10μg/min, 根据耐受情况每 5min 上调一次剂量, 剂量范围为 5 ~ 400μg/min, 使用时间通常短于 24 ~ 48h。紧急方案: 硝普钠 50mg + 5% GS50mL, 微量泵 5mL/h 速度泵注。使用过程中注意低血压发生, 必须在心电监护辅助作用及避光条件下应用, 6 ~ 8h 需更换液体组。

(2) 硝酸甘油 (剂量单位: μg/min):

①药理作用: 硝酸甘油可扩张小动脉和静脉, 减轻心脏前、后负荷, 减少心肌氧耗; 并可扩张冠状动脉和改善侧支循环, 增加缺血心肌的氧供, 是治疗心绞痛的首选药。应用于充血性心力衰竭、冠心病伴严重心绞痛、高血压。在应用过程中, 注意有无头痛、头晕及直立性低血压发生; 且青光眼、心肌梗死早期、梗阻性肥厚型心肌病患者禁用。

②药物快速配置: 硝酸甘油停药 15 ~ 30min 即失去药理作用, 故应持续静脉滴注, 但由于长期使用又可产生耐受, 所以一般是急性期用药。硝酸甘油规格为 1mL:5mg, 故可用 15mg 配制成 50mL 液体, 1mL/h = 5μg/min。开始剂量一般为 5 ~ 10μg/min, 根据需要及耐受性每 3 ~ 5min 增加 5 ~ 10μg/min(剂量范围 10 ~ 200μg/min)。如需停用应缓慢减量。

(3) 乌拉地尔 [剂量单位: mg/min, μg/(kg·min)]:

①药理学作用: 为 α 受体阻断剂, 有外周和中枢双重作用。外周作用: 主要阻断突触后 $α_1$ 受体, 较弱程度阻断 $α_2$ 受体; 中枢作用: 激活 5- 羟色胺受体, 降低延髓心血管中枢的反馈调节。对静脉舒张作用大于动脉, 且对心率影响小。大剂量时有抗心律失常作用, 且不易产生耐受性及对正常血压影响较小。

②药物快速配置: 由于起效快、作用强, 常用于高血压危象及围手术期控制性降压。使用 100mg 配制成 50mL 液体, 泵速 3mL/h = 0.1mg/min。体重 (kg)×3mg 配制成 50mL 液体, 泵速 1mL/h = 1μg/(kg·min)。高血压危象时推荐初始剂量 2mg/min, 维持速度为 0.15mg/min; 治疗急性肺水肿及难治性心力衰竭, 以 4μg/(kg·min) 依然疗效显著; 紧急使用时可静脉缓慢推注 10 ~ 50mg。

(四) 主动脉内球囊反搏

在上述药物治疗无效的前提下, 可以考虑主动脉内球囊反搏 (IABP)。常用于外科手术解决急性机械问题 (如室间隔穿孔和急性二尖瓣反流) 前, 重症急性心肌炎, 急性心肌缺血或心肌梗死患者在经皮冠脉介入治疗 (PCI) 或手术血运重建之前、之中和之后, 用以循环支持。不推荐常规使用 IABP 治疗心源性休克。

二、低血压

(一) 去甲肾上腺素 (剂量单位: μg/min)

1. 药理学作用

是肾上腺素受体激动剂, 激动 α 受体 (对 $α_1$ 和 $α_2$ 受体无选择性), 收缩全身小动脉和小静脉。皮肤、黏膜血管收缩最为显著，其次是肾脏血管，但对于冠状动脉和骨骼肌血管影响较小。此外有 β 受体 (主要是 β 受体) 激动作用，可以增加心肌收缩力和心排血量。主要用于治疗急性心肌梗死、体外循环衰竭等引起的低血压；血容量不足所致的休克或嗜铬细胞瘤切除术后的低血压患者。禁止与其他儿茶酚胺类药物联合使用。在使用去甲肾上腺素维持血压、保证心脏灌注的同时补足血容量。为防止注射局部组织坏死，建议使用中心静脉给药。

2. 药物快速配置

根据药物规格 1mL：2mg，可用 4mg 配制成 50mL 液体，泵速：1.5mL/h ＝ 2μg/min。开始以 8 ～ 12μg/min 速度泵注，调整泵速使血压达到理想水平；维持量 2 ～ 4μg/min。备选方案：体重 (kg)×0.3mg 配制成 50mL 液体，泵速 1mL/h ＝ 0.1μg/(kg·min)。去甲肾上腺素初始剂量 0.1 ～ 0.5μg/(kg·min)，维持剂量 0.025 ～ 0.05μg/(kg·min)，难治性休克最大剂量 0.5 ～ 0.75μg/(kg·min)。

(二) 肾上腺素

1. 药理学作用

兼具 α、β 肾上腺素受体激动作用。作用于 α 受体使皮肤、黏膜和内脏小血管收缩；作用于 β 受体使心肌收缩力加强、心率加快、传导速度加快、心排血量增加，同时心肌耗氧量增加。是强效正性肌力药物，心肺复苏和抢救过敏性休克的首选药，多用于心搏骤停抢救用药。

2. 用药方案

强心急救药，1mg，静脉推注，无须稀释，可重复应用。

(三) 间羟胺

1. 药理学作用

主要作用于 α 受体，使血管平滑肌收缩，具有较强升压作用。其作用与去甲肾上腺素相似，升压效果比去甲肾上腺素弱但更持久，且对心律失常影响较小。本品多用于出血、药物过敏性休克的辅助性对症治疗，也可用于心源性休克或败血症所致的低血压。

2. 用药方案

可以肌内注射 2 ～ 10mg/ 次，至少应观察 10min 后再重复进行下一次用药；也可以将间羟胺 15 ～ 100mg 加入 5% 葡萄糖液或氯化钠注射液 500mL 中滴注，调节滴速以维持合适的血压。

三、ICU 高血压患者的常用口服药物

一般高血压患者应降至 < 140/90mmHg；能耐受和部分高危及以上的患者可进一步降低至 < 130/80mmHg。首选钙离子通道阻滞剂：氨氯地平 (络活喜)、非洛地平 (波依定)、硝苯地平 (拜新同) 等。

（一）钙离子通道阻滞剂普通型

(1) 硝苯地平（心痛定）10mg/ 次，3 次 /d。降压快速、短效。

(2) 氨氯地平（洛活喜、施慧达）5mg/ 次，1 次 /d。本药起作用慢，服药后 7 ～ 8d 才出现降压效果。

(3) 地尔硫䓬（合心爽、恬尔心）30mg/ 次，3 ～ 4 次 /d。

（二）缓释型钙离子通道阻滞剂

(1) 硝苯地平缓释片 20mg/ 次，2 次 /d。

(2) 地尔硫䓬缓释片 90mg/ 次，1 次 /d。用于心率快的心房颤动合并高血压。

(3) 维拉帕米（异搏定）缓释片 240mg/ 次，1 次 /d。

（三）控释型钙离子通道阻滞剂

硝苯地平胃肠道控释片 30 ～ 60mg/ 次，1 次 /d。

四、营养心肌药物

（一）辅酶 Q10

10mg/ 次，3 次 /d。

（二）曲美他嗪缓释片

即万爽力，35mg/ 次，2 次 /d。

（三）注射用磷酸肌酸钠

每次 1 ～ 2g(1g/ 瓶)，以注射用水、0.9％氯化钠注射液、5％葡萄糖注射液溶解后在 30 ～ 45min 内静脉滴注，1 ～ 2 次 /d。

（四）极化液

(1) 常规极化液：10％葡萄糖 500mL ＋胰岛素 10U ＋ 10％氯化钾 10mL。

(2) 镁极化液：在常规极化液基础上加入 10％硫酸镁 10 ～ 20mL。

(3) 强化极化液：在常规极化液基础上加入 20mL 的 L- 门冬氨酸钾镁。

(4) 100mL 极化液：10％葡萄糖 80mL ＋ 10％氯化钾 7mL ＋ 10％硫酸镁 10mL ＋胰岛素 4U。

第三节　RICU 肾脏保护策略

一、急性肾损伤的定义

改善全球肾脏病预后组织 (KDIGO)《急性肾损伤临床实践指南》将急性肾损伤 (AKI)

定义为：血清肌酐在 48h 内增加 ≥ 26.5μmol/L(≥ 3mg/L)；或者在已知或假定疾病发生 7d 内，血清肌酐较基线值增加 ≥ 1.5 倍；或者持续 6h 尿量＜ 0.5mL/(kg·h)。

二、KDIGO 的 AKI 的分期

KDIGO 的 AKI 分期如表 7-2 所示。

表 7-2 AKI 分期

AKI 分期	SCr	尿量
Ⅰ 期	升高超过基线 1.5 ~ 1.9 倍，或升高 ≥ 26.5μmol/L (≥ 3mg/L)	6 ~ 120.5h ＜ mL/(kg·h)
Ⅱ 期	升高超过基线 2.0 ~ 2.9 倍	超过 12h ＜ 0.5mL/(kg·h)
Ⅲ 期	升高超过基线 3 倍，或升高 ≥ 353.6μmol/L(≥ 4mg/L)，或开始 RRT，或 18 岁以下患者估算的肾小球滤过率 (eGFR) ＜ 35mL/(min·1.73m²)	超过 24h ＜ 0.3mL/(kg·h)，或超过 12h 无尿

三、AKI 的内科治疗

(一) AKI 治疗原则

AKI 治疗原则主要有：

(1) 积极寻找并消除诱因。

(2) 保持有效肾脏灌注。

(3) 维持水、电解质、酸碱平衡和内环境的稳定，促进肾脏恢复。

(4) 加强营养支持。

(5) 积极治疗原发疾病，防治并发症。

(二) AKI 的常见诱因

AKI 常见诱因有：

(1) 感染是 AKI 最主要的诱因。

(2) 肾脏有效灌注不足，合并高血压、心脏功能不全的患者长时间服用利尿药，血压的快速大幅度降低，肾动脉狭窄并服用血管紧张素转化酶抑制剂类药物。

(3) 药物性肾损害：造影剂、抗生素、非类固醇抗炎药，以及顺铂、丝裂霉素 C、博来霉素等抗肿瘤药物都可以引起 AKI；静脉注射甘露醇、右旋糖酐、淀粉代血浆及丙种球蛋白等高渗液体也可引起 AKI。

(4) 尿路梗阻因素：前列腺肥大、泌尿系统结石和肿瘤等。

(三) 保持有效肾脏灌注

这不仅是预防 AKI 的重要环节，也是促进损伤肾脏恢复的关键。因此，对于低血压

的患者应尽可能快速纠正，在补充血容量的基础上推荐给予持续去甲肾上腺素静脉滴注。

（四）AKI 的液体管理

1. 指征

低血压和少尿是 AKI 患者开始液体复苏最常见的指征。

2. 液体选择

(1) 等渗晶体液和平衡盐溶液是 AKI 或 AKI 风险患者的首选药物。

(2) 人血清白蛋白是一种天然胶体，具有良好的血管内容量扩张作用。应用 4% 和 20% 的白蛋白进行液体复苏，与晶体液复苏疗效相当。

3. 液体管理疗效评估

使用最少的补液量维持有效肾脏灌注和供氧，是 AKI 液体治疗最理想的目标。采用限制性液体复苏组的脓毒症患者，其 AKI 的发病率更低，追加补液并不能增加尿量。

4. 利尿剂的应用

《2012 年 KDIGO 的 AKI 临床实践指南》中不建议使用利尿剂预防或治疗 AKI。目前，KDIGO 指南建议，仅在严重液体过负荷时才应用利尿剂，且并不能预防 AKI 的发生。

四、AKI 的 CRRT 治疗

（一）AKI 的 CRRT 指征

AKI 的 CRRT 指征如表 7-3 所示。

表 7-3　AKI 的 CRRT 指征

指征	具体指标	替代治疗
代谢异常	BUN > 27mmol/L 或每天升高 > 10.1mmol/L	符合 1 项即可开始 CRRT 治疗
	血钾 > 6.5mmol/L	符合 2 项必须开始 CRRT 治疗
	血钠 > 160mmol/L	
	血钠 < 115mmol/L	
	高镁血症 > 4μmmol/L 伴无尿和腱反射消失	
酸中毒	pH < 7.15 或每天 HCO_3^- 下降 > 20mmol/L	
少尿 / 无尿	非梗阻性少尿（尿量 < 200mL/12h）	
	无尿（尿量 < 50mL/12h）	
容量超负荷	利尿剂无反应的水肿（尤其是肺水肿）	
怀疑累及相关终末器官	心内膜炎、脑病、神经系统病变或肌病	

（二）脓毒症患者的 CRRT 治疗

CRRT 治疗脓毒症的时机建议早期干预，诊断脓毒症休克 12～48h 内开始 CRRT 治疗。CVVH/CVVHDF 为主要治疗模式。CRRT 治疗脓毒症包含两个方面：一是针对脓毒症相关的 AKI；二是针对脓毒症引发的全身性炎症反应综合征 (SIRS) 以及多器官功能障碍综合征 (MODS)。脓毒症诱导的急性肾小管坏死 (acute tubular necrosis，ATN) 常常与肾前因素有关，如肾灌注降低和全身性低血压。但是在脓毒症相关的高输出量性心力衰竭时可能会观察到肾脏灌注压增加。

（三）急性失代偿性心力衰竭

急性失代偿性心力衰竭 (acute decompensated heart failure，ADHF) 对于液体超负荷 (fluid overload，FO) 及利尿剂抵抗的 ADHF 患者，可在肾功能恶化前尽早行血液净化治疗，常用的模式有 SCUF 和 CVVH。体外循环血量过大可造成有效循环血量不足和严重低血压，治疗时血流量建议 < 200mL/min，净超滤率 < 30mL/(kg·h)。ADHF 是急性呼吸窘迫的常见病因，有致死可能。ADHF 的病因包括左心室收缩或舒张功能障碍、心脏负荷改变，以及瓣膜疾病。心力衰竭可为新发，也可为慢性疾病加重。这类临床综合征的特征是心脏充盈压升高，导致液体迅速积聚于肺间质和肺泡腔，进而引发呼吸困难 (心源性肺水肿)。ADHF 且利尿剂抵抗和 (或) 肾功能损伤的患者可进行超滤。相对于利尿剂治疗，超滤通过清除等张液体能维持生理性电解质平衡，可调节液体清除的容量和速率，以及降低神经激素活性等。

（四）联合体外膜肺氧合

联合体外膜肺氧合 (extracorporeal membrane oxygenation，ECMO)AKI 和 FO 是需要 ECMO 辅助的危重患者常见的并发症，RRT 是 ECMO 辅助中 FO 和 AKI 的有效治疗手段。2012 年，依据体外膜肺生命支持组织 (extracorporeal life support organization，ELSO) 的一项调查结果显示，ECMO 同期进行 RRT 治疗的适应证主要是：FO(43%)、AKI(35%)、FO 预防 (16%)、电解质紊乱 (4%) 和其他 (2%)。ECMO 可作为 CRRT 新的组合应用，联合多种血液净化疗法，在充分心肺功能支持治疗的基础上，清除毒素和炎症介质，维护内环境的稳态。CVVH 和 CVVHDF 是最常用的 RRT 模式。透析剂量与 RRT 的模式相关，IRRT 应确保每次透析的 Kt/V > 1.2；CVVH 建议 35mL/(kg·h) 的速度；CVVHDF 也至少应保证 20mL/(kg·h)。RRT 治疗中的液体绝对滤出量，要根据患者的液体累计负荷和有效血容量的需求个体化掌握。

（五）抗凝方案的选择

体外循环的凝血是 CRRT 所面临的主要问题。进行 RRT 前，需评估使用抗凝剂给患者带来的益处与风险。

1. 低出血风险患者

建议使用低剂量普通肝素 (LDUH) 抗凝。最初在体外循环动脉端单次快速给予肝素

2000 ～ 5000U(30U/kg)，接着持续输注 5 ～ 10U/(kg·h)，维持静脉端活化部分凝血活酶时间 (APTT)45 ～ 60s，或正常值的 1.5 ～ 2.0 倍。在伴有弥散性血管内凝血或血小板减少症的患者中，肝素剂量需大幅减少。肝素是目前 CRRT 最为常用的抗凝剂，通过增强抗凝血酶Ⅲ的活性而抑制凝血酶（Ⅱa 因子）和 Ⅹa 因子。相对分子质量介于 5000 ～ 30000。肝素不被透析或血液滤过清除，主要在肝脏代谢，代谢产物由肾脏排出，其半衰期约为90min，但在肾功能不全的患者中半衰期可延长至 3h。

低分子肝素为普通肝素的解聚产物，相对分子质量在 5000 左右，主要通过抑制 Ⅹa 因子活性而发挥抗凝作用，降低了出血风险。低分子肝素主要通过肾脏清除，平均半衰期为 2.5 ～ 6h，在肾衰竭患者中其半衰期明显延长，不被透析或血液滤过清除。与普通肝素相比，抗凝效果不易监测。

2. 无肝衰竭的高出血风险患者

CRRT 时建议使用局部枸橼酸盐抗凝，而不是无抗凝或使用其他抗凝剂，建议不使用局部肝素化的抗凝方式。使用定制的 0.5％枸橼酸盐溶液，其钠浓度为 140mmol/L，起始速度 1000 ～ 1500mL/h 动脉端通路输入，维持体外血流速为 130 ～ 200mL/min。滤器后钙离子浓度反映抗凝的充分性，通过检测滤器前后血清离子钙浓度间接指导枸橼酸的用量。逐步调整 0.5％枸橼酸盐剂量使滤器后钙离子浓度＜ 0.35mmol/L。枸橼酸在血液中的正常浓度为 0.07 ～ 0.14mmol/L，抗凝的理想浓度通常为 3 ～ 4mmol/L。枸橼酸蓄积可导致低钙血症、代谢性酸中毒、大量代谢后亦可继发碱中毒。外周血钙离子浓度反映抗凝的安全性，建议维持在生理浓度 1.0 ～ 1.2mmol/L。使用枸橼酸盐抗凝的患者应密切监测有无电解质异常（特别是高钠血症、代谢性碱中毒、低钙血症）。至少每 6h 检测 1 次血电解质，监测的项目包括钠、钾、氯、离子钙、镁和血气分析并计算阴离子间隙。至少每天监测 1 次血总钙浓度以计算钙比值或钙间隙。接受 CRRT 治疗的患者中，枸橼酸盐抗凝与基于肝素的抗凝效力几乎相当，但前者出血风险更低。

3. 伴肝素诱导的血小板减少症 (HIT) 患者

不能使用任何形式的肝素抗凝。对于有 HIT、没有严重肝衰竭且已正在使用全身阿加曲班治疗的患者，建议 CRRT 中使用阿加曲班抗凝，而不是枸橼酸盐。建议首剂剂量250μg/kg，维持剂量 2μg/(kg·min)，肝衰竭患者减量至 0.5μg/(kg·min) 的维持量，使 APTT 达到目标值 1.5 ～ 3.0 倍。阿加曲班在肝脏代谢，可通过 APTT 水平有效监测抗凝效果。肝衰竭患者需要减少阿加曲班剂量。目前没有针对阿加曲班抗凝活性的拮抗剂。

4. 不能使用肝素或枸橼酸盐且没有全身使用阿加曲班治疗 HIT 的患者

可在无抗凝条件下进行 CRRT，不推荐使用其他抗凝方法。

（六）CRRT 时药物剂量调整

1. CRRT 影响药物清除的因素

(1) 药物：不同药物的化学性质、代谢途径等一些特性决定是否能被 CRRT 清除。如相对分子质量小的药物能透过透析膜，易被清除；血浆蛋白结合率高的药物由于与蛋白质结合后成为大分子物质从而难以被清除等。

(2) 机体：多种情况可以改变药物的特性。如低蛋白血症可影响蛋白结合率；不同的疾病会改变药物的 Vd 等。

(3) CRRT：不同的 CRRT 模式对药物的清除有所不同。此外，透析膜的孔径、超滤系数等也是影响药物清除的几个主要因素之一。血流速度越快，药物越易接触透析膜进入透析液中。透析液流速越快，药物从透析液中移除越快，维持了弥散所需梯度。

2. CRRT 时常用抗生素的剂量调整

大多数抗生素在 CRRT 期间需要降低给药剂量和（或）延长给药时间。但是下列抗生素在 CRRT 期间剂量无需调整：头孢克洛、头孢曲松、红霉素、阿奇霉素、利奈唑胺、环丙沙星、莫西沙星、克林霉素、磷霉素、米诺环素、甲硝唑、两性霉素 B 脂质体和卡泊芬净等。

第四节　RICU 肝脏保护策略

RICU 常见肝功能损伤原因：各种感染、脓毒症、心功能不全、低血压、休克和药物性肝损伤。积极控制感染，改善心功能和抗休克治疗可显著改善肝功能；同时需积极鉴别和处理 RICU 常见的药物性肝损伤。本章重点阐述药物性肝损伤。

一、药物性肝损伤 (DILI)

指由各类处方或非处方的化学药物、生物制剂、传统中药 (TCM)、天然药 (NM)、保健品 (HP)、膳食补充剂 (DS) 及其代谢产物乃至辅料等所诱发的肝损伤。

二、肝功能检测项目

丙氨酸氨基转移酶 (ALT 或 GPT) 和天冬氨酸氨基转移酶 (AST 或 GOT)、碱性磷酸酶 (ALP)、谷氨酰胺转移酶 (GGT)、血清胆红素 (TBil)、凝血酶原时间 (PT)、国际标准化比值 (INR) 和白蛋白。其中 ALT、AST 升高提示肝细胞损伤坏死，而 ALP、GGT 升高则与胆汁淤积有关。

血清 ALT、ALP、GGT 等改变是目前判断是否有肝损伤和诊断 DILI 的主要实验室指标。血清 ALT 的上升较 AST 对诊断 DILI 意义可能更大，其敏感性较高，而特异性相对较低，一些急性 DILI 患者 ALT 可高达正常值上限 100 倍以上。对于 ALP 升高，应除外生长发育期儿童和骨病患者的非肝源性 ALP 升高。血清 GGT 对胆汁淤积型 / 混合型 DILI 的诊断灵敏性和特异性可能不低于 ALP。血清 TBil 升高、白蛋白水平降低和凝血功能下降均提示肝损伤较重。通常以 PT INR ≥ 1.5 判断为凝血功能下降。

三、DILI 分型

基于受损靶细胞类型的分类：可分为肝细胞损伤型、胆汁淤积型、混合型和肝血管损伤型。由国际医学组织理事会 (CIOMS) 初步建立、后经修订的前 3 种 DILI 的判断标准为：

（一）肝细胞损伤型

ALT ≥ 3ULN，且 R ≥ 5。

（二）胆汁淤积型

ALP ≥ 2ULN，且 R ≤ 2。

（三）混合型

ALT ≥ 3ULN，ALP ≥ 2ULN，且 2 < R < 5。

注：若 ALT 和 ALP 达不到上述标准，则称为"肝脏生化学检查异常"。ULN：参考值上限；R = (ALT 实测值 /ALTULN)/(ALP 实测值 /ALPULN)。

四、DILI 严重程度分级

目前，国际上通常将急性 DILI 的严重程度分为 1 ～ 5 级。结合我国肝衰竭指南，对分级略作修正。

0 级（无肝损伤）：患者对暴露药物可耐受，无肝毒性反应。

1 级（轻度肝损伤）：血清 ALT 和（或）ALP 呈可恢复性升高，TBil < 2.5ULN(42.75μmol/L 或 25mg/L)，且 INR < 1.5。多数患者可适应。可有或无乏力、虚弱、恶心、厌食、右上腹痛、黄疸、瘙痒、皮疹或体质量减轻等症状。

2 级（中度肝损伤）：血清 ALT 和（或）ALP 升高，TBil ≥ 2.5ULN，或虽无 TBil 升高但 INR ≥ 1.5。上述症状可有加重。

3 级（重度肝损伤）：血清 ALT 和（或）ALP 升高，TBil ≥ 5ULN(50mg/L 或 85.5μmol/L)，伴或不伴 INR ≥ 1.5。患者症状进一步加重，需要住院治疗，或住院时间延长。

4 级 (ALF)：血清 ALT 和（或）ALP 水平升高，TBil ≥ 10ULN(171μmol/L 或 100mg/L) 或每天上升 ≥ 17.1μmol/L(10mg/L)，INR ≥ 2.0 或凝血酶原活动度 (PTA) < 40%，可同时出现 (1) 腹水或肝性脑病；(2) 与 DILI 相关的其他器官功能衰竭。

5 级（致命）：因 DILI 死亡，或需接受肝移植才能存活。

为避免不必要的停药，国际严重不良反应协会 (iSAEC) 于 2011 年将 DILI 的生化学诊断标准建议调整为出现以下任一情况：

(1) ALT ≥ 5ULN。

(2) ALP ≥ 2ULN，特别是伴有 5′- 核苷酸酶或 GGT 升高且排除骨病引起的 ALP 升高。

(3) ALT ≥ 3ULN 且 TBil ≥ 2ULN。需要指出，此非 DILI 的临床诊断标准，而主要

是对治疗决策更具参考意义。

五、DILI 停药原则

美国 FDA 于 2013 年制定了药物临床试验中出现 DILI 的停药原则。出现下列情况之一应考虑停用导致肝损伤的药物：

(1) 血清 ALT 或 AST > 8ULN。

(2) ALT 或 AST > 5ULN，持续 2 周。

(3) ALT 或 AST > 3ULN，且 TBil > 2ULN 或 INR > 5。

(4) ALT 或 AST > 3ULN，伴逐渐加重的疲劳、恶心、呕吐、右上腹疼痛或压痛、发热、皮疹和（或）嗜酸性粒细胞增多（> 5%）。

六、治疗原则

(1) DILI 的首要治疗措施是及时停用导致肝损伤的可疑药物。

(2) 对成人药物性 ALF 和 SALF 早期，建议尽早选用 N- 乙酰半胱氨酸 (NAC)。视病情可按 50 ～ 150mg/(kg·d) 给药，疗程至少 3d。

(3) 糖皮质激素应用于 DILI 的治疗应十分谨慎，需严格掌握适应证，充分权衡治疗获益和可能的风险。宜用于治疗免疫机制介导的 DILI。伴有自身免疫特征的 AIH 样 DILI(AL-DILI) 多对糖皮质激素治疗应答良好，且在停用糖皮质激素后不易复发。

(4) 异甘草酸镁可用于治疗 ALT 明显升高的急性肝细胞型或混合型 DILI。

(5) 轻、中度肝细胞损伤型和混合型 DILI，炎症较重者可试用双环醇和甘草酸制剂（甘草酸二铵肠溶胶囊或复方甘草酸苷等）；炎症较轻者，可试用水飞蓟宾。

(6) 胆汁淤积型 DILI 可选用熊去氧胆酸 (UDCA) 或腺苷蛋氨酸 (SAMe)。

(7) 对药物性 ALF/SALF 和失代偿性肝硬化等重症患者，可考虑肝移植治疗。

七、常用保肝药物分类

保肝药可促进受损的肝细胞再生，促进肝细胞修复，保护肝细胞免于损伤或减轻损伤。临床保肝药通常分为以下七大类：

(一) 解毒保肝药

为肝脏提供巯基或葡糖醛酸，可增强肝脏的氧化、还原、水解等化学反应，通过尿液或胆汁排出体外进而达到解毒功能。用于酒精性肝病、药物性肝病。

1. 硫普罗宁

口服给药，肝病患者 100 ～ 200mg/ 次，3 次 /d，12 周为一个疗程；急性病毒性肝炎 200 ～ 400mg/ 次，3 次 /d；静脉滴注，200mg/ 次，1 次 /d。

2. 还原型谷胱甘肽

口服给药，50 ～ 100mg/ 次，1 ～ 3 次 /d；静脉滴注，1.2 ～ 1.8g，1 次 /d。不宜与磺胺类、四环素类合用，与维生素 B_2 存在配伍禁忌。

（二）抗氧化降酶类

主要通过抗脂质过氧化，抗纤维化，清除自由基，维持细胞膜稳定，促进肝细胞再生。促进酶的代谢，降低血清转氨酶水平，并有一定的抗肝炎病毒效果。

1. 双环醇片

口服给药，25～50mg/次，3次/d，最少服用6个月，肝功能恢复正常后应逐渐停药，不宜骤然停药，以免ALT出现反跳。

2. 联苯双酯

口服给药，7.5～15mg/次，3次/d，连服3个月，联用肌苷可减少降酶反跳现象。

3. 水飞蓟宾

口服给药，70～140mg/次，3次/d。用于急、慢性肝炎，肝硬化，药物性肝病首选。

（三）利胆保肝药

促进胆汁分泌，减轻胆汁瘀滞。

1. 熊去氧胆酸

原发性硬化性胆管炎和胆汁性胆管炎有效，一般剂量为10～15mg/(kg·d)（注：胆道完全梗阻者禁用）。

2. 腺苷蛋氨酸

临床建议0.5～1g/d，肌内或静脉注射，病情稳定后可改为片剂，1～2g/d维持治疗（注：不可与碱性液体、含钙离子的溶液及高渗溶液配伍）。妊娠期肝病，胆汁淤积首选。

（四）肝细胞膜修复保肝药

促进已破坏的肝细胞膜进行生理性修复，让受损的肝功能和酶活力恢复到正常。多烯磷脂酰胆碱：口服给药，初始剂量0.6g/次，3次/d，后可改为维持剂量0.3g/次，3次/d；静脉滴注，0.25g～1g/d。主要适用于中毒性肝损伤和脂肪肝。

（五）甘草酸类抗炎保肝药

具有类似糖皮质激素的非特异性抗炎作用而无免疫抑制功能的不良反应，有效抑制肝脏炎症进展，保护肝细胞，改善肝功能。适用于慢性病毒性肝炎，自身免疫性肝炎，药物性肝病。

1. 甘草酸二胺

口服给药，150mg/次，3次/d；静脉滴注，150mg/次，1次/d，10%葡萄糖溶液250mL稀释。

2. 复方甘草酸苷

口服给药，2～3片/次，3次/d。

3. 异甘草酸镁注射液

静脉滴注，0.1～0.2g/次，1次/d。

（六）促能量代谢保肝药

促进肝细胞能量代谢和代谢所需各种酶的正常活性。维生素类：主要为水溶性维生素，维生素 C，B 族维生素；辅酶类：腺苷；门冬氨酸钾镁：参与三羧酸循环，促进细胞代谢。

（七）促进肝再生保肝药

促进肝细胞 DNA 复制，肝细胞再生；改善肝脏库普弗细胞的吞噬功能，抑制炎性因子，促进肝坏死后的修复。促肝细胞生长素：口服给药，$0.1 \sim 0.15$g，3 次/d；静脉滴注，120mg/次，1 次/d，溶于 5% 葡萄糖 250mL。

（八）注意事项

(1) 不宜同时采用多种同一类别保肝药，避免加重肝脏负担，$2 \sim 3$ 种为佳。

(2) 建议肝衰竭时以静脉给药为主，病情缓解后改用口服序贯治疗。

(3) 使用过程中应逐渐减量、维持治疗、缓慢停药，以免病情反复，尤其是应用甘草酸类药物。

第五节 RICU 消化道出血预防与处理规范

一、RICU 消化道出血预防原则

(1) RICU 患者应激性胃肠道黏膜损伤和出血风险显著增加，预防应用质子泵抑制剂 (PPI) 可显著降低出血风险。

(2) 规范治疗消化性溃疡，幽门螺杆菌阳性的消化性溃疡患者应行幽门螺杆菌根除治疗。

(3) 长期低剂量服用阿司匹林的消化道出血高危患者、行阿司匹林和 P2Y12 受体拮抗剂双联抗血小板治疗的患者应予组胺 H_2 受体拮抗剂 (H_2RA) 或 PPI 预防上消化道出血。

(4) 非甾体类抗炎药 (NSAID) 相关上消化道出血的预防性治疗选择环氧化酶 2(COX2) 抑制剂联合 PPI 效果较好。

(5) 长期应用阿司匹林等 NSAID 的幽门螺杆菌阳性患者应予幽门螺杆菌根除治疗，同时行 PPI 或 H_2RA 预防治疗。

二、RICU 消化道出血处理规范

（一）急性上消化道出血的分类

1. 一般性急性上消化道出血

出血量少，生命体征平稳，预后良好。其治疗原则是密切观察病情变化，给予抑酸、止血等对症处理。

2. 危险性急性上消化道出血

在 24h 内上消化道大量出血致血流动力学紊乱、器官功能障碍。包括难以纠正的低血压、鼻胃管抽出物可见红色或咖啡样胃内容物、心动过速、血红蛋白进行性下降或＜80g/L。

（二）临床表现

1. 大量呕血与黑便

呕血可为暗红色甚至鲜红色伴血块。如果出血量大，黑便可为暗红色甚至鲜红色，应注意与下消化道出血鉴别。

2. 失血性外周循环衰竭症状

出血量＞400mL 时可出现头晕、心悸、出汗、乏力、口干等症状；＞700mL 时上述症状显著，并出现晕厥、肢体冷感、皮肤苍白、血压下降等；出血量＞1000mL 时可产生休克。

3. 氮质血症

(1) 肠源性氮质血症：血液蛋白在肠道内分解吸收。

(2) 肾前性氮质血症：出血致使循环衰竭，肾血流量下降。

(3) 肾性氮质血症：持久和严重的休克造成急性肾衰竭。

4. 发热

体温多在 38.5℃以下，可能与分解产物吸收、体内蛋白质破坏、循环衰竭致体温调节中枢不稳定有关。

5. 血象变化

红细胞计数、血红蛋白、血细胞比容初期可无变化，数小时后可持续降低。

（三）紧急处置

(1) 对紧急评估中发现意识障碍或呼吸、循环障碍的患者，应常规采取"OMI"，即：吸氧 (oxygcn，O)、监护 (monitoring，M) 和建立静脉通路 (intrave-nous，I) 的处理。

(2) 容量复苏：常用的复苏液体包括 0.9%氯化钠溶液、平衡液、人工胶体和血液制品。无论是否可以立即得到血液制品或胶体液，通常主张先输入晶体液。

(3) 输血：大出血时，患者的血红蛋白大量丢失，血液携氧能力下降导致组织缺氧。存在以下情况时应考虑输血：收缩压＜90mmHg 或较基础收缩压下降＞30mmHg；血红蛋白＜70g/L；血细胞比容＜25%；心率＞120 次/min。输注库存血较多时，每输600mL 血时应静脉补充葡萄糖酸钙 10mL。对活动性出血和血小板计数＜50×10^9/L 的患者输注血小板；对 Fib 浓度＜1g/L 或活化部分 PT＞1.5 倍正常值的患者，给予新鲜冰冻血浆。

限制性液体复苏：对于门静脉高压食管静脉曲张破裂出血的患者，血容量的恢复要谨慎，过度输血或输液可能导致继续或再出血。在液体复苏过程中，要避免仅用0.9%氯化钠溶液扩容，以免加重或加速腹水或其他血管外液体的蓄积。必要时根据患者具体情况补充新鲜冷冻血浆、血小板及冷沉淀（富含凝血因子）等。

(5) 血容量充足的判定及输血目标：进行液体复苏及输血治疗需要达到以下目标：收缩压90～120mmHg；脉搏<100次/min；尿量>40mL/h；血Na^+<140mmol/L；意识清楚或好转；无显著脱水貌。对大量失血的患者输血达到血红蛋白80g/L，血细胞比容25%～30%为宜，不可过度，以免诱发再出血。血乳酸盐是反映组织缺氧高度敏感的指标之一，血乳酸恢复正常是良好的复苏终点指标。

(6) 血管活性药物的使用：在积极补液的前提下如果患者的血压仍然不能提升到正常水平，为了保证重要脏器的血液灌注，可以适当地选用血管活性药物，以改善重要脏器的血液灌注。

三、RICU消化道出血药物治疗

(一) 基础药物治疗原则

药物治疗仍是急性上消化道出血的首选治疗手段。

1. 经验性联合用药

对病情危重，特别是初次发病、原因不详及既往病史不详的患者，在生命支持和容量复苏的同时，可以采取"经验性联合用药"。严重的急性上消化道出血的联合用药方案为：静脉应用生长抑素＋质子泵抑制剂。

2. 静脉曲张性出血

当高度怀疑静脉曲张性出血时，在此基础上联用血管升压素＋抗生素，明确病因后，再根据具体情况调整治疗方案。

(二) 抑酸药物

抑酸药物的最佳抑酸水平：胃内pH>4每天达到8h以上，pH>6每天达到20h以上。

1. 质子泵抑制剂

在明确病因前，推荐静脉使用质子泵抑制剂进行经验性治疗。大剂量埃索美拉唑被推荐为急性上消化道出血紧急处理的药物选择之一。使用方法：埃索美拉唑80mg静脉推注后，以8mg/h的速度持续静脉泵入或滴注。常规剂量质子泵抑制剂治疗：埃索美拉唑40mg静脉滴注，q12h。质子泵抑制剂针剂还有泮托拉唑、奥美拉唑、兰索拉唑及雷贝拉唑等，都是有效的抑酸止血药物。

2. H_2受体拮抗剂

常用的H_2受体拮抗剂针剂有法莫替丁、雷尼替丁等。注射用法莫替丁的使用方法为：法莫替丁20mg＋0.9%氯化钠溶液20mL静脉推注，2次/d；雷尼替丁的使用方法为：

50mg/ 次，稀释后缓慢静脉推注 (超过 10min)，q6 ～ 8h。

(三) 止凝血治疗

对血小板缺乏患者，避免使用阿司匹林联合氯吡格雷强化抗血小板治疗；对血友病患者，首先输注凝血因子，同时应用质子泵抑制剂；对凝血功能障碍患者，治疗原则如下：

(1) 输注新鲜冰冻血浆。

(2) 补充 Fib：人纤维蛋白原 0.5g/ 瓶，一般首次给药 1 ～ 2g，再根据化验结果个体化给药。

(3) 血栓弹力图监测引导下实施成分输血。

(4) 凝血功能障碍患者的止血治疗规范如下：

①新型口服抗凝剂增加胃肠道出血的风险。

②经治疗纠正后国际标准化比值 (INR) 在 1.5 ～ 2.5，可进行内镜检查治疗。

③输血的指征有所放宽。

④对有凝血功能障碍者，可静脉注射维生素 K。

⑤为防止继发性纤溶，可使用氨甲环酸 (止血芳酸) 等抗纤溶药；云南白药等中药也有一定疗效。

氨甲环酸氯化钠注射液 (捷凝) 主要用于急性或慢性、局限性或全身性原发性纤维蛋白溶解亢进所致的各种出血。弥散性血管内凝血所致的继发性高纤溶状态，在未肝素化前，一般不用本品。用作组织型纤溶酶原激活物 (t-PA)、链激酶及尿激酶的拮抗物。10mL：氨甲环酸 0.5g 与氯化钠 0.85g；每天 1 ～ 2g 分 1 ～ 2 次静脉注射。

止血芳酸又名对氨甲基苯甲酸 (P-aminometh-ylbenzoic Acid，PAMBA)，适用于纤维蛋白溶解过程亢进所致出血，也可用于链激酶或尿激酶过量引起的出血。口服：每次 0.25 ～ 0.5g，3 次 /d，每天最大剂量 2g。静注：每次 0.1 ～ 0.3g，用 5％葡萄糖注射液或 0.9％氯化钠注射液 10 ～ 20mL 稀释后缓慢注射，1 天最大用量 0.6g。

⑥对插入胃管者可灌注硫糖铝混悬液或冰冻去甲肾上腺素溶液 (去甲肾上腺素 8mg，加入冰 0.9％氯化钠溶液 100 ～ 200mL)。

(四) 生长抑素及其类似物

生长抑素是由多个氨基酸组成的环状活性多肽，能够减少内脏血流，降低门静脉压力，抑制胃酸和胃蛋白酶分泌，抑制胃肠道及胰腺肽类激素分泌等，是肝硬化急性食管胃底静脉曲张出血的首选药物之一，也被用于急性非静脉曲张出血的治疗。

1. 生长抑素

生长抑素静脉注射后在 1min 内起效，15min 达峰浓度，半衰期为 3min 左右，有利于早期迅速控制急性上消化道出血。使用方法：首剂量 250μg 快速静脉滴注 (或缓慢推以 250μg/h 静脉泵入 (或滴注)，疗程 5d。对于高危患者，选择高剂量 (500μg/h)

生长抑素持续静脉泵入或滴注，在改善患者内脏血流动力学、控制出血和提高存活率方面均优于常规剂量。对难以控制的急性上消化道出血，可根据病情重复 250μg 冲击剂量快速静脉滴注，最多可达 3 次。

2. 奥曲肽

奥曲肽是人工合成的 8 肽生长抑素类似物。皮下注射后吸收迅速而完全，30min 达峰浓度，半衰期为 100min，静脉注射后其消除呈双相性，半衰期分别为 10min 和 90min。使用方法：急性出血期应静脉给药，起始快速静脉滴注 50μg，继以 25 ～ 50μg/h 持续静脉泵入或滴注，疗程 5d。

3. 伐普肽

伐普肽是新近人工合成的生长抑素类似物。使用方法：50μg 静脉推注后，以 50μg/h 维持。

（五）血管升压素及其类似物

包括垂体后叶素、血管升压素及特利加压素等。

1. 血管升压素

即抗利尿激素，临床上多联合硝酸酯类药物减轻其不良反应（心脏及外周器官缺血、心律不齐、高血压、肠缺血等）。为减少不良反应，静脉持续应用高剂量血管升压素的时间限定不应超过 24h。

2. 垂体后叶素

0.2 ～ 0.4U/min 持续静脉泵入，最高可加至 0.8U/min；治疗过程中应根据患者的心血管疾病情况及对药物的反应联合静脉输入硝酸酯类药物，并保证收缩压 > 90mmHg。

3. 特利加压素

是合成的血管升压素类似物，可持久有效地降低肝静脉压力梯度，减少门静脉血流量，且对全身血流动力学影响较小。特利加压素的推荐起始剂量为：2mg/4h，出血停止后可改为 2 次 /d，1mg/ 次，一般维持 5d，以预防早期再出血。

（六）多种凝血因子混合制剂

1. 凝血酶冻干粉

为牛血或猪血中提取的凝血酶原，经激活而得的供口服或局部止血用凝血酶的无菌冻干制品。每 1mg 效价不得少于 10U。局部止血：用灭菌氯化钠注射液溶解成 50 ～ 200U/mL 的溶液喷雾或用本品干粉喷洒于创面。消化道止血用 0.9% 氯化钠溶液或温开水（不超过 37℃）溶解成 10 ～ 100U/mL 的溶液，口服或局部灌注，也可根据出血部位及程度增减浓度、次数。

2. 血凝酶（立止血）

具有类凝血酶样作用及类凝血激酶样作用，在钙离子的存在下，能活化凝血因子 V、Ⅶ、Ⅷ，并刺激血小板聚集；其类凝血激酶作用在血小板因子Ⅲ的存在下，可使凝血酶原变成凝血酶，也可使因子Ⅴ活化，并影响因子Ⅹ，因而本品具有凝血和止血双重作用，能缩短出血时间，减少出血量。急性出血时，可静注，2KU/次 (KU：克氏单位，1KU = 150mg 蛇凝血素酶)，5～10min 生效，持续 24h。非急性出血或预防出血时，可肌内或皮下注射，1～2KU/次，20～30min 生效，持续 48h，用药次数视情况而定，1 天总量不超过 8KU。

3. 冷沉淀

血浆冷沉淀中含有Ⅷ因子及 Fib，可治疗缺乏Ⅷ因子及 Fib 而出血不止的患者或血友病患者。融化后 6h 内输完，输速不低于 200mL/h。补充凝血因子Ⅷ、vWF、Fib、因子ⅩⅢ等。常用静脉输注剂量为：1～1.5U/10kg 体重。

4. 人凝血酶原复合物

主要成分为人凝血因子Ⅱ、Ⅶ、Ⅸ、Ⅹ。400IU/瓶 (含Ⅸ因子 400IU，Ⅱ因子 400IU，Ⅶ因子 160IU，Ⅹ因子 400IU)。使用剂量随因子缺乏程度而异，一般静脉输注 10～20IU/kg 体重，以后凝血因子Ⅸ缺乏者每隔 24h，凝血因子Ⅱ和凝血因子Ⅹ缺乏者每隔 24～48h，凝血因子Ⅶ缺乏者每隔 6～8h，疗程 2～3d。在出血量较大或大手术时可根据病情适当增加剂量。

四、RICU 消化道出血用药参考方案

(1) 禁食禁水，留置胃管。

(2) 停用抗凝、抗血小板药物。

(3) 维持收缩压 90mmHg。有高血压病史患者，需要严密监控收缩压 (过高的收缩压可能加重出血)。限制补液量，维持较低中心静脉压。

(4) 注射用艾司奥美拉唑钠 40mg，bid；生长抑素 6mg + 0.9％氯化钠溶液 50mL 维持 12h；如果出血量大，可以联合特利加压素 1mg 维持 6h。

(5) 止血药：胃管内注入，凝血酶冻干粉 2000U + 0.9％氯化钠溶液 20mL，q2h～q4h；静脉使用氨甲环酸 (捷凝)0.5g，qd～bid 或止氨甲环酸 (PAMBA)0.4～0.6g，qd。

(6) 输注新鲜冰冻血浆 200mL/d；适当补充冷沉淀 2～4U/d。如 Fib 显著下降可以适当加量。

(7) 如果有明显的肝损，肝脏合成功能下降及 PT 显著延长，可以使用凝血酶原复合物 400U，qd；若有 Fib 降低，补充 Fib1.0～2.0g/d。

(8) 活动性出血，临时医嘱：血凝酶 (立止血)2KU + 0.9％氯化钠溶液 2mL 静脉推注 (＞1min)。

(9) 输血，维持血红蛋白 70～90g/L，有心功能不全者 80～100g/L。

(10) 避免长时间使用血管活性药物、利尿剂，注意适当扩容，减少应激持续时间，静脉补充丙氨酰谷氨酰胺注射液 (100mL：20g)，1.5～2.0mL/(kg·d)，促进胃肠黏膜的损

五、治疗后仍存在消化道活动性出血的评估

(1) 呕血或黑便次数增多，呕吐物由咖啡色转为鲜红色或排出的粪便由黑色干便转为稀便或暗红血便，或伴有肠鸣音活跃。

(2) 经快速输液输血，外周循环衰竭的表现未见显著改善，或虽暂时好转而又再恶化，中心静脉压仍有波动，稍稳定又再下降；红细胞计数、血红蛋白与血细胞比容继续下降，网织红细胞计数持续增高。

(3) 补液与尿量足够的情况下，血尿素氮持续或再次增高。

(4) 胃管抽出物有较多新鲜血。

参考文献

[1] 柏岭．常见急危重症救治 [M]．上海：上海交通大学出版社，2023.

[2] 冯明臣．临床重症与危重症急救 [M]．上海：上海交通大学出版社，2023.

[3] 熊旭东．实用危重症医学 [M]．上海：上海科学技术出版社，2023.

[4] 尤荣开．慢性危重症治疗学 [M]．北京：中国科学技术出版社，2023.

[5] 鹿海旭．心血管疾病与危重症处理 [M]．上海：上海交通大学出版社，2023.

[6] 颜培娥．实用常见病危重症治疗 [M]．上海：上海科学普及出版社，2023.

[7] 邢帅．临床急诊与重症医学 [M]．哈尔滨：黑龙江科学技术出版社，2023.

[8] 王宇．急诊急救与重症监护 [M]．哈尔滨：黑龙江科学技术出版社，2022.

[9] 周建．急诊急救与危重症处理 [M]．天津：天津科学技术出版社，2022.

[10] 任延波．新编急危重症临床诊疗指南 [M]．天津：天津科学技术出版社，2022.

[11] 冯婷婷．现代急危重症诊疗学 [M]．汕头：汕头大学出版社，2022.

[12] 白继涛．呼吸内科疾病鉴别诊断与治疗 [M]．哈尔滨：黑龙江科学技术出版社，2022.